[MIRACLE HEALING] EVIDENCE-BASED
HONEY NATURAL THERAPY

奇跡の
ハチミツ自然療法

良薬は口に甘し

医学博士
崎 谷 博 征
SAKITANI, Hiroyuki

ホリスティックライブラリー出版

陸上最強生物のパワーの源はハチミツ

　みなさんは、「陸上生物で最強」といわれている動物をご存知でしょうか？

　それは、ライオンでもトラでもありません。答えは、イタチ科に属し小型犬ほどの大きさしかない「ラーテル」です。「世界一恐れを知らない動物」としてギネス認定されています。

　ラーテルの皮膚は分厚くなっていて、猛獣の牙も爪も簡単には貫通しません。分厚くて丈夫な毛皮には伸縮性があり、皮膚は柔軟性に富んでいます。さらに、体には蛇毒への耐性があり、毒蛇を捕食しても数時間動きが止まるだけです。

　攻撃では、四肢にある発達したカギ爪での攻撃や肛門付近の臭腺から、くさい臭いをジェット噴射できます。ライオンなどの大型肉食獣にも真っ向から向かっていきます。ラーテルは、背後からライオンなどに背中を噛みつかれたときでも、背中の皮膚を柔軟に伸ばし、クルッと完全に後ろを振り返り（ライオンの顔面のほうを向いて）、反撃することができます。

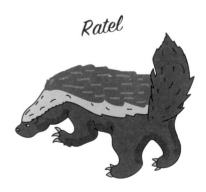

Ratel

　その最強の陸上動物ラーテルが、最も好物にしている食べものは何でしょう

か？

　それが、本書のテーマである「ハチミツ」です。ラーテル
の和名は、ハチミツアナグマ、ミツアナグマと呼ばれている
くらいです。ハチミツこそが、ラーテルを最強の陸上動物へ
と押しあげているのです。

　ちなみに、そのハチミツの獲得にはミツオシエ（ハニーガ
イド）という鳥の存在が欠かせません。ミツオシエはハチの
巣を見つけると鳴き声をあげ、ラーテルをそのハチミツの在
処（あり／か）まで先導します。そして到達したラーテルは、力任せにハ
チの巣を壊します。ミツオシエは、自分自身ではハチの巣を
壊すことはできませんが、ラーテルが壊してくれたあと、お
こぼれのハチミツにありつくことができます。

ハチミツは古代から貴重な宝物だった

　ハチミツは人類の歴史でも、古（いにしえ）から健康増進の至宝（しほう）として
重宝されてきました。これは、最強の陸上動物であるラーテ
ルやミツオシエだけでなく、あらゆる動物に共通しています。
私のワンちゃんもハチミツが大好物です。

　ミツバチは、たった１カ月余りしかない寿命の一生をかけ
て、働き詰めに働いて、やっとスプーン１杯のハチミツを集
めます。

　私たちを含めた生命体が、その貴重な至宝を古から重宝し
てきた理由を、本書でたっぷりとお話ししていきます。

　　　　　　　　　　　　　　　　　　　　　　崎谷博征

Contents

Chapter 2 奇跡の「フルクトース」ハチミツの実力は果糖にあり！

Chapter 4 「糖悪玉説」をリアルサイエンスで紐解く

Chapter 5　奇跡のハチミツ選び

Chapter1

奇跡のハチミツの効用

01 歴史から見るハチミツの有効性

聖書にもコーランにもハチミツは記載されている

ハチミツは、まだ文字として記録が残っていない時代から治療目的として使用されてきました。実際に 8,000 年前の石器時代から使用されていたことが知られています [001]。古代エジプトをはじめ、アッシリア、中国、ギリシャ、そしてローマ帝国でも、傷や腸の病気に使用されていました [002]。

古代エジプトでは、すべての病気の治療にミルクと併せてハチミツを用いていただけでなく、死体の防腐処置にもハチミツが使用されていました。彼らの神への貢ぎ物もハチミツでした [003]。

古代ギリシャでは、疲労回復にハチミツ水が飲まれていました [004]。ヒポクラテスは、発熱に対してハチミツ水やハニー・ビネガーを用いるだけでなく、頭髪の脱毛、傷の処置、便秘、咳などの風邪症状、目の病気、皮膚の感染予防や傷跡の処置にもハチミツを使用していました [005]。

イスラム世界では、コーランにハチミツの効用が謳われています。預言者であるムハンマドも、下痢に対してハチミツの使用を勧めています [006]。もちろんキリスト教の聖書にも、ハチミツの効用が記載されています [007]。インドのアーユルヴェーダでは、咳などの風邪症状、虫歯や歯周炎、不眠、皮膚病、不整脈、貧血、視力改善（眼に塗布）など、多岐に渡る使い方をしてきました [008][009][010]。

西洋医学で治らない病気にもハチミツは有効

しかし、1900年代からロックフェラーによって近代の西洋医学が確立されてからは、石油化学製品である医薬品が治療の中心となってしまいました。西洋医学では、難病と呼ばれている病態にかぎらず、現代社会ではポピュラーである糖尿病、アレルギー、自己免疫疾患、ガンなどの慢性病の根本治癒は困難です。これは多くの医者たちも理解しています。

近年では、**西洋医学では根治不可能なガン、糖尿病などのメタボリック・シンドロームや不妊にもハチミツが有効**とされています [011][012][013][014][015][016]。**熱傷（やけど）あるいは抗がん剤や放射線療法による治療困難な口内炎などは、現代医療の治療よりもハチミツがすぐれている**ことが指摘されるようになりました [017][018][019]。

このように、ハチミツの効果は再び西洋医学一辺倒のメインストリームでも取りあげられるようになっています。

▷ **西洋医学一辺倒の今、ハチミツが再び注目されている**

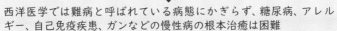

| 1900年代〜 | ・ロックフェラーによる近代の西洋医学が確立
・石油化学製品の医薬品が治療の中心になった |

西洋医学では難病と呼ばれている病態にかぎらず、糖尿病、アレルギー、自己免疫疾患、ガンなどの慢性病の根本治癒は困難

ハチミツが有効

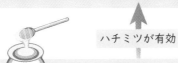

ハチミツの効果が、西洋医学一辺倒の時代に再び注目されている

02 ハチミツができるしくみ

ミツバチはみんなでハチミツをつくる

　ハチミツは、ミツバチが植物の花蜜（かみつ）を集めたものからできています。さまざまな花蜜からつくられるハチミツは、約320種類にものぼります [020]。花蜜はハチミツの蜜袋（みつぶくろ）と呼ばれる胃（ハニー・ストマック）に入り、そこで果糖（フルクトース）とブドウ糖（グルコース）に分解されていきます。ところが、花蜜は蜜袋の中で一気に分解されるわけではありません。ミツバチは分解されていない花蜜を吐き出し、別のミツバチに口移しします。口移しされた花蜜は、別のミツバチの蜜袋で分解されていきます。

▷ ミツバチは反芻（はんすう）してハチミツを完成させていく

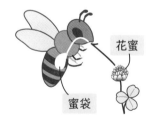

花蜜
蜜袋

ミツバチは花蜜を蜜袋内で果糖（フルクトース）とブドウ糖（グルコース）に分解する

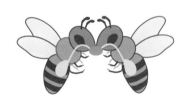

1度蜜袋に入れた花蜜を吐き出し、完全に花蜜が分解されてハチミツになるまで、吐き出したものをほかのミツバチに口移ししていく作業を約20分間続ける

完全に花蜜が分解されてハチミツになるまで、ミツバチは吐き出したものを別のミツバチに口移ししていく作業を約20分間続けます。つまり反芻を繰り返すわけです。

　花蜜がちゃんと分解されると、今度は巣の中に吐き出し、それを羽で乾燥させてハチミツに仕上げていきます（次項）。そして、完成したハチミツの周囲を蜜ろうでシーリングします [021][022]。

ハチミツが乾燥するまでの流れ

　ミツバチが採取した花蜜は、$20 \sim 60\%$ の水分を含んでいます。この花蜜を腐らないように巣内でハチミツとして保存するためには、その水分を飛ばさなくてはなりません。働きバチは、採集した花蜜を採集および巣までの飛行の間に、反芻したりして水分を飛ばして運びやすくします。さらに働きバチから花蜜を受け取った巣のハチ（これも働きバチ）は、花蜜を何度も反芻したのち、パタパタと羽で風を送って花蜜を乾燥させます。この一連の行動で、もともとの花蜜の 50% 以上の水分が蒸発してハチミツとなります。

　ハチミツが常温でも腐らないのは、働きバチの花蜜乾燥行動のおかげなのです。この過程で、花蜜に含まれるショ糖がブドウ糖（グルコース）と果糖（フルクトース）に分解されたハチミツとなります。

03 糖のエネルギー代謝の大切さ

低血糖の状態が生命の危機に関わる

　脳や赤血球は、通常、エネルギー源として糖しか利用できません。貴重な資源である糖質を脳や赤血球に回すために、安静時には、筋肉は脂肪をエネルギー源として燃焼していますが、活動時には糖を燃料として使用します。心臓も筋肉なので、ストレスなどによって余分なポンプ作用が発生すると、糖を燃料として使用します。もし運動や学習時、ストレス時に、糖質（グルコースやフルクトース）が不足している状態、つまり低血糖の状態になるとどうなるでしょうか？

　低血糖こそ、私たちにとって生命の危機に関わる最大のストレスになります。低血糖状態になるとストレスホルモンが分泌されて、私たちの体の脂肪や筋肉（タンパク質）を砕いて糖に変換します[023]。なぜ、わざわざ自分の体の脂肪やタンパク質を溶かしてしまうのでしょうか？　その理由は、貴重な資源である糖質を脳や赤血球に回すためです。

脂肪を分解してしまうことの恐ろしさ

　「体内の脂肪を分解する」と聞くと、痩せられる！　と思うかもしれません。しかし、残念ながら私たち現代人の体に蓄積している脂肪は、プーファ（PUFA：多価不飽和脂肪酸）が主体であり、**リポリシス（脂肪分解）が起きると、脂肪組織からプーファが真っ先に血液中に飛び出します**[024]。

体内の脂肪が分解されると、毒性の強いプーファが血液中に遊離脂肪酸となってあふれかえり、過剰な活性酸素種の発生から細胞内還元状態（細胞内が弱酸性からアルカリ性に変わる）を招き、ガン、感染症、糖尿病などあらゆる病態の原因をつくることになります [025][026][027][028][029][030][031]。リポリシス（脂肪分解）によるプーファの毒性を「**脂肪毒**」と呼んでいます。

　体内の脂肪をむやみに分解してしまうことが、恐ろしいことだと覚えておいてください。

▷ **痩せるのはとても危険なこと**

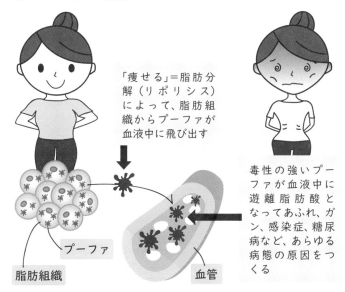

「痩せる」＝脂肪分解（リポリシス）によって、脂肪組織からプーファが血液中に飛び出す

毒性の強いプーファが血液中に遊離脂肪酸となってあふれ、ガン、感染症、糖尿病など、あらゆる病態の原因をつくる

プーファ

脂肪組織

血管

「痩せる」＝体内の脂肪をむやみに分解してしまうのは、恐ろしいこと

プーファが糖のエネルギー代謝をブロックしてしまう

　糖のエネルギー代謝に必須の物質が、甲状腺ホルモンです [032]。**血液中に遊離したプーファは、この甲状腺の働きを抑えることで、糖のエネルギー代謝をブロックしてしまうので**す [033][034][035][036][037][038][039][040][041]（次図）。

▷ **糖の完全燃焼（糖のエネルギー代謝）とプーファ**

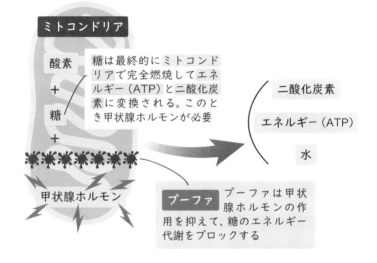

ミトコンドリア

酸素 ＋ 糖 ＋ 甲状腺ホルモン

糖は最終的にミトコンドリアで完全燃焼してエネルギー（ATP）と二酸化炭素に変換される。このとき甲状腺ホルモンが必要

二酸化炭素
エネルギー（ATP）
水

プーファ　プーファは甲状腺ホルモンの作用を抑えて、糖のエネルギー代謝をブロックする

　プーファ（特に DHA などのオメガ 3 といわれる油）が血液中にあふれるとミトコンドリアの内膜に組み込まれるため、糖のエネルギー代謝が低下してしまい、老化・慢性病の主要な原因となります [042][043][044][045][046][047][048][049][050][051][052][053][054][055][056][057][058][059]。**体内（脂肪組織）に蓄積したプーファは、血液中にフリーで出してはいけません。**

低血糖状態では筋肉も分解され、糖に変換されてしまう

　筋トレしているのになかなか筋肉がつかないという人がいます。これは、**運動時に筋肉が必要とする糖が不足していて（低血糖）、筋肉が分解されていること**が原因です。

　筋肉の分解は、脂肪の分解と同じく非常にまずい状況を招きます。筋肉に含まれているアミノ酸が血液中にあふれると、糖のエネルギー代謝（基礎代謝）の要である甲状腺にダメージがおよんでしまいます[060]（次図）。

▷ **筋トレしても筋肉がつかない理由**

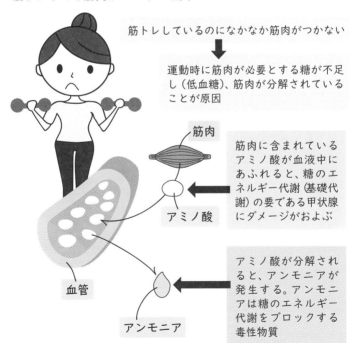

筋トレしているのになかなか筋肉がつかない

運動時に筋肉が必要とする糖が不足し（低血糖）、筋肉が分解されていることが原因

筋肉

アミノ酸

血管

アンモニア

筋肉に含まれているアミノ酸が血液中にあふれると、糖のエネルギー代謝（基礎代謝）の要である甲状腺にダメージがおよぶ

アミノ酸が分解されると、アンモニアが発生する。アンモニアは糖のエネルギー代謝をブロックする毒性物質

肝臓で処理できないアンモニアは、
ガン細胞のエサになる

　また、タンパク質（アミノ酸）が分解されると、不可避に
アンモニアが副産物として発生します。**アンモニアは糖のエ
ネルギー代謝をブロックする毒性物質**です [061][062][063][064]
（次頁図）。アンモニアは肝臓でデトックスされますが、現代
人はプーファやエストロゲン過剰によって甲状腺機能が低下
しているため、肝臓の機能が著しく低下しています。甲状腺
機能が低下していると、高アンモニア血症となります[065]
[066]。肝臓で代謝されないアンモニアは意識障害を引き起こ
すなど、脳を中心に強い毒性を発揮するようになります[067]
[068]。アンモニアそのものがプーファと同じく糖のエネル
ギー代謝で重要な酵素（ピルビン酸脱水素酵素）をブロック
するため、あらゆる慢性病の原因となります [069][070]。また、
肝臓で処理できないアンモニアは、ガン細胞のエサになるこ
とも注目されています[071]。

　低血糖を引き起こす糖質制限食は、必然的に糖質を減らす
わけですから、その分の糖質を、脂肪やタンパク質を抜き出
して補うことになります。

　脂肪を増やす糖質制限食は高ケトン食、そしてタンパク質
を増やした糖質制限食は米国のパレオダイエットがその代表
です。脂肪およびタンパク質を増やした食事の **20** 年間の経
過観察研究では、インシュリン抵抗性（糖尿病と心臓血管疾
患の原因）および大腸がんのリスクが高まる可能性が示唆さ
れています[072]。

ファスティングや糖質制限が生命のフローを止める

　ここまでの内容で、**私たちにとって、低血糖は最も避けなければならない危険な状態**であることがわかります。私たちは、糖質をエネルギー源にすることで、生命を維持できるようになっているのです。体が蓄えている脂肪やタンパク質は、本来、緊急時にしかエネルギー源として使用されません。**脂肪やタンパク質は質の悪い燃料であり、持続的にエネルギー源にすると心身が不健全になっていきます**。したがって、ファスティングや糖質制限は、生命のフローを止める危険な行為なのです。**私たちの生命のフローは、糖を燃料とする「糖のエネルギー代謝」によってもたらされます**。まず、この基本的なことを押さえておきましょう。

▷ **脂肪やタンパク質は、質の悪い燃料**

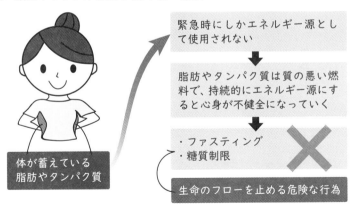

緊急時にしかエネルギー源として使用されない

↓

脂肪やタンパク質は質の悪い燃料で、持続的にエネルギー源にすると心身が不健全になっていく

↓

・ファスティング
・糖質制限

体が蓄えている脂肪やタンパク質

生命のフローを止める危険な行為

生命のフローは、糖を燃料とする「糖のエネルギー代謝」によってもたらされる！

04 糖のエネルギー代謝を回す のに最適な自然食材

組成を見ればハチミツのすごさがわかる

　ハチミツには、糖質、アミノ酸、ミネラル、ビタミン、酵素など、200種類以上の成分が含まれています [073][074][075]（次図）。

▷ **100gあたりのハチミツの主成分**（本来は200種以上の物質を含む）

水分含有量		17.1g
全糖質量		79.7g
単糖類	果糖（フルクトース） ブドウ糖（グルコース）	38.2g 31.3g
二糖類	ショ糖（スクロース） そのほか	0.7g 5.0g
三糖類	メレジトース エルロース そのほか	<0.1g 0.8g 0.5g
オリゴ糖		3.1g
アミノ酸		0.3g

ハチミツの約80%が糖分

そのうちの約90%が単糖類。果糖は50%を占める

参考 Honey and obesity-related dysfunctions: a summary on health benefits. J Nutr Biochem. 2020 Aug;82:108401 [081]

　その主成分は糖質で、乾燥成分（ハチミツから水分を取り除いた成分）の90〜95%という驚きの含有量です [076]。

糖質の中身は、ほとんどが果糖（フルクトース）とブドウ糖（グルコース）の単糖類で占められていますが、二糖類（マルトース、イソマルトース、ショ糖、ツラノース、ラミナリビオース、ニゲロース、コージビオース、ゲンチオビオース、トレハロース）、三糖類（マルトトリオース、エルロース、メレジトース、セントース、ケストース、イソマルトトリオース、パノースなど）も含まれています [077][078]。ほかにも、難消化性のオリゴ糖が 4 〜 5%程度含まれています。

　糖質以外では、水分、アミノ酸、ビタミン、ミネラル、酢酸、クエン酸などの有機酸やフィトケミカルと呼ばれる植物の防御物質（フェノール酸、フラボノイド、カルテノイドなど）から構成されています [079][080]。

　ハチミツは、果糖（フルクトース）含有量が最も多い食材です。そして、その**エネルギー源となる単糖類を回すためのビタミン、ミネラルも含まれるため、糖のエネルギー代謝を回すには最適な自然の食材**なのです。古（いにしえ）からハチミツが万能薬で使用されてきたのは、当然といえます。

ハチミツは基礎代謝（＝糖のエネルギー代謝）を上げる

　人を含む動物の基本は、ブドウ糖（グルコース）のエネルギー代謝にあります。**果糖（フルクトース）とブドウ糖（グルコース）のコンビネーションであるハチミツやショ糖は、そのままで糖のエネルギー代謝を高めることができます。**

　具体的に見ていきます。まず、糖のエネルギー代謝で生成したピルビン酸を、ミトコンドリアに送り込むのに大切なピルビン酸脱水素酵素（PDH）があります。この酵素が働く

ことで、はじめて糖から取り出された水素を、ミトコンドリアでエネルギー（ATP）と二酸化炭素に変換することが可能になります。果糖（フルクトース）は、このピルビン酸脱水素酵素（PDH）を活性化することで、糖のエネルギー代謝を促進するのです [082][083]（次図）。

▷ **ハチミツが糖のエネルギー代謝を高める**

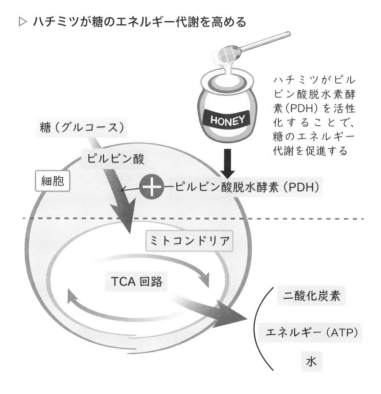

ハチミツがピルビン酸脱水素酵素（PDH）を活性化することで、糖のエネルギー代謝を促進する

糖（グルコース）

ピルビン酸

細胞

＋ ──ピルビン酸脱水酵素（PDH）

ミトコンドリア

TCA回路

二酸化炭素

エネルギー（ATP）

水

運動時に、果糖（フルクトース）あるいはショ糖（ハチミツと同じ果糖（フルクトース）＋ブドウ糖（グルコース）のコンビネーション）を摂取した臨床実験があります。この場

合も、果糖あるいはショ糖が、糖のエネルギー代謝をさらに高めたという結果が出ています [084]。果糖（フルクトース）や果糖（フルクトース）を含むハチミツ、ショ糖は、私たちの糖質の代謝を高めて、よりたくさんのエネルギーと二酸化炭素を産生します。

私たちの細胞内に十分な二酸化炭素がなければ、細胞内のミトコンドリア（エネルギー産生所）に酸素が運べなくなり、酸欠になってしまいます。 ミトコンドリアに酸素を運ぶためには、二酸化炭素が不可欠である事実を「**ボーア効果**」と呼んでいます（次図）。

▷ ボーア効果 **ミトコンドリアへ酸素を運ぶには二酸化炭素が必要**

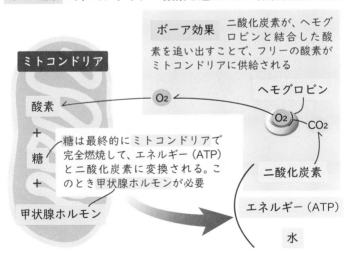

「糖のエネルギー代謝」で産生した二酸化炭素を「糖のエネルギー代謝」に戻し（ボーア効果）、ミトコンドリアが必要とする酸素をしっかり供給できるようにする

　したがって、糖のエネルギー代謝を回すためには、ミトコンドリアが必要とする酸素をしっかり供給するために二酸化炭素が必要になります。

　ちなみに、私は二酸化炭素を、その絶大な健康効果から「ミラクルホルモン」と呼んでいます。

　ブドウ糖（グルコース）、果糖（フルクトース）の代謝産物（代謝によって生じる物質）は、敗血症のマウスをモデルにした実験では糖のエネルギー代謝を回復させ、活性酸素種の発生を抑えることが報告されています[085]。さらに、ブドウ糖（グルコース）、果糖（フルクトース）の代謝産物は、健康な人に静脈内投与するという臨床試験で、糖のエネルギー代謝を高めて脂肪のエネルギー代謝を低下させることが示されています[086]（次頁図）。

　ここで、今までの話を少しまとめておきましょう。

　私たちのエネルギー源としては、糖質（ブドウ糖、果糖など）が最もクリーンで効率のよい燃料です。その一方で、脂肪やタンパク質（アミノ酸）は、毒性物質を放出する効率の悪い燃料です。私たちにとって糖質は貴重な燃料のため、脳や赤血球など、事実上糖質を主燃料とする組織にもっぱら振りわけられていきます。具体的には、安静時には筋肉組織（心臓も含める）は、糖質をそれらの組織に取っておくために質の悪い燃料である脂肪を燃焼させています。しかし、その筋肉組織でさえも、活動する場面では糖質を燃料として使用します。この基本的なしくみが破綻すると、あらゆる慢性病を招くことになります。特に、**エネルギー源を糖質から脂肪へスイッチすることを「メタボリックスイッチ」と呼びます**。ガン、

自己免疫疾患などの病態では、このメタボリックスイッチが起こっているため、私たちの心身が「病気の場」と化します。

▷ **ブドウ糖、果糖の代謝産物（FBP）は、脂肪の燃焼を抑えて糖のエネルギー代謝を高める**（臨床試験）

	酸素消費			二酸化炭素産生量		
	注入前	注入中	注入後	注入前	注入中	注入後
平均値	263.4	258.7	260.1	219.7	240	222
標本平均の標準誤差	5.5	5.1	5.2	5.1	8.2	4.4

	呼吸商（糖のエネルギー代謝の指標）		
	注入前	注入中	注入後
平均値	0.833	0.900	0.85
標本平均の標準誤差	0.016	0.012	0.011

FBP 注入中は、酸素消費が大きく変わらなくても二酸化炭素産生量＝エネルギー産生量がアップした

	炭水化物			脂質		
	注入前	注入中	注入後	注入前	注入中	注入後
平均値	16.6	26.9	19.2	19.5	11.3	16.6
標本平均の標準誤差	1.72	1.9	1.32	2.1	1.4	1.53

	TOTAL		
	注入前	注入中	注入後
平均値	44.6	44.6	44.2
標本平均の標準誤差	0.71	0.71	0.69

FBP 注入中から注入後は、炭水化物の燃焼が増える一方で、脂質の燃焼が低下している

FBP フルクトース-1、6-ビスリン酸。

参考 Metabolic responses to fructose-1,6-diphosphate in healthy subjects Metabolism. 2000 Jun;49(6):698-703[086]

05 ハチミツ摂取で運動の パフォーマンスが向上

運動時は「ブドウ糖＋果糖」が効果的

　運動時には、通常よりも多大なエネルギーが必要になります。特に筋肉細胞にいかにたくさんのエネルギー源を送れるかが、スポーツやトレーニングのパフォーマンスを決定します。筋肉細胞は、安静時には脳や赤血球といった糖（グルコースやフルクトース）しかエネルギー源として使用できない器官なので、糖を備蓄しておき、脂肪をエネルギー源として使います。

　その筋肉も、活動時、つまり運動時には糖をエネルギー源として使います。通常、筋肉は糖質としてブドウ糖（グルコース）をエネルギー源として直接利用します。しかし、ストレス下では、果糖（フルクトース）も直接エネルギー源として利用しています。実際に、果糖（フルクトース）を運動前あるいは運動時に投与した臨床実験では、そのほとんど（50〜100％）が二酸化炭素に変換されています[087]。これは、果糖（フルクトース）が代謝されて、二酸化炭素とエネルギーに変換されていることを示しています。この中には、果糖（フルクトース）が小腸や肝臓、腎臓などでブドウ糖（グルコース）に変換されて代謝されているものも含まれています。

ハチミツは運動時にも最適な糖質源となる

　運動時にはブドウ糖（グルコース）だけよりも、「ブドウ

糖（グルコース）＋果糖（フルクトース）」のコンビネーションのほうが、エネルギー産生量、つまり糖のエネルギー代謝が高くなることが臨床実験で明らかにされています[088]。

2022年のバスケットボール選手を対象とした臨床試験[089]では、4週間のトレーニングで、ハチミツを与えたグループと与えないグループに分けて血液データを検査しました。ハチミツを投与したグループでは、1日に300mlを3回摂取しています。その結果、筋肉の分解指標（血中尿素窒素＝BUN）の上昇が低下し、貧血の程度も改善しています。ハチミツによる速やかな糖質の供給によって、激しいトレーニングによる低血糖が誘因になる筋肉分解を抑えることができたのです。**「ブドウ糖（グルコース）＋果糖（フルクトース）」の代表であるハチミツは、運動時にも最適の糖質**であることがよくわかります。

逆に、2023年の臨床試験（ランダム化二重盲検比較臨床試験）では、糖質制限しているときに、糖質の代わりのエネルギー源とされるケトン体をサプリメントして与えた場合、運動におけるスピードの持続期間が短くなる結果が出ています[090]。つまり、**糖質制限はスポーツのパフォーマンスを落とす**のです。

このようにハチミツには、糖のエネルギー代謝を高めてスポーツのパフォーマンスを高める効果がありますが、それ以外にもたくさんの効用が現代医学でも報告されるようになっています。次節以降、その中から代表的なものを見ていきましょう。

06 下痢・脱水症状にもハチミツ水

ハチミツは下痢にも効果がある

　下痢は、子どもの主要な病気あるいは死亡の原因になるものです。特に発展途上国では、子どもの死亡原因の第2位が下痢です[091]。下痢の治療としては、失われた水分、ミネラルを補給するための点滴（補液）や経口補水液（ORS）の摂取が中心となります[092]。**子どもの下痢に対して経口補水液にハチミツを加えると、下痢の回数および入院期間を減らす効果がある**ことが報告されています[093][094]。

　2010年の臨床試験では、100人の胃腸炎の乳幼児と子どもを対象に、経口補水液だけのグループと経口補水液にハチミツを追加したドリンクを与えたグループに振り分けました。その結果、ハチミツを追加したグループでは、経口補水液だけのグループよりも有意に下痢・嘔吐の頻度が低下しました[095]。

　さらに、2019年にも乳幼児の下痢症に対して、経口補水液（ORS）にハチミツを加えた臨床実験が報告されています[096]。この臨床実験では、ハチミツ10mlを経口補水液（ORS）200mlに混ぜているものと経口補水液（ORS）およびハチミツ5mlを1日に3回摂取するグループのいずれもが、下痢の回数と入院期間を減らしています。2022年の臨床研究では、ハチミツ経口補水液は、下痢や入院期間を短くしただけでなく、下痢による体重減少も改善しました[097]。

ハチミツは脱水症状にも効果がある

　小児の下痢・脱水だけでなく、成人の脱水症状にもハチミツは有効です。2015年に、31℃の高温の室内で60分のランニングエクササイズ後に、水分だけとハチミツ水を与えたグループに分けた臨床実験があります[098]。このうち、ハチミツ水を与えたグループは血液中の浸透圧が上昇していることが確認されています。**血液中の浸透圧が高いほど血液から水分が奪われないので、脱水症状にも有効**であることがわかります。また、この臨床試験では、ハチミツ水を与えたグループのその後の運動パフォーマンスが上がりました。

食中毒による下痢にもハチミツが有効

　食中毒などのバクテリア感染による下痢の場合、ハチミツの強い抗菌作用が症状の改善に寄与します[099]。経口補水液（ORS）だけでなく、水分にハチミツを混ぜると浸透圧（水を引く力）およびブドウ糖（グルコース）濃度が高くなります。これらが小腸から吸収されると、同時に腸管内の水分も引きつけるので、下痢便によって水分が体外に出ていくのを防ぎます[100]。これによって、便の性質と状態が液体状から固形状へと正常化していきます。**ハチミツが水分を引きつけている**わけです。

　肌にハチミツを塗る美容が流行しているのも、**ハチミツが水分を引きつけて皮膚を潤す**からです。ちなみに、日本の経口補水液（ORS）には、果糖ブドウ糖液糖（異性化糖＝HFCS：遺伝子組換えのコーンからできている糖）が入っているためお勧めしません。

慢性的な栄養不良にもハチミツが効果的

　難民キャンプなどで、慢性的な栄養不良によって体が弱っている人たちに何を与えたら回復するのでしょうか？

　では、次の2つのどちらが命を救えると思いますか？

❶現代の健康ポップカルチャーが、ヘルシーだと勧める野菜ジュースや青汁（あるいはケールなどの葉類そのもの）を2時間ごとに摂取する

❷健康に悪いとされる砂糖入りのソーダ（炭酸）を2時間ごとに摂取する

　答えは❷です。

　これらの栄養不良の状態では、低血糖、低体温および脱水症状になっています。これらを一挙に解決する方法は、砂糖水（あるいはブドウ糖の点滴）を2時間ごとに投与することが基本治療です[101]。ハチミツがあれば、砂糖水はハチミツ水に置き換えることができます。

　青汁などの葉っぱ類の野菜（プーファ、エストロゲンや抗栄養素を含む）は、細胞の糖の利用をブロックします。抗栄養素とは、ミネラルなどの体内の必須物質の吸収をブロックする物質です。私たちの細胞は、糖を燃料としてエネルギーと熱を産生します。したがって、**青汁や野菜、糖質の少ない穀物などを栄養不良状態で摂取すると、エネルギー不足となり、体温が低下します。**

　さらに、血液中の糖が不足すると、自分の体を食い潰して血糖値を上げようとします。脳や赤血球（全身に酸素を運ぶ

血液細胞）は事実上、糖しかエネルギー源にできないからです。

　しかし、もともと栄養不良にあるので、食い潰すべき自分の体内の脂肪や筋肉がほとんどなくなっている状態です。糖に変換できるだけの脂肪や筋肉のタンパク質の量がないということです。したがって、この状況での青汁投与は、さらに血糖値も低下していくため死亡するのです。

　本来ヘルシーな食べもの、健康によい食べものとは、栄養不良や脱水のような生命の危機的な状況でこそ、その力を発揮する栄養素です。それがハチミツなどの良質な糖質なのです。

　ちなみに、栄養不良および脱水の治療の基本について、2017年のサイエンス誌に掲載された内容は、「1リットルの水、一握りの砂糖、ティースプーン半量の塩」です[102]。

▷ **栄養不良および脱水時の治療に際し必要な基本的なもの**

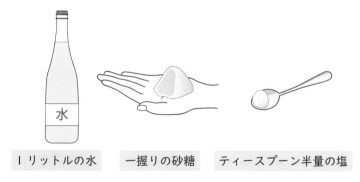

1リットルの水　　一握りの砂糖　　ティースプーン半量の塩

07 虫歯予防と治療にも
ハチミツが有効

甘いものを食べると虫歯になる？

　砂糖やハチミツなど甘いもので虫歯になると、誰もが思い込んでいるかもしれません。口腔内には700種類以上のバクテリアが存在していますが、その中で虫歯の原因になるのは、ミュータンス菌といわれています[103][104]。このミュータンス菌が糖質をエサにして、乳酸などの酸を放出します。この酸で歯が溶かされることによって、虫歯が発生すると考えられています。

▷ **虫歯の定義の不思議**

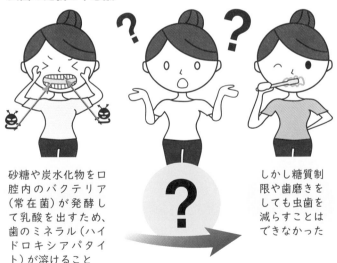

砂糖や炭水化物を口腔内のバクテリア（常在菌）が発酵して乳酸を出すため、歯のミネラル（ハイドロキシアパタイト）が溶けること

しかし糖質制限や歯磨きをしても虫歯を減らすことはできなかった

しかし、**糖質制限や歯磨きをしても虫歯を予防できないこ**とは、米国の教科書にも記載されている事実です[105]。

実際の虫歯の多くは、ストレスホルモン（エストロゲン）などの上昇による唾液腺の分泌の低下によって引き起こされています[106][107]。唾液そのものが、バクテリアの放出する酸を中和するだけでなく、唾液のフローによって口腔内がきれいにされているからです。

唾液の分泌が低下する甲状腺機能低下症やシェーグレン症候群（甲状腺機能低下症の部分症状にすぎない）では、虫歯が必発します[108][109][110]。

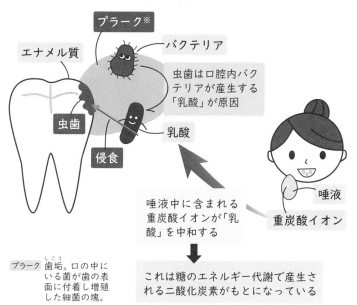

▷ **唾液が虫歯の原因となる乳酸を中和する**

プラーク※

エナメル質

バクテリア

虫歯は口腔内バクテリアが産生する「乳酸」が原因

虫歯

乳酸

侵食

唾液中に含まれる重炭酸イオンが「乳酸」を中和する

唾液

重炭酸イオン

プラーク 歯垢。口の中にいる菌が歯の表面に付着し増殖した細菌の塊。

これは糖のエネルギー代謝で産生される二酸化炭素がもとになっている

　ショ糖が豊富に入った食品は、甲状腺機能を高めることがわかっています。具体的には、ショ糖は甲状腺ホルモンの産生を高め、かつ肝臓での不活性型甲状腺ホルモン（T4）を実際に作用する活性型甲状腺ホルモン（T3）への変換を高めます[111][112]。

　ファスティング（断食）によって、甲状腺機能は著明に低下します。**甲状腺の機能を回復させるには、糖質が必要**であることが報告されています[113]。実際にショ糖やハチミツなどの糖質を欠乏させると、活性型甲状腺ホルモン（T3）が低下します[114]。つまり、ショ糖とほぼ同じ糖の組成を持っているハチミツは、甲状腺機能を高めるのです（なぜかハチミツと甲状腺機能の関係を調べた研究がまだ行われていない）。

　ファスティングだけではなく、糖質制限の一種であるケトン食やアトキンスダイエット（超低炭水化物食）でも、活性型甲状腺ホルモン（T3）が低下することが報告されています[115][116]。高炭水化物食は糖質制限食よりも有意に活性型甲状腺ホルモン（T3）値が高くなります[117]。

　以上のように、**質のよい炭水化物（ブドウ糖（グルコース）と果糖（フルクトース）のコンビネーション）であるハチミツは、甲状腺機能を高め、唾液腺を活性化することで虫歯を予防**します。

放射線治療後の唾液腺へのダメージにもハチミツが効果的

　口腔がんに対する放射線治療をすることで唾液腺がダメージを負ってしまい、唾液が出なくなります。これを「口腔乾

燥症」といいます。この唾液減少によって口腔内粘膜に潰瘍（かいよう）や虫歯ができます。口腔乾燥症は、最終的に嚥下障害（えんげしょうがい）（飲み込みができない）が出るため、食事ができなくなるところまで発展し、体重減少を招きます。

　ハチミツがこの放射線治療後の「口腔乾燥症」に対して効果があることも近年報告されています [118][119][120][121][122]。さらに後ほどお話しするハチミツの抗菌作用も相まって、虫歯の予防と治療にハチミツは非常に有効なのです。

ハニー・コムが入っているハチミツに注意する

　このようにハチミツの虫歯に対する効果は十分に証明されていますが、ひとつだけ留意点があります。それは、ハニー・コム（ハチの巣）が入っているハチミツです。このハニー・コム（ハチの巣）のビーワックス（蜜ろう）が唾液腺を詰まらせることがあるのです。この場合は、ストレス状態（＝甲状腺機能低下）と同じく唾液が分泌されなくなるので、虫歯になりやすくなります [123]。

▷ ハチミツは虫歯を予防するが、ハニー・コムには注意する

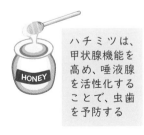

ハチミツは、甲状腺機能を高め、唾液腺を活性化することで、虫歯を予防する

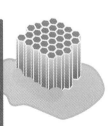

ハニー・コム（ハチの巣）のビーワックス（蜜ろう）が唾液腺を詰まらせることがあり、虫歯になりやすい

08 傷口には、ハチミツを塗る

ハチミツを傷口に塗るのはメリットばかり

　大きく開いた開放創、糖尿病の難治性の傷、熱傷（やけど）あるいは褥瘡（床ずれ）部位にハチミツを塗布すると、治癒が促進することが古代から現代のサイエンスでも証明されています [124][125][126][127][128]。第一次世界大戦において、ロシア軍は銃創などの傷にハチミツを用いて治療していたことは有名です。

　このハチミツの創傷治癒促進については、あとで詳しくお話ししますが、ハチミツに含まれる果糖（フルクトース）とブドウ糖（グルコース）のコンビネーションによるものです。ほかにも、ハチミツに含まれる有機酸によって pH が 3.2 ～ 4.5 の酸性にキープされることで、皮膚において静菌作用があることも傷の治りを速める一因となっています [129]。

　ハチミツの創傷治療の利点は、抗生物質のように耐性菌ができないことや医薬品のような副作用を伴わないことです [130][131][132]。

傷口に貼りつくガーゼ対策にハチミツ

　医療現場では傷を覆うためにガーゼを用いますが、ガーゼが傷に付着してしまいます。新しいガーゼを交換するときに、皮膚にガーゼが付着したのを剥がさなくてはならないので、せっかく再生した新しい皮膚細胞が剥がされることになりま

す。そのため、創傷治癒が遅れることが問題でした。

　しかし、ガーゼなどの被覆材<ruby>（ひふくざい）</ruby>にハチミツを染み込ませると、ガーゼが傷口の皮膚に癒着<ruby>（ゆちゃく）</ruby>することがなくなり、新生皮膚細胞が剥がされるという問題を回避できます[133][134]。それよりも、**ガーゼなどの被覆材を用いずに、ダイレクトにハチミツを塗布してラップで密封するとさらに効果が高まります。**創部から膿や浸出液<ruby>（うみ）</ruby>が出ている場合は、そのラップの上からガーゼを置いて吸水させるとよいでしょう。

▷ 傷口にはハチミツが効果的

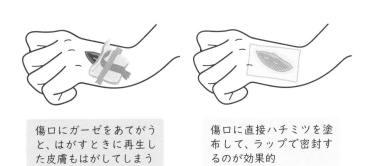

傷口にガーゼをあてがうと、はがすときに再生した皮膚もはがしてしまう

傷口に直接ハチミツを塗布して、ラップで密封するのが効果的

　よくマヌカハニーが創傷治癒や感染症などで臨床実験されていますが、ハチミツ自体が創傷治癒作用や抗菌作用を持っているのであって、マヌカハニーだけが持っている作用ではありません。

09 ハチミツの抗アレルギー作用

アレルギーが発症するのは糖が足りていないから

　現代医学では、アトピー、喘息、花粉症などのアレルギー疾患については、アレルギー反応を引き起こす物質「アレルゲン」を問題視しています。近年、深刻化する大気汚染やピーファス（PFAS）、塩素化合物などの環境毒、さらに遺伝子ワクチンのシェディングが加わり、アレルゲンが私たちの周りにあふれかえっています。

　たしかに、これらの毒性物質の増加によって、アレルギー疾患も急増しています。しかし、**アレルギーやその重症型のアナフィラキシーの発症には、私たち宿主側の糖のエネルギー代謝の状態がより重要な鍵を握っています。**

　昨今、ファスティングや糖質制限が流行していますが、実際に食事や糖質を制限することによる低血糖は、アレルギー疾患にとっては致命的になります。低血糖は炎症を加速し、アレルギーやアナフィラキシーを誘発します。

▷ **糖が足りていないと怖いことになる**

- ・ファスティング
- ・糖質制限

→ 低血糖になる

食事や糖質を制限することによる低血糖は炎症を加速し、アレルギーやアナフィラキシーを誘発する

逆に、ブドウ糖（グルコース）や果糖（フルクトース）を摂取することで血糖値を上昇させると、アレルギー反応を抑えることができます[135][136]。

次図のように、1日に2回ショ糖入りの水または水を1週間、2週間、4週間摂取したラットの拘束ストレスによるコルチゾール（ストレスホルモン）濃度の時間経過です。ショ糖入りの水を摂取したラットは、水だけのラットよりも有意にコルチゾールの血中濃度が低下しています[137]。

Chapter1　奇跡のハチミツの効用

▷ ショ糖（ブドウ糖＋果糖）は過剰なストレス反応を抑える（動物実験）

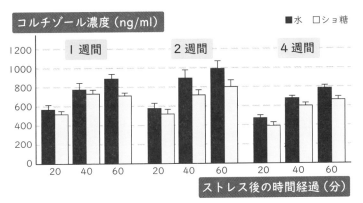

ショ糖は、「視床下部−脳下垂体−副腎」のストレスシステムの過剰な反応を抑える作用を持っている

参考 HPA axis dampening by limited sucrose intake: reward frequency vs. caloric consumption. Physiol Behav. 2011 Apr 18; 103(1): 104-110[137]

ほかにも、ブドウ糖（グルコース）や果糖（フルクトース）の代謝産物は、肥満細胞からのヒスタミンの遊離を抑えて過

43

剰なアレルギー、炎症反応を鎮めます[138][139]。

▷ **ブドウ糖、果糖の代謝産物は過剰なアレルギー反応を止める**

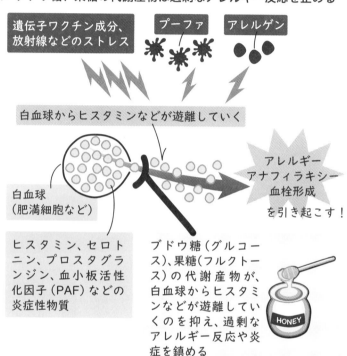

遺伝子ワクチン成分、放射線などのストレス

プーファ

アレルゲン

白血球からヒスタミンなどが遊離していく

アレルギー
アナフィラキシー
血栓形成
を引き起こす！

白血球
（肥満細胞など）

ヒスタミン、セロトニン、プロスタグランジン、血小板活性化因子（PAF）などの炎症性物質

ブドウ糖（グルコース）、果糖（フルクトース）の代謝産物が、白血球からヒスタミンなどが遊離していくのを抑え、過剰なアレルギー反応や炎症を鎮める

HONEY

2021年に報告されたラットを対象にしたストレス実験では、高フルクトース食を与えると、ストレスによる炎症だけでなく肝臓の脂肪蓄積も抑える結果が出ています[140]。

また、**プーファの脂質過酸化物（アルデヒド）は、アナフィラキシーを誘発・増強します**[141][142][143][144]。さらにアナフィラキシー反応によって、脂肪組織に炎症が起こり、リポ

リシス（脂肪分解）が起きることで、私たち現代人の脂肪に蓄積しているプーファが遊離脂肪酸となって血液中に放出されます[145]。このプーファの遊離脂肪酸が過酸化脂質になり、アナフィラキシーをさらに悪化させます（Chapter2-10「果糖はリポリシス（脂肪分解）を防ぐ！」参照）。

　日本では、マダニやスズメバチの一刺しで死亡する事例がよくニュースになっていますが、これは現代人にプーファが過剰蓄積していることが原因になっています。ハチやマダニの毒というアレルゲンによってプーファの炎症性物質が誘導され、過剰なアレルギー反応であるアナフィラキシーショックで命を落とすことになるのです。

　私は、スズメバチやマダニに毎年のように刺されています。2021年の夏に、私の不注意からスズメバチに合計17カ所刺されたときには（五寸釘で打ちつけられた感覚）、さすがにもうこれまでかと思いました。しかし、病院を受診したときには、アナフィラキシーショックで起こる血圧の低下はなく、むしろ激痛のために高血圧になっていました。この時点で死は逃れたと思いました。スズメバチに刺傷された場所は2年ほど痕になりましたが、その後は何も問題は起こりませんでした。

　スズメバチに17カ所刺されてもアナフィラキシーショックを起こさなかったことは、決して運ではありません。その数年前にプーファのデトックスを完全に行い、プーファフリーおよびハチミツ、ショ糖の摂取を実行していたことによる効用が証明されたのです。

糖のエネルギー代謝がアレルギーや
アナフィラキシーを抑える

　アレルギーやアナフィラキシーを引き起こす毒性物質は、最初にミトコンドリアにダメージを与えて、過剰な活性酸素・窒素種（ちっそしゅ）を放出します。このミトコンドリア障害による過剰な活性酸素・窒素種の発生（それによるプーファの脂質過酸化反応）が、さまざまなアレルギー症状の元凶になっています[146][147][148]。

　ミトコンドリアの糖のエネルギー代謝を回復させることで、アナフィラキシーに代表される毒性物質による過剰なアレルギー反応を止めることができるのです[149]。

　2019年に行われた臨床実験では、ストレス（75kmの競輪）が誘発したリポリシス（脂肪分解）によって、血液中へのDHAやEPA、アラキドン酸などのプーファの遊離やそれらの脂質過酸化反応を、砂糖水やバナナなどのフルーツが抑えたという報告がされています[150]（次頁図）。糖のエネルギー代謝をブロックするプーファの血液中の放出を糖質が抑えることで、アレルギーやアナフィラキシーを抑えることができます。

　アレルゲンだけを問題にするのは、実はバクテリアやウイルス（正確にはエクソソーム）によって感染症が引き起こされるという「病原体仮説」の深い洗脳に陥っています。**アレルギー疾患も、実は「糖のエネルギー代謝の低下（プーファの過剰蓄積など）」という宿主側の問題が引き起こす病態**なのです。

▷ 糖質（ブドウ糖＋果糖）は、プーファの遊離（脂肪分解）を止める（臨床試験）

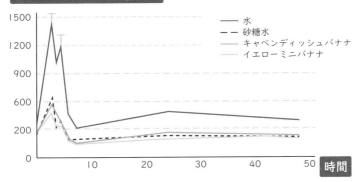

血漿アラキドン酸（ng/mL）

凡例：
― 水
- - 砂糖水
― キャベンディッシュバナナ
― イエローミニバナナ

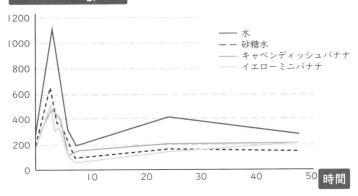

血漿DHA（ng/mL）

凡例：
― 水
- - 砂糖水
― キャベンディッシュバナナ
― イエローミニバナナ

砂糖水（グルコース＋フルクトース）は、ストレス（75kmの競輪）によるDHA、EPAやアラキドン酸などのプーファの血液中の遊離（リポリシス）をバナナと同程度に抑えている

参考 Carbohydrate intake attenuates post-exercise plasma levels of cytochrome P450-generated oxylipins. PLoS One. 2019; 14(3): e0213676[150]

10 ハチミツの痩身効果がすごい

急激なダイエットをするとリバウンドするしくみ

　無理な断食や糖質制限などの流行に乗せられて、痩せることに専心している女性が少なくありません。しかし、急激なダイエット（体重減少）は、長期的には逆に太る原因になるばかりでなく、体のあらゆる面に悪影響を与えます。

　よくテレビで放送される「集中ダイエット」の番組があります。肥満の人たちを対象にして、数週間、食事制限をしたり有酸素運動を併用したりして、体重減少をウリにしている"ヤラセ"番組です。

　こういったダイエット番組で最も体重を落とした勝利者は、数年後に最も太るという皮肉な事実があります[151]。このような**リバウンドが起きる理由として、食事制限（低血糖による）や運動のストレスで、「基礎代謝が低下することが原因」**として指摘されています。

　もちろんリアルサイエンスの見地からは、脂肪や筋肉が分解されることで甲状腺機能やミトコンドリア機能不全が起き、基礎代謝が低下していきます。現代の肥満者の脂肪には、甲状腺障害やミトコンドリア機能不全を引き起こすプーファが蓄積しています。そして、現代人の細胞内にもプーファが蓄積しています。また、筋肉が分解されることでも、先ほどお話ししたように甲状腺障害を引き起こすアミノ酸（メチオニン、システイン、トリプトファン）が血液中にあふれ出ま

す（Chapter1-03「糖のエネルギー代謝の大切さ」低血糖状態では筋肉も分解され、糖に変換されてしまう　参照）。

基礎代謝が低下すると、食べた分だけ太ります。そうなると、今度は「急激なダイエットでも基礎代謝の低下とダイエット後の肥満とは関係がない」という研究論文が雨後の筍のように出てきます[152]。ところが、このような反対論文もすぐに矛盾を指摘されています[153]。

2022年の肥満者のダイエットの論文のデータを見ても、明確に体重減少後に基礎代謝が低下していることがわかります。さらに、筋肉よりも脂肪の減少が大きいこともわかります[154]。つまり、急激なダイエットで真っ先に起きているのは「リポリシス（脂肪・細胞内）」という事実です。

スリムになりたかったら基礎代謝を上げる＝ハチミツ

本当にスリム（痩せすぎではなく、動ける体）になるためには、現代医学や一般的な健康情報、美容ポップカルチャーが推奨するダイエットのように基礎代謝を下げる方法ではなく、逆に高めることをしなければなりません。拙著「オメガ3神話の真実」（秀和システム刊）や基礎医学（エーテルエネルギー学会）などでお伝えしているように、**基礎代謝を上げるというのは、ずばり糖のエネルギー代謝を高めることな**のです。それでは、その基礎代謝を上げるハチミツの痩身効果を見ていきましょう。

次頁図のように、ハチミツには、脂肪細胞の増殖および脂肪細胞への脂肪の取り込みをブロックする作用があります[155]。

▷ ハチミツによって脂肪のサイズおよび蓄積が減少

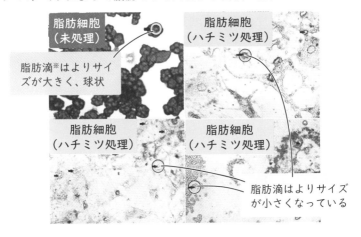

細胞実験では、ハチミツによって脂肪細胞の脂肪滴のサイズが
33.78%〜70.36% 減少し、脂肪の蓄積が減少している

脂肪滴 中性脂肪の塊。

参考 Pineapple honey inhibits adipocytes proliferation and reduces lipid
droplet accumulation in 3T3-L1 adipocytes. Malaysian Appl. Biol.
2019;48:21-26[155]

　高脂肪食（ケトン食）による肥満ラットに4週間ハチミ
ツを自由に食べさせた実験では、体重増加減少および脂肪蓄
積の減少作用が認められています[156]。同じく肥満ラット
のほかの実験でも、同様にハチミツの痩身効果が認められて
います[157][158]。ほかの動物実験でも、ラットにハチミツを
与えると食事量が減り、体重増加を抑えられることが報告さ
れています[159][160][161]。

　ハチミツに豊富に含まれる果糖（フルクトース）も、動物
実験および臨床実験のいずれにおいても同様の体重減少が認

められています [162][163][164]。

　2011 年に報告された臨床試験において、果糖（フルクトース）摂取量が 1 日に 50 〜 70g のグループ A は、1 日に 20g 以下の摂取量のグループ B と比較して、6 週間後にはより多い脂肪量の減少（A：4.19kg に対し B：2.83kg）が認められています [165]。

　果糖（フルクトース）を含むフルーツにもダイエット効果が認められています。果糖（フルクトース）量が多いグループ A が、少ないグループ B よりも、著明に体重減少効果をもたらしています [166]。

ハチミツは過剰な食欲を抑えてくれる

　ハチミツには、過剰な食欲を抑える作用もあります。具体的には、ショ糖よりもハチミツのほうが食後の食欲を促進させるグレリンというホルモンの反応を低下させ、食欲を抑えるアミノ酸、ペプチド YY の反応を高めます[167]。フルクトースも同様の作用を持っていることがわかっています [168]。

　臨床試験においても、1 日に 70g（大さじ 1 が 15g）のハチミツを 30 日間摂取することで、体重および体脂肪の軽度の減少が認められました [169]。また 1 日に 48g のハチミツを 48 日間投与したランダム化比較試験（研究の対象をランダムに 2 つ以上のグループに分け、グループごとに効果の違いを検証する方法）では、ハチミツを摂取するグループと摂取しないグループに分けたところ、ハチミツを摂取するグループに体重および腹囲の減少が認められました [170]。

　次頁図のように、糖尿病患者対象の 8 週間のランダム化

比較試験でも、ハチミツを摂取したグループは、有意に体重減少および血糖値の改善が見られました[171]。

▷ **糖尿病患者対象の8週間のランダム化比較試験における ハチミツのダイエット効果**（臨床試験）

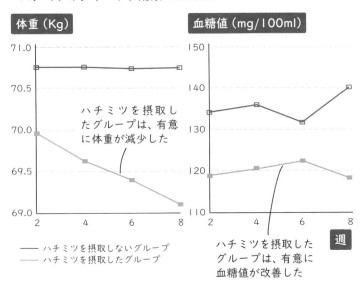

体重（Kg）

ハチミツを摂取したグループは、有意に体重が減少した

血糖値（mg/100ml）

ハチミツを摂取したグループは、有意に血糖値が改善した

週

—— ハチミツを摂取しないグループ
—— ハチミツを摂取したグループ

参考 Effects of natural honey consumption in diabetic patients: An 8-week randomized clinical trial. Int. J. Food Sci. Nutr. 2009;60:618-626[171]

ハチミツには痩身作用がある

　ハチミツには少量の果糖（フルクトース）が連なったオリゴ糖が存在しています。この果糖（フルクトース）のオリゴ糖は、脂肪合成酵素の作用をブロックして脂肪組織やそのほかの細胞内に脂肪が蓄積するのを防ぎます[172][173][174][175]。しかし、このような微量に含まれる物質よりも、注目

されるべきは主成分の「ブドウ糖（グルコース）＋果糖（フルクトース）」です。この主成分は前述したように甲状腺機能を高めて（Chapter1-07「虫歯予防と治療にハチミツ」甘いものを食べると虫歯になる？ 参照）、糖のエネルギー代謝を回します。その結果、**基礎代謝が高まると理想的な痩身につながります**。ファスティングや糖質制限のようなストレスを伴う一時的な体重減少は、すぐにリバウンドしてしまいます [176] が、基礎代謝をしっかりキープしておくと、スリムな体型を無理なく一生手に入れることができます。**糖のエネルギー代謝が高まれば、肥満・筋肉量の減少の原因となるプーファを効率的に排出できるため、長期的に引き締まった体になっていくのです。**

▷ ハチミツの痩身作用

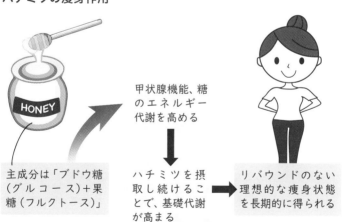

甲状腺機能、糖のエネルギー代謝を高める

主成分は「ブドウ糖（グルコース）＋果糖（フルクトース）」

ハチミツを摂取し続けることで、基礎代謝が高まる

リバウンドのない理想的な痩身状態を長期的に得られる

11 うつ病、不安神経症、せん妄、ストレスへのハチミツ効果

ハチミツを摂取するとうつ症状や不安症状が減る

ハチミツを使用したアーユルヴェーダの処方では、体だけでなく、知性、集中力、記憶などを促進することが伝えられています [177]。臨床実験および動物実験では、ハチミツ投与によってうつ症状や不安症状が減り、認知機能や空間記憶などの脳機能が向上することが報告されています [178][179][180]。特にハチミツのうつ症状の改善の効果は、エンドトキシン（内毒素）による脳の炎症を抑える作用によるものです [181][182][183]。うつ病の発症には、エンドトキシンによる脳の炎症が深く関与しているからです [184]。

ハチミツは精神錯乱やせん妄にも有効

脳の機能異常によって起こる精神錯乱やせん妄（突然発生する精神機能の障害で、注意障害、認知障害などの症状が現れる）も、脳の糖不足で起こります [185]。ということは、精神錯乱、せん妄にもハチミツは有効です [186]。

アルツハイマー病もハチミツで治療可能

アルツハイマー病も、糖のエネルギー代謝の低下で起こることがすでに報告されています [187][188][189]。最近では、筋萎縮性硬化症（ALS）などの神経難病も糖の不足によって引き起こされることが報告されるようになりました [190][191]。

これらの神経変性疾患といわれている難病も、ハチミツで治療可能であることがわかっています。

ハチミツが脳機能を素早く回復させる

　私個人も、ショ糖（ハチミツと同じ「ブドウ糖（グルコース）＋果糖（フルクトース）」）で麻酔（脳機能の抑制）から素早く回復した経験があります。2023年に、3時間におよぶ網膜剥離の手術を受けました。術後は、全身麻酔（プロポフォールという大豆油製剤とフェンタニルという麻薬）の影響のため2時間はベッド上に安静といわれました。術後40分経過してなんとか目が醒めたものの、頭が重く、体も思うように動かない状態でした。そこで看護師さんに黒糖を6袋持ってきていただきました。それを食べて、頭と体が徐々に動くようになったので、術後1時間で帰宅することができました。このように、**糖質は脳機能を素早く回復させる最大の物質**なのです。

なぜハチミツは脳を活性化させることができるのか

　それは、脳でプーファの酸化を防ぎ、Chapter1-04「糖のエネルギー代謝を回すのに最適な自然食材」ハチミツは基礎代謝（＝糖のエネルギー代謝）を上げる　でお話ししたように、糖のエネルギー代謝を促進するからです[192][193][194]。脳神経細胞は、ほかの臓器と比較しても大量のエネルギーを必要とするので、脳の糖のエネルギー代謝を高めるハチミツによって脳が活性化し、うつ病、不安神経症や神経難病が治癒していくのは当然なのです。

ハチミツはストレスを鎮める

またハチミツには、ストレスを鎮める抗ストレス作用があります。2002年のラットの研究では、人に換算して1日に350〜400gのショ糖（ハチミツと主成分は同じ）の摂取を3日間続けただけで、その後のストレスによるコルチゾールの上昇を抑えました[195]。ショ糖は、「視床下部−脳下垂体−副腎」のストレスシステムの過剰な反応を抑える作用を持っています[196]。

2015年には、騒音ストレス（90〜120dB、350 Hz）にさらされたラットにハチミツ（種類は不明）を摂取させた実験が報告されています[197]。次図のように、ハチミツ投与によって血糖値の改善、過酸化脂質の低下、膵臓のインシュリン産生細胞の増加（抗糖尿病効果）が認められました。

▷ ハチミツの抗ストレス作用（動物実験）

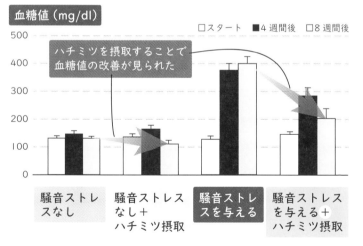

血糖値（mg/dl）

□スタート ■4週間後 □8週間後

ハチミツを摂取することで血糖値の改善が見られた

騒音ストレスなし｜騒音ストレスなし＋ハチミツ摂取｜騒音ストレスを与える｜騒音ストレスを与える＋ハチミツ摂取

▷ 次頁図に続く

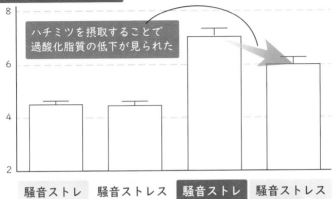

過酸化脂質（pmol/mg）

ハチミツを摂取することで
過酸化脂質の低下が見られた

騒音ストレスなし　騒音ストレスなし＋ハチミツ摂取　騒音ストレスを与える　騒音ストレスを与える＋ハチミツ摂取

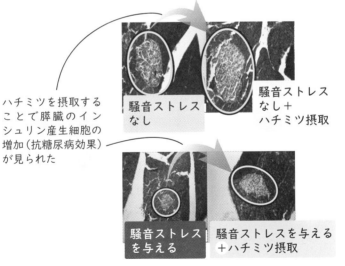

ハチミツを摂取することで膵臓のインシュリン産生細胞の増加（抗糖尿病効果）が見られた

騒音ストレスなし

騒音ストレスなし＋ハチミツ摂取

騒音ストレスを与える

騒音ストレスを与える＋ハチミツ摂取

参考 Antidiabetic effect of honey feeding in noise induced hyperglycemic rat: involvement of oxidative stress. Iran J Basic Med Sci. 2015 Aug; 18(8): 745-751[197]

　このハチミツの抗ストレス効果は、臨床実験でも確かめられています。軽度のストレス状態にある女性30人に、1日に60g（大さじ1が15g）のハチミツを14日間投与した臨床実験が報告されています。次図のように、ハチミツを摂取したグループでは、ほかのグループよりも有意にコルチゾール（ストレスホルモン）の血液濃度が低下しました[198]。

▷ ハチミツの抗ストレス作用（臨床試験）

◉ハチミツの摂取前と摂取後のストレスホルモン（コルチゾール）の血液濃度

グループ	コルチゾールの血液濃度(ng/ml)		ハチミツ摂取前後でのコルチゾール血液濃度(ug/dl)の差	P-value※
	ハチミツ摂取前	ハチミツ摂取後		
ハチミツの摂取なし	66.168±13.825	64.673±7.897	1.495	0.760
ハチミツ	71.999±12.615	64.335±5.728	7.664	0.049
プロポリス	48.459± 7.393	47.866±5.399	0.593	0.809

ハチミツを摂取したグループで、ほかのグループよりも有意にコルチゾールの血液濃度の低下が見られた

P-value 有意に差があるとする水準を0.05としたとき、それ以下の数値になるときは両グループに差があると判断し、それ以上の数値になるときは両グループに差がないと判断する。

参考 Glucocorticoid and cortisol hormone in response to honey and honey propolis supplementation in mild stress women. Enfermería Clínica, Volume 30, Supplement 2, 2020, Pages1-4[198]

ハチミツで頭がよくなる理由 **12**

ハチミツは脳の過剰な興奮を鎮め、記憶力をアップする

　臨床および動物実験で、脳の記憶力がアップする結果が出ています。まず、拘束ストレスを与えた妊娠ラットにトオランハチミツを摂取させた実験があります。次図のように子どもラットを調べてみると、脳内の過酸化脂質（MDA）や N-メチル-D-アスパラギン酸（NMDA）受容体が減少し、記憶力がアップしました[199]。

▷ **ハチミツは脳の過剰な興奮を鎮め、記憶力をアップする**（動物実験）

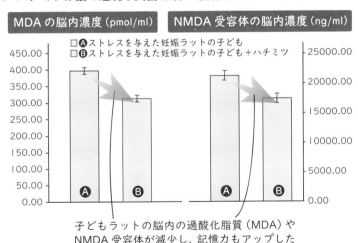

子どもラットの脳内の過酸化脂質（MDA）や
NMDA 受容体が減少し、記憶力もアップした

参考 Tualang Honey Improves Memory and Prevents Hippocampal Changes in Prenatally Stressed Rats. Turk J Pharm Sci. 2020 Dec; 17(6): 620–625[199]

　ちなみに、**脳内に蓄積するプーファの過酸化脂質（MDA）や N-メチル-D-アスパラギン酸（NMDA）は、いずれも脳の興奮毒で、脳神経細胞を死滅させます**。したがって、脳の過剰な興奮を抑えることで、脳の機能を維持したりアップしたりすることができます。NMDA のアスパラギン酸の誘導体が人工甘味料のアスパルテームです。そのほか、グルタミン、アンモニア、一酸化窒素、アセチルコリン（アルツハイマー病に使用される薬）なども、脳の機能を低下させる興奮毒です。

　その一方で、**脳の興奮を鎮めて、糖のエネルギー代謝を回すものが GABA です**。GABA と同じ脳の興奮を鎮めて、脳の機能を高めるアミノ酸に、グリシン、タウリンがあります。

　次頁図のように、脳神経毒を投与されたラットに、事前にトアランハチミツを摂取させた実験では、痙攣発作、脳内の過酸化脂質の大量発生や脳神経細胞の死滅が予防できました[200]。同じく、脳神経毒を投与されたラットに、事前にトアランハチミツを摂取させた実験では、痙攣発作、脳内の炎症を抑制することができ、その抑制効果は GABA 作動薬と同等の効果がありました[201]（次頁図）。

　不安やストレスが溜まると、アルコールに走る人がいるのはなぜでしょうか？　それは、アルコール（エチルアルコール）は、強い GABA 作用を持つからです（アルコールはアルデヒドを発生させるので、長期的にはマイナスに働く）。現代医学は、ようやく GABA がアルコールの代替になることを認めています。つまり、アルコール中毒の治療として GABA が有効であるということを認めるようになりました。

▷ ハチミツの脳神経保護作用（動物実験）

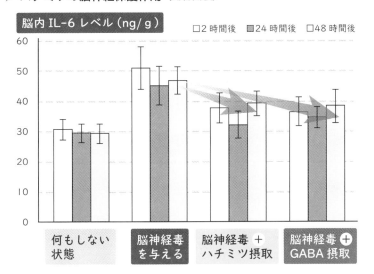

脳内 IL-6 レベル（ng/g）　　□2 時間後　■24 時間後　□48 時間後

参考 Effect of tualang honey against KA-induced oxidative stress and neurodegeneration in the cortex of rats. BMC Complement Altern Med. 2017; 17: 31[200]

Tualang Honey Reduced Neuroinflammation and Caspase-3 Activity in Rat Brain after Kainic Acid-Induced Status Epilepticus. Evid Based Complement Alternat Med. 2018; 2018: 7287820[201]

IL-6 インターロイキン 6。免疫応答や炎症反応の調節において重要な役割を果たすサイトカイン（さまざまな刺激によって免疫細胞などから産生されるタンパク質）の一種。

GABA が今まで治療薬として使用されなかったのは、同じ GABA 作用を持つ抗不安剤（ベンゾジアゼピン系など）が、製薬会社に莫大な利益をもたらしていたからです。糖のエネルギー代謝が回ることで産生されるプログステロンやアロプレグネノロンなどの抗ストレスホルモン（「保護ステロイド」と呼ぶ）も GABA 作用を持つため、脳の過剰興奮を抑えます。

ブドウ糖（グルコース）、果糖（フルクトース）、ショ糖、塩は、

Chapter1　奇跡のハチミツの効用

脳で GABA の放出を促す一方、セロトニン、ノルアドレナリンといった脳の興奮毒の放出をブロックします [202]。**ショ糖と同じ作用をする「ブドウ糖（グルコース）と果糖（フルクトース）」のコンビネーションであるハチミツも、GABAの放出を促す**のです。

　日本の土壌汚染のトップに躍り出た除草剤のグリホサート（商品名：ラウンドアップ）は、GABA の作用をブロックすることで、長期的にガンをはじめとしたあらゆる慢性病を引き起こします [203]。**毎日ハチミツを摂取することは、グリホサートの悪影響を軽減する**ためにも非常に有効なのです。

ハチミツが脳の機能を高める

　ハチミツは、酸素不足に陥った脳神経細胞を保護する作用もあります [204][205][206]。つまり、**ハチミツは GABA と同等の脳神経細胞の過剰な興奮を鎮め、保護する作用を持っている**のです。

　それは、臨床実験を見てもよくわかります。45 ～ 60 歳の更年期以降の健康女性にトアランハチミツを 1 日に 20g（大さじ 1 は 15g）を 16 週間投与した実験です。その結果、記憶力（言語想起）が有意に向上しました [207]。次に脳機能の低下している統合失調症患者にトアランハチミツを 1 日に 20g（大さじ 1 は 15g）を 8 週間投与した実験です。その結果、やはり記憶力（言語想起）が有意に向上した結果が出ました [208]。脳神経系は、体で最も多く糖を消費する器官です。**脳の機能を高めるためには、ハチミツなどの良質な糖質が必須**であることをエビデンス（証拠）が示しています。

ハチミツによる骨の強化作用 **13**

骨粗しょう症は若年層にも増えつつある

　少し前までは、骨折を繰り返すような骨の弱体化、医学用語で「骨粗しょう症」と呼ばれる状態は、加齢現象とされてきました。しかし、最近は先進国でさえ栄養状態が悪化し、カルシウム不足から、子どものときからいわゆる骨粗しょう症の状態であることが懸念されています [209][210]。さらに若年者の関節リウマチ、炎症性腸疾患、副甲状腺機能亢進といった全身の慢性病の増加によって、それらに付随して骨粗しょう症が発生しています。

　骨粗しょう症は、骨が脆くなって骨折しやすくなるだけでなく、死亡率を高める原因となることが指摘されています [211][212][213]。これは、骨折によって臥床（横になっていること）する時間が長くなるだけでなく、ストレスホルモンの一種である副甲状腺ホルモン過剰分泌によって慢性疾患になることが大きな原因になっています。実際に、副甲状腺ホルモンの過剰分泌は、免疫抑制（いわゆる免疫力低下）、炎症、不眠、痙攣、認知症、精神病、ガン、心臓血管疾患（動脈硬化）、糖尿病、呼吸器疾患、骨粗しょう症、筋肉減弱症（サルコペニア）など、多くの慢性疾患を引き起こします [214][215][216][217][218][219][220][221][222]。

　副甲状腺ホルモン過剰が多様な慢性病を引き起こすのは、それがリポリシス（脂肪分解）を引き起こして、プーファを

放出させるからです [223]。また、副甲状腺ホルモンはビタミン D3 の産生を促進して、骨や歯などの本来カルシウムの沈着する組織からカルシウムを奪って、ほかの組織（異所性：本来いるべき場所と異なる場所にいること）にカルシウムを沈着させます。その結果、骨粗しょう症、虫歯、動脈硬化や結石が起こります。

ハチミツは骨粗しょう症に対しても有効

次図のように、卵巣切除したラットに、0.2 g/kg/日量（許容 1 日摂取量：ある物質について生涯その物質を毎日摂取し続けたとしても、安全性に問題のない量）のトアランハチミツを 2 週間投与した実験報告があります。ハチミツの投与によって骨梁（骨の海綿質の網目構造を構成する小さい骨。内部から骨全体の表面を支える役割を持つ）の厚み（骨密度）がアップした結果が出ました [224]。

▷ ハチミツで骨密度がアップする❶ （動物実験）

骨密度がアップしている

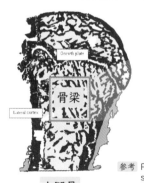

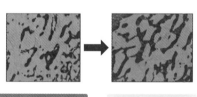

ハチミツ摂取前　ハチミツ摂取後

大腿骨

参考 Protective effects of Tualang honey on bone structure in experimental postmenopausal rats. Clinics (Sao Paulo). 2012 Jul; 67(7):779–784 [224]

ハチミツは骨粗しょう症に対しても有効であることが示されたわけです。

　また次図のように、ほかの卵巣切除したラットの実験でも、ハチミツの投与量が多いほど骨密度がアップした結果が出ています[225]。

▷ ハチミツで骨密度がアップする❷（動物実験）

ハチミツの摂取量が多いほど、明らかに骨密度がアップしている

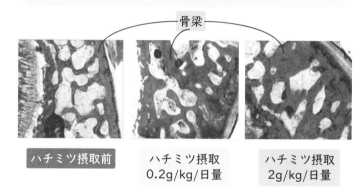

骨梁

ハチミツ摂取前　　ハチミツ摂取 0.2g/kg/日量　　ハチミツ摂取 2g/kg/日量

参考 The effects of tualang honey on female reproductive organs, tibia bone and hormonal profile in ovariectomised rats – animal model for menopause. BMC Complement Altern Med. 2010;10:82[225]

　ちなみに、骨はミネラル組織やコラーゲンなどの結合組織で構成されています。これらの組織は、周囲に水が結合しています（結合水、構造水あるいは EZ 水とも呼ばれる）。この骨組織と結合している水は、単なる水の塊とは違い、液晶化してエネルギーを蓄積しています。

　プーファフリーを前提として、ハチミツに代表される良質な糖質摂取によって糖のエネルギー代謝を高めることは、骨

組織でも重要な水成分を結合水に変える作用を持っています。

　次図のように、ハチミツを投与することで、骨のコラーゲン合成が高まり、その強度をアップさせる結果も出ています[226]。この実験でも**ハチミツの投与量が多いほど、骨の強度がアップする**ことがわかりました。

▷ **ハチミツで骨の強度（コラーゲン）がアップ**（動物実験）

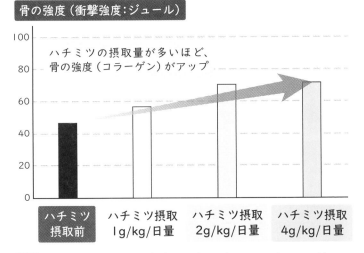

参考 The effects of honey (Apis dorsata) supplements on increased bone strength in ovariectomized rat as animal model of osteoporosis. AIP Conf. Proc. 2018;1945:020004[226]

　現代人の骨の脆さは、ハチミツとカルシウムを豊富に含んだ乳製品が解決してくれます。

ハチミツこそ
リーキーガットの特効薬

リーキーガットが慢性病のもとになる

　「すべての病は腸にはじまる」これは、古代ギリシャの医者ヒポクラテスの言葉です。この言葉の意味が、現在になってようやく詳しく解明されるようになりました。小麦、大麦、ライ麦に含まれるグルテンは、いわゆる「リーキーガット」を引き起こすことで最終的にあらゆる慢性病を誘発することを、日本で最初（2003年）に拙著「原始人食で病は治る」（マキノ出版刊）でお伝えしました。

　リーキーガットという言葉を日本で使いはじめた当時は、その言葉自体ほとんど知られていないばかりか、あらゆる慢性病の原因であるというエビデンスを理解している医師も皆無でした。その後、リーキーガットという言葉は、現代医学や代替療法の医師や治療家たちの間で瞬く間に拡がりました（現在でもほとんどの医師は理解していませんが……）。

　リーキーガットとは、英語で書くと「leaky gut」となります。文字どおり「小腸に穴が開く」という意味です。**小腸粘膜細胞やその接着物質の異常によって、小腸のバリアが壊れる状態がリーキーガット**です。

　小腸には表面にバリアがあり、栄養以外の毒性物質が吸収されて容易に血管の中に入らないようになっています。この小腸のバリアに穴が開くことで、消化管の毒性物質がフリーで血管から吸収されます。フリーで小腸から吸収された毒性

物質が、全身で炎症を引き起こすことになるわけです（次図）。

▷ **リーキーガットのしくみ**

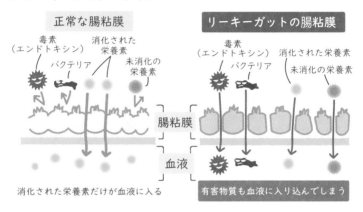

正常な腸粘膜

毒素
（エンドトキシン）
バクテリア
消化された栄養素
未消化の栄養素

リーキーガットの腸粘膜

毒素
（エンドトキシン）
バクテリア
消化された栄養素
未消化の栄養素

腸粘膜

血液

消化された栄養素だけが血液に入る

有害物質も血液に入り込んでしまう

　しかし、リーキーガットの最大の問題であるエンドトキシン（内毒素）の流入については、いまだに誰もその重要性に気づいていません。小腸から吸収される代表的な毒性物質が、**「内毒素（エンドトキシン）」と呼ばれる腸内細菌の細胞壁成分です。リーキーガットによってエンドトキシンが血液中に吸収され、全身で炎症を引き起こすことを「内毒素症」と呼びます** [227][228][229]。リーキーガットからエンドトキシンによって引き起こされる全身の病態は、臨床実験および動物実験のエビデンスから、アレルギー、肥満、糖尿病、心臓血管疾患、脂肪肝、炎症性腸炎、関節リウマチ、多発性硬化症、自閉症、統合失調症、うつ病、慢性疲労症候群、新型コロナウイルス・インフルエンザ感染症、デング熱、脳腫瘍、肝臓ガンなど、多岐に渡っています [230][231][232][233]。

マウスにグルテンを投与すると、脳に炎症が起きることが報告されています[234]。グルテンによって小腸に穴が開き、そこからエンドトキシンが血液に入って脳に炎症が起きたのです。あらゆる病は腸からはじまるというのは、このエンドトキシンによる全身の炎症のことを指しているのです。

グルテン以外のリーキーガットの原因物質

　リーキーガットを引き起こす原因が、小麦、大麦、ライ麦に含まれるグルテンでした。このグルテンと同じ作用を持つのが、糖質制限の一形態である高脂肪食（高プーファ食）です。高脂肪食を摂りすぎることで、リーキーガットから内毒素症になることを拙著「慢性病は現代食から」（鉱脈社刊）でお伝えしました。そのほか、人工甘味料や食品添加物のシリカナノ粒子、食器に付着した食器洗剤などもリーキーガットの原因となっています[235][236][237][238][239][240][241][242][243][244][245][246]。

▷ **リーキガットの原因物質**

グルテン		そのほか
・小麦　・大麦　・ライ麦　etc.		・人工甘味料 ・食品添加物のシリカナノ粒子 ・食器に付着した食器洗剤 　etc.

高プーファ食（オメガ3&6）
・植物油脂　・フィッシュオイル　・ナッツ　・青魚　etc.

ハチミツが小腸粘膜のダメージを回復させる

　2021年のマウスの実験では、ハチミツに含まれる多糖類も小腸粘膜のダメージを回復させることが示されています[247]。

▷ **ハチミツがバクテリアやエンドトキシンの血液流入を防ぐ**
（動物実験）

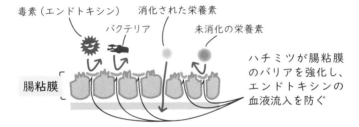

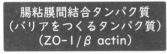

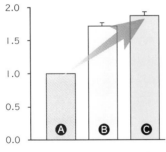

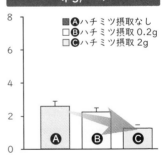

ハチミツの摂取量が増えるごとに腸粘膜間のバリアをつくるタンパク質を有意に増強し、血液中のエンドトキシン量を有意に低下させた

参考 Honey protects against chronic unpredictable mild stress induced-intestinal barrier disintegration and hepatic inflammation. Mol Biol Rep. 2020 Nov; 47(11):8475-8484[248]

エンドトキシン血症は、小腸内の腸粘膜にダメージがおよび、リーキーガットによって腸内のバクテリア（あるいはバクテリアから放出されるエンドトキシン）が血液中に入ることが主要な原因です。

　ハチミツには、このバクテリアが小腸から血液内に入るのを防ぐ効果があります [249][250]（前頁図）。

　次図のように、2012年のウサギの実験では、エンドトキシンを注入した後、ハチミツを投与したグループでは投与していないグループよりも生存率が高いことが示されました [251]。

▷ **ハチミツはエンドトキシンによるダメージを抑える**（動物実験）

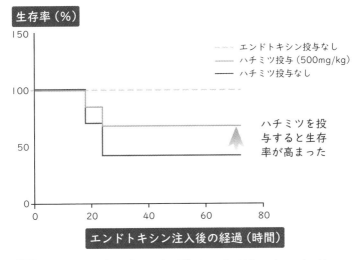

参考 Gelam Honey Has a Protective Effect against Lipopolysaccharide (LPS)-Induced Organ Failure. Int J Mol Sci. 2012; 13(5):6370-6381 [251]

またエンドトキシンは、播種性血管内凝固（全身の血管に小さな血栓ができて、細い血管を詰まらせてしまう）を引き起こし、多臓器障害、貧血、白血球減少や著明な血小板減少を引き起こします [252][253][254][255][256][257]。ハチミツを投与されたウサギでは、貧血、白血球や血小板の減少や肝臓などの臓器障害が抑えられています。

ちなみに、現代医学の「リーキーガットの対症療法」は、すべて病態をさらに悪化させる根本的な間違いを犯しています [258]。つまり、**現代医学の推奨の反対をやれば、リーキーガットは改善する**ということです。

近年では、ミルクに含まれる生理活性物質に腸粘膜細胞の強化作用があることが報告されるようになりました [259]。**リーキーガットの予防と治療には、「ハチミツ＋ミルク」が最強のコンビ**となります。

ハチミツで「免疫力」アップ　15

新型コロナウイルスワクチンが免疫力を下げる

　2021 年に開始された遺伝子ワクチン（新型コロナウイル
スワクチン）の世界的強制接種によって、世界各国で超過死
亡率が上昇しています [260]（「Our World in Data」というサ
イトで世界各国の超過死亡を調べられる）。超過死亡とは、
例年の死者数をもとにした予想死者数より多い、いわゆる「超
過」の死亡のことをいいます。

　ドイツでは遺伝子ワクチンが開始されて以降、ほぼ全年
齢に渡って超過死亡数が増加していることがエビデンスと
して報告されています [261]。日本の超過死亡についての最
新（2023 年 9 月時点）の研究報告は出ていませんが、デー
タを総合すると、ドイツと同じく遺伝子ワクチンが打たれは
じめた 2021 年 5 月以降に超過死亡数が増加しています [262]
[263]。

　このように、明らかに遺伝子ワクチンによる死亡数が増加
し、世界的にも接種中止となっているにも関わらず、日本で
は追加接種が推奨されている次第です。高齢者では、すでに
8 ～ 9 回も接種した人が存在しているというから驚きを隠せ
ません。2023 年の 5 ～ 11 歳の子どもの血液を調べた研究
では、2 回目の遺伝子ワクチン接種 28 日後には、バクテリア、
カビ（真菌）などに対する免疫力が 10 倍以上低下している
ことが示されています [264]。遺伝子ワクチン接種は子ども

でさえこの結果ですから、すでに免疫力が弱っている高齢者には致命的になり得ます。

ハチミツは、いわゆる免疫力を高めて、感染症やシェディング（特に遺伝子ワクチン接種者の排出物（エクソソーム）からの感染）と呼ばれる病態に威力を発揮します。

免疫力とは、具体的にはみなさんの白血球の掃除能力（医学用語で「食作用」と呼ぶ）のことを指します。白血球の代表であるマクロファージは、ハチミツによって機能が高まる結果が出ています[265]。

次図のように、2007年、ラットにハチミツとショ糖を12カ月の長期に渡って与えた実験結果が報告されています[266]。その結果、ハチミツ、ショ糖を与えたグループでは、いずれも白血球（好中球）の食作用およびリンパ球数が糖質なしのグループと比較して有意に上昇していました。

結果	単位	糖質なし	ショ糖	ハチミツ
体重増加	%	102.5±19.7	130.6±26.7	107.2±13.8
食事摂取量	g/7w	1246.4±85	1243.6±111	1244.8±89
食事カロリー量	kJ/7w	23182±1580	23019±2053	22730±1620
好中球の貪食作用	%	51.7±11.7	79.2±11.5	74.7±14.6
リンパ球の割合	%	29.5±8.0	40.1±10.8	53.0±6.6

参考 The Effects of Honey Compared With Sucrose and a Sugar-free Diet on Neutrophil Phagocytosis and Lymphocyte Numbers after Long-term Feeding in Rats. Journal of Complementary and Integrative Medicine, Vol. 4 [2007], Iss. 1, Art. 8[266]

長期間（12カ月）のラットの実験で、ショ糖、ハチミツはいずれも白血球の掃除能力（食作用）をアップさせた

2013 年には、緑膿菌や黄色ブドウ球菌の抗原を投与したラットへのハチミツの効果を調べた研究が報告されています[267]。ハチミツを与えたグループでは、与えなかったグループと比較して、有意に緑膿菌や黄色ブドウ球菌の抗原に対する食作用がアップしたことが判明しています。

▷ ハチミツは細菌に対する免疫力がアップする（動物実験）

	食作用の指標（%）	P-value
緑膿菌（抗原）＋ハチミツ	11±1.73	0.011※
緑膿菌（抗原）のみ	5.66±1.1	
黄色ブドウ球菌（抗原）＋ハチミツ	15±3.6	0.05※
黄色ブドウ球菌（抗原）のみ	8±1.73	

※ 統計学的に有意に差がある

ハチミツは、緑膿菌や黄色ブドウ球菌の抗原に
対する掃除能力（食作用）を有意にアップした

参考 Immunoadjuvant activity of honey against bacterial antigens: In vivo study. Int. J. Curr. Microbiol. App. Sci (2013) 2(7):12-21[267]

実際に、ハチミツは 60 種類以上のバクテリア（細菌）の増殖を抑える効果が報告されています[268]。人の臨床試験でもハチミツが白血球の食作用を高めることが報告されています[269]。タンパク質不足による食作用低下の 30 名のグループ（ハチミツ投与）20 名に、ハチミツ（マルチフローラル）を、ハチミツの投与なしのグループにはプラセボを 2 週間与えた臨床実験があります。ハチミツ（マルチフローラル）を投与したグループは、ハチミツの投与なしのグループよりも食

作用の指標が有意に上昇した結果が出ています。糖のエネルギー代謝が低下している糖尿病では、白血球の食作用が著明に低下しています。細胞内の糖利用を回復すると同時に、白血球の食作用が著明に改善します[270]。

糖質制限のケトン食は新型コロナウイルスワクチンと同じ副作用がある

　現代の一般的な健康ポップカルチャーで流行している糖質制限やケトン食によって、甲状腺機能低下が起こります[271][272][273]。この糖質制限食による甲状腺機能低下は、甲状腺ホルモンの産生および細胞の取り込みの両方をブロックすることによります。ちなみに、**糖質制限のケトン食を開始すると、インフルエンザや現在の新型コロナ、そして遺伝子ワクチンの副作用とまったく同じ症状が出現**します。具体的には、頭痛、全身倦怠感、吐き気、めまい、集中力の低下、腹痛（腹部不快感）、体力消耗、貧血症状、喉の痛みなどです。発熱を伴うことがあるため、「ケトフルー（ケトインフル）」と呼ばれています[274]（次頁図）。

　2023年の臨床実験では、糖質制限食（炭水化物摂取が総摂取カロリーの**45**％以下）は、糖尿病（血糖値の上昇、インシュリン抵抗性）心臓血管疾患、脳卒中、代謝性アシドーシス（乳酸血症）あるいは炎症反応（メタボリック・シンドロームの特徴）などと強い相関関係にあることが示されています[275][276]。この臨床試験での糖質制限によって引き起こされた「インシュリン抵抗性（インシュリンに対する細胞の反応性の低下）」は、糖尿病だけでなく、心臓血管疾患の原因に

▷ 糖質制限やケトン食の危険

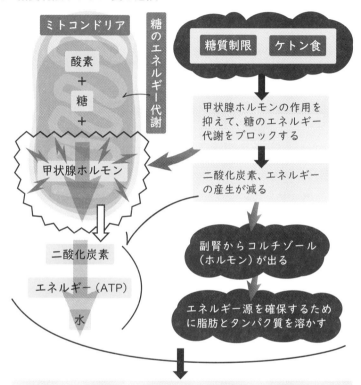

ミトコンドリア

糖のエネルギー代謝

酸素
＋
糖
＋
甲状腺ホルモン

二酸化炭素

エネルギー（ATP）

水

糖質制限　ケトン食

甲状腺ホルモンの作用を抑えて、糖のエネルギー代謝をブロックする

二酸化炭素、エネルギーの産生が減る

副腎からコルチゾール（ホルモン）が出る

エネルギー源を確保するために脂肪とタンパク質を溶かす

免疫力低下、インフルエンザ様症状（ケトフルー）、頭痛、発熱、全身倦怠感、吐き気、めまい、集中力の低下、腹痛（腹部不快感）、体力消耗、貧血症状、喉の痛み

スポーツのパフォーマンス低下、糖尿病、心臓血管疾患、脳卒中、代謝性アシドーシス（乳酸血症）、高血圧、脂肪肝、骨粗しょう症、腎結石、筋肉減少……etc.

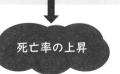

死亡率の上昇

なることが報告されています [277][278]。また、この臨床試験での糖質制限によって引き起こされた「代謝性アシドーシス（乳酸血症）」は、骨折しやすくなり（骨粗しょう症）、腎結石、糖尿病、筋肉減少、高血圧（動脈硬化）、脂肪肝などの原因になります [279]。

　現代社会では、**甲状腺機能を低下させる糖質制限やケトン食は、プーファと同じく糖のエネルギー代謝を低下させてあらゆる慢性病（甲状腺機能低下症の部分症状）を引き起こす主因になっている**のです。

　その結果が、2023 年の 50 〜 71 歳の 37 万 1,159 人の米国人を対象として平均 23.5 年の経過観察研究に出ています。糖質制限したグループは、最も炭水化物を摂取したグループと比較して、最大 1 年に 38％の死亡率上昇が認められました [280]。

ハチミツやショ糖が免疫力低下を解除する

　逆に、ハチミツと主成分が同じであるショ糖は甲状腺機能を高めます [281][282][283]。甲状腺ホルモンはミトコンドリアによる糖のエネルギー代謝を高めるため、**甲状腺ホルモン機能と糖のエネルギー代謝、そしてミトコンドリア機能はほぼ同義**です [284][285]。そのミトコンドリアの機能が低下すると、白血球の食作用が低下します [286][287]。したがって、ミトコンドリア機能を高めるショ糖は、食作用を高めて免疫力をアップさせるのです。

　2021 年の報告では、ミトコンドリアの電子伝達系の複合体Ⅰの障害による活性酸素種過剰発生（スパイクタンパク質

や脂質のエネルギー代謝で起こる）に対して、グルコースと
ビタミンB3（ナイアシンアミド）が有効であったことが報
告されています[288]。動物性ビタミンB3（ナイアシンアミド）
はピルビン酸脱水素酵素（PDH）を活性化して、糖のエネ
ルギー代謝を回す物質です。

　遺伝子ワクチンに使用されているようなナノ粒子は、私た
ちの細胞の自食作用を過剰に刺激して、免疫力低下（免疫抑
制）をもたらす過剰な活性酸素種を発生させます[289]。ナ
ノ粒子による過剰な自食作用抑制にも「グルコース＋フルク
トース」のコンビは有効です[290]。ちなみに、新型コロナ
ウイルス感染症でも、この自食作用を過剰に刺激して病態を
つくり出していることが報告されています[291][292][293]。

　このように**ハチミツやショ糖（いずれもブドウ糖（グルコー
ス）＋果糖（フルクトース））は、白血球の食作用を高めるこ
とやストレスホルモンを抑えて免疫力を高めることで、感染
症、遺伝子ワクチンの副作用やあらゆる慢性病の病態の基礎
となっている免疫力低下を解除する作用があります。**

16 ハチミツの脳・心臓血管系への効用

ハチミツは心筋梗塞のリスクを軽減する

　ハチミツは、質の高いランダム化比較臨床試験において、心筋梗塞のリスク要因とされる指標（ボディ・マス指数、CRP、高血圧、血液中コレステロール濃度など）を低下させる効果が確認されています。過体重あるいは肥満者を対象とした臨床試験では、1日に70g（大さじ1が15g）のハチミツを最大30日間投与で、これらの指標が低下した結果が出ています [294]。更年期後の女性を対象とした臨床試験では、1日に20g（大さじ1が15g）のハチミツを12カ月投与で、同様にこれらの指標が低下した結果が出ています [295]。拡張型心筋症の子どもや健康若年者においても同様の結果が出ています [296][297]。

　ラットの心臓を取り出して血液の流れを遮断したあと、ハチミツ水を心臓に灌流した実験があります。心臓に通う血液をブロックすると、心臓の筋肉細胞の機能が低下し、不整脈が多発し、心筋梗塞が発生します。ハチミツの灌流液は、心臓の死に至る不整脈（心室細動など）および心筋梗塞の範囲を減少させる効果がありました [298][299][300][301][302][303]。また不整脈のラットをモデルにした実験では、ハチミツによる不整脈の治療効果があることが示されています [304]。次頁図のように、ラットをモデルにした心筋梗塞の実験で、心筋梗塞を発生させる前にハチミツを投与すると、心筋梗塞の

ダメージを減らすことができました [305]。

▷ **ハチミツの心臓血管疾患への保護作用**（ラットの心臓の組織図）

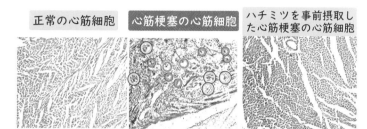

○ 炎症細胞
○ 心筋細胞の乖離
○ 心筋細胞の浮腫

心筋梗塞を発生させる前にハチミツを投与すると、心筋梗塞のダメージを減らすことができた。ハチミツは、炎症細胞や心筋細胞の浮腫などを減らす結果を示した

参考 Cardioprotective Effects of Tualang Honey: Amelioration of Cholesterol and Cardiac Enzymes Levels. BioMed Res. Int. 2015;2015:1-8[305]

ハチミツは動脈硬化を抑える

　脳卒中や心筋梗塞などの血管障害のベースにある動脈硬化は、拙著「プーファフリーであなたはよみがえる」「オメガ3神話の真実」（ともに秀和システム刊）などでもお伝えしたとおり、**プーファが直接の原因**になっています。酸化したプーファは、過酸化脂質（アルデヒド）という毒性物質を産生します。この過酸化脂質がコレステロールに結合すると、激しい炎症を引き起こすゴミとなるのです。この炎症ゴミが動脈の壁に沈着すると動脈壁に炎症が起こり、線維化、つま

り硬くなっていきます。これが動脈硬化の発生機序です[306]
[307][308][309][310][311]。ハチミツは、動脈硬化の根本原因で
あるプーファの脂質過酸化反応を抑える作用があります[312]
[313][314][315]。

　そして、その動脈硬化に深く関与しているのが、血液の
粘稠（ネバネバした状態）と赤血球の凝集（細かく分散して
いたものが集まり固まった状態）です。血液の粘稠とは、ま
さに血液の粘り気です。赤血球の凝集とは、赤血球が集まっ
て引っつきあって塊状になることです。血液の粘稠および赤
血球の凝集が高まると、血管が完全に詰まってしまいます。
この血管が詰まる状態は、赤血球表面の「誘電場（ゼータ電
位とも呼ばれる）」が低くなることで起こります[316]。

　誘電場とは、エネルギーの蓄電所と考えてもらえるといい
です（拙著「エーテル医学への招待」秀和システム刊）。細
胞のエネルギー蓄電所は、ミトコンドリアです。そのミトコ
ンドリアでエネルギーを蓄電するのは、糖のエネルギー代謝
です。脂肪やタンパク質（アミノ酸）は、Chapter1-03「糖
のエネルギー代謝の大切さ」でお話ししたように緊急時以外
はエネルギー源として使用できません。つまり、ハチミツや
ショ糖のように糖のエネルギー代謝を高めるものは、細胞の
誘電場を高める作用があるのです。

　**ハチミツが脳・心臓血管系の問題に威力を発揮するのは、
動脈硬化を予防することだけでなく、赤血球の誘電場を高め
て凝集を防ぎ、血管が詰まらないようにする作用がある**から
です。

　逆に赤血球の誘電場を低下させるものは、血管を詰まらせ

るので脳梗塞や心筋梗塞などの命に関わる血管障害を引き起こします。実際に糖尿病では、赤血球の誘電場が低下することで、血液が固まりやすい（血管が詰まりやすい）状態であることが報告されています[317]。

▷ ハチミツが動脈硬化を抑える

血液の粘稠と赤血球の凝集

動脈硬化に深く関与しているのが、血液の粘稠と赤血球の凝集。血液の粘稠および赤血球の凝集が高まると、血管が完全に詰まってしまう

過酸化脂質　過酸化脂質が原因で血流が悪くなり、血管が詰まる

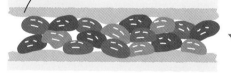

ハチミツは、動脈硬化の根本原因であるプーファの脂質過酸化反応を抑える作用がある

ハチミツやショ糖のように糖のエネルギー代謝を高めるものは、細胞の誘電場を高めて血管が詰まらないようにする作用がある

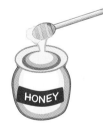
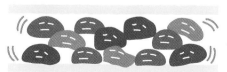

Chapter1

17 ハチミツの抗ガン作用

新型コロナウイルスのワクチン接種後、ガンが増えている

　世界各国の死因のトップは、依然としてガンによるものです。50歳以下の発ガン率が1990～2019年の間で上昇していますが、近年のガンによる死亡率は1991年をピークにしてパンデミック騒ぎの2020年まで徐々に低下しているトレンドでした[318][319]。しかし、アフリカを除く5大陸の47カ国の調査では、女性の肺がんと男性の肝臓がんの死亡率は上昇しています[320]。新型コロナウイルスに対する遺伝子ワクチン接種後のガン（悪性リンパ腫）の症例報告が出ていますが、現代医学は因果関係はないと火消しに躍起になっています[321][322][323]。しかし、2023年のマウスへの遺伝子ワクチン接種で悪性リンパ腫の発生が認められています[324]。遺伝子ワクチンは免疫力（白血球の掃除能力）を低下させるので、ガンのリスクが増大するのは当然の帰結です[325]。ポスト総ワクチン接種時代となり、人口減少に加え、下降傾向にあったガン発生率が増加していくことでしょう。

ハチミツにはガンに対する予防効果がある

　動物および細胞実験では、ハチミツのガンの予防および増殖・転移を抑える効果が複数報告されています[326][327][328][329][330][331][332]。これらの研究は、動物に発ガン性物質を

作用させてガンをつくる動物の発ガンモデルの実験におい
て、**ハチミツがガンの発生や増殖を抑える結果が出た**もので
す。**ガンを縮小しただけでなく、生存期間も延長した結果も
報告されています**[333]。ガンの細胞実験においても、発生・
増殖を抑える予防効果が複数の研究で認められています[334]
[335][336][337][338][339][340][341][342][343][344]。

　ガンの動物をモデルにした実験では、ハチミツによる免疫
力アップによってガンが縮小していきます。その一方で、ガ
ン細胞実験では、細胞そのものにハチミツを振りかけるだけ
です。これでガンが縮退あるいは死滅していくのは、**ハチミ
ツがガンの自然死（アポトーシス）を誘導する**からです[345]
[346][347][348]。オメガ3のようにその毒性でガンが死滅（炎
症死＝壊死）するのではありません。**オメガ3や抗がん剤
のように毒性で細胞を死滅させる物質は、正常細胞にも強い
ダメージを与えてしまいます。**

　ハチミツのガンに対する厳密な臨床試験はまだ行われてい
ません。それは、現代医学そのものが、「ガンは砂糖をエサ
にする」という根本的に間違った信念に洗脳されているから
です。ガンは、正常細胞と同様に三大栄養素（炭水化物、脂
質、タンパク質）のすべてをエネルギー源にすることができ
ますが、もっぱら脂肪（プーファ）をエサにして増殖・転移
する細胞であることは複数のエビデンスが示す基本事項です
[349][350][351][352][353][354][355][356][357][358][359][360][361]。

　現代のサイエンスでは、ハチミツの抗ガン作用などの多機
能な効果を、ハチミツに含まれているフェノール化合物やフ
ラボノイドなどの抗酸化物質によるものとしています。しか

し、大腸ガン、胃ガン、皮膚ガン、線維肉腫（悪性軟部腫瘍）や脳腫瘍などは、ハチミツに含まれるフェノール化合物やフラボノイドが効果を示しません[362]。

また、ハチミツからフェノール化合物やフラボノイドを抽出したものをガン細胞に投与した実験では、高濃度でガンを促進する結果が出ています[363]。これは、フェノール化合物やフラボノイドはエストロゲン作用（強力な細胞増殖作用）を持つからです[364]。

ハチミツにあって精製ショ糖や「ブドウ糖（グルコース）＋果糖（フルクトース）」にないものは、フェノール化合物やフラボノイドです。2021年の動物実験では、ハチミツ、精製ショ糖および「ブドウ糖（グルコース）＋果糖（フルクトース）」を14週間与えた場合に、血液や組織検査でまったく違いが認められませんでした[365]。つまり、**ハチミツの抗がん作用はフェノール化合物やフラボノイドなどの微量に含まれる生理活性物質ではなく、主成分の「ブドウ糖（グルコース）＋果糖（フルクトース）」にある**のです（次頁図）。

基礎的なエビデンスとファクト（事実）は、ハチミツの主作用は抗酸化作用ではないことを示しています。2014年のメタ解析研究では、ガンのリスクは、空腹時の血糖値上昇に比例していることが示されています[366]。空腹時に血糖値が高いのは、糖が細胞に取り込まれずに血液中に浮遊していることを示しています。つまり、**糖のエネルギー代謝が回らず、脂肪をエネルギー源としている状態は、ガンのリスクを高める**ということです。

したがって、**エネルギー源を脂肪から糖へスイッチさせる**

ハチミツやショ糖は、ガンのリスクを低下させます。

▷ ハチミツの抗ガン作用

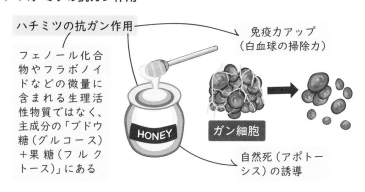

ハチミツの抗ガン作用

フェノール化合物やフラボノイドなどの微量に含まれる生理活性物質ではなく、主成分の「ブドウ糖（グルコース）＋果糖（フルクトース）」にある

免疫力アップ（白血球の掃除力）

ガン細胞

自然死（アポトーシス）の誘導

　ガン細胞は健康な細胞（細胞内が弱酸性：酸化状態）とは違い、細胞内が抗酸化状態（アルカリ性：還元状態）になっています。慢性病と呼ばれる病態でも同じく、細胞内が抗酸化状態になっています。

　現代のコンクリートで固められた土地の土は、空気（酸素）が届かないために抗酸化状態になり、腐敗しています。これを土の「グライ化」と呼び、生命が育たない土壌の死のサインとされています。土壌を健全な状態にするためには、土壌に空気を通す必要があります。これと同じく、**細胞内を健常な弱酸性にするためには、細胞に空気（酸素）を送り込む必要があります。**ハチミツのような良質な糖質と酸素（および甲状腺ホルモン）があって、はじめて細胞内が健全な弱酸性になります。**ガン細胞のような抗酸化状態にある細胞を健全な酸化状態にキープするためには、糖質は必須の栄養素**です。

ポスト総ワクチン時代のガン
「ターボ・キャンサー」

ターボ・キャンサーとはなにか

　遺伝子ワクチンのマス接種が開始されて以来、複数の医師からのガンの発症、悪性化、転移の症例報告が記事になっています。私自身も、遺伝子ワクチン接種後（最低3回接種）に半年程度でガンが増大・転移した人から相談を受けています。遺伝子ワクチン（mRNAワクチン）を接種したあとに、ガンが進行する症例（現象）は、ターボ・キャンサーと呼ばれています。

　遺伝子ワクチン接種後に、ガン細胞がターボエンジンで加速したかのように増殖する現象から、このような名称がついています。しかし、医学論文では遺伝子ワクチンによるガンの進行については、拙著「ハチミツ自然治療の最前線」（秀和システム刊）でもお伝えしたように、リンパ腫などの症例が散見される程度で、まだ統括的な研究がなされていません[367]。

　遺伝子ワクチンを次々と開発しているメインストリームの医学では、遺伝子ワクチンがガンなどを含めた重篤な副作用をもたらすという統括的な研究は今後も報告されることはないでしょう。

遺伝子ワクチンがガンを進行させる

　それでは、本当に遺伝子ワクチン接種によって、ガンはターボエンジンがかかったように加速するのでしょうか？

　最新の研究で、遺伝子ワクチンによるガンの加速進行のメ

カニズムのヒントが示されています[368]。遺伝子ワクチンを複数回接種すると、あるIgG4（免疫グロブリンG4：アイジーフォー）と呼ばれる抗体が形成されます。この抗体は、遺伝子ワクチンを接種した人の体内で産生されるスパイクタンパク質によって誘導されます。

IgG4抗体は、炎症が長引く場合（自己免疫疾患、寄生虫感染など）に、体内で産生されるタンパク質です[369][370]。したがって、まだ研究はなされていませんが（正確には研究しない）、体内の炎症の主因となっているプーファ過剰摂取やエストロゲン作用物質慢性暴露などでもIgG4抗体の産生が高まるはずです。

IgG4抗体の産生とターボ・キャンサーの関係

それでは、遺伝子ワクチンによるIgG4抗体の産生とターボ・キャンサーとは、どのような関係にあるのでしょうか？

IgG4抗体は、オメガ3や鉄と同じく「免疫を抑制（免疫力を低下させる）」する作用があることがわかっています[371][372]。

免疫力が低下すると、ガンの進行が加速することはエイズ（と呼ばれる病態）の症例を見ても明らかです。実際に、マウスの実験においてIgG4抗体を注射すると、ガンの進行が加速することがわかっています[373]。

そして、遺伝子ワクチンを接種した人の約半数に、このIgG4抗体が産生されることも判明しています[374]。

実際にイギリスやオーストラリア当局のデータを見ると、ポスト総遺伝子ワクチン時代の2022年に、ガンによる超過死亡

（例年の平均より高い死亡率）が起こっています [375][376]。

　スパイクタンパク質は、糖のエネルギー代謝の要であるミトコンドリアにダメージを与えることを拙著「ハチミツ自然治療の最前線」（秀和システム刊）で詳しくお伝えしました [377]。

　これだけでも十分に発ガンやガンの進行の危険性がありますが、免疫力を低下させる抗体の産生もターボ・キャンサーと呼ばれる現象をもたらしていることは間違いないでしょう。

　遺伝子ワクチンによる長期的なガンの発生あるいはガンの進行については、医学論文として発表されなくても、近い将来その実態を隠せなくなるでしょう。

Chapter2

奇跡の「フルクトース」

ハチミツの実力は果糖にあり！

01 ハチミツの主成分は果糖とブドウ糖

ハチミツは糖質（炭水化物）でできている

　ハチミツは、80% 以上が糖質（炭水化物）です [378]（次図）。糖質には、単糖類と多糖類があります。ハチミツはほかの糖質と違って、単糖類が75%を占めるほど豊富に含まれています。

　単糖類にはブドウ糖（グルコース）、果糖（フルクトース）、ガラクトースなどがありますが、**ハチミツに含まれる主たる単糖類は、果糖（フルクトース）とブドウ糖（グルコース）**です。ハチミツの主成分が、この2つの単糖類です。

▷ **ハチミツは 80% 以上が糖質（炭水化物）でできている**

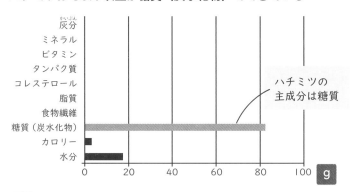

参考 Honey and Health: A Review of Recent Clinical Research. Pharmacognosy Res. 2017 Apr-Jun; 9(2): 121–127 [378]

ハチミツには果糖が豊富に含まれている

　ハチミツには、ほかの糖質（多糖類）にはない注目すべき特徴があります。それは、果糖（フルクトース）が豊富に含有されているということです。ハチミツの種類によって含有量が異なりますが、およそ**全体の 30.0 ～ 43.5% は果糖（フルクトース）**です [379][380][381]（次図）。もう一度、Chapter1-04「糖のエネルギー代謝を回すのに最適な自然食材」組成を見ればハチミツのすごさがわかる　図「100g あたりのハチミツの主成分（本来は 200 種以上の物質を含む）」見ておいてください。ハチミツに含まれる果糖（フルクトース）の量の差は、花の種類や土地、気候の違いによるといわれています [382]。同じ土地でも、季節によってハチミツの果糖（フルクトース）量が変化します。**糖を舐めて「甘い」と感じるのは、この果糖（フルクトース）のおかげ**です。果糖（フルクトース）はブドウ糖（グルコース）よりも甘く、自然界の中でも最も甘い物質です [383]。

▷ ハチミツの主成分はブドウ糖と果糖

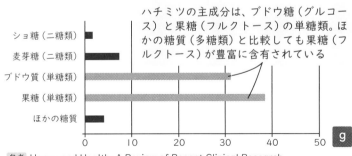

ハチミツの主成分は、ブドウ糖（グルコース）と果糖（フルクトース）の単糖類。ほかの糖質（多糖類）と比較しても果糖（フルクトース）が豊富に含有されている

ショ糖（二糖類）
麦芽糖（二糖類）
ブドウ質（単糖類）
果糖（単糖類）
ほかの糖質

0　　10　　20　　30　　40　　50

g

参考 Honey and Health: A Review of Recent Clinical Research. Pharmacognosy Res. 2017 Apr-Jun; 9(2): 121-127[378]

Chapter2　奇跡の「フルクトース」ハチミツの実力は果糖にあり！

02 果糖の使われ方

ハチミツに含まれている果糖は小腸から吸収される

　ハチミツに含まれる果糖（フルクトース）は、私たちの体でどのように利用されているのでしょうか？　ハチミツを摂取すると、ハチミツに含まれている果糖（フルクトース）はまず小腸から吸収されます。通説ではもっぱら肝臓で代謝されるとされていますが、最近になって小腸・肝臓・腎臓といった、いわゆる内臓器官だけでなく、脳、脂肪、筋肉細胞など、内臓器官以外の細胞でも血液内の果糖（フルクトース）を取り込むことがわかってきました[384]。

　果糖（フルクトース）がまずはじめに代謝される場所は、肝臓ではなく小腸です（次頁図）。マウスの実験では、私たちが通常1日に摂取する果糖（フルクトース）量（オレンジジュース1杯程度）に該当する量を与えた場合、90%は小腸粘膜内で代謝されることがわかっています[385]。

　また私たち人の実験でも、果糖（フルクトース）を十二指腸に注入すると、血液中にブドウ糖（グルコース）値が上昇することから、小腸で果糖（フルクトース）をブドウ糖（グルコース）に変換して血液中に放出していることがわかります[386]。マウスだけでなく、ほかの哺乳類でも同じく果糖（フルクトース）のほとんどは小腸で代謝されます[387]。

　このように小腸で吸収された果糖（フルクトース）は、小腸内でダイレクトにエネルギーに変換（フルクトリシス：果

糖分解）されるか、ブドウ糖（グルコース）や乳酸に転換されて全身の組織のエネルギー源として供給されます。小腸で使用された果糖（フルクトース）の残りが、門脈（胃や腸管、膵臓、脾臓などから集めた血液を肝臓に運ぶ静脈）を通って肝臓に運ばれます。

　過剰な果糖（フルクトース）の摂取で、はじめて肝臓で果糖（フルクトース）の代謝が行われるということです。

▷ 果糖は、まず小腸で代謝される（通常のフルクトース摂取量）

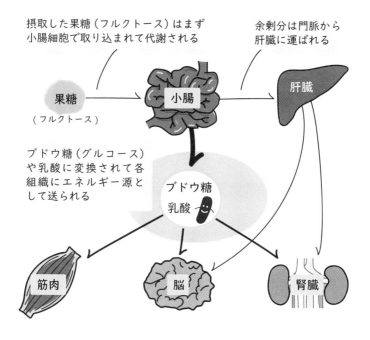

摂取した果糖（フルクトース）はまず
小腸細胞で取り込まれて代謝される

余剰分は門脈から
肝臓に運ばれる

果糖
（フルクトース）

小腸

肝臓

ブドウ糖（グルコース）
や乳酸に変換されて各
組織にエネルギー源と
して送られる

ブドウ糖
乳酸

筋肉

脳

腎臓

　また次頁図のように、余分な果糖（フルクトース）は、肝臓でブドウ糖（グルコース）や乳酸に変換されて各組織に運

ばれ、エネルギー源となって使用されます。それでも余った果糖(フルクトース)は、パルミチン酸という飽和脂肪酸(飽和脂肪酸の中性脂肪)として脂肪組織に蓄積されます。

▷ 果糖は、まず小腸で代謝される(過剰のフルクトース摂取量)

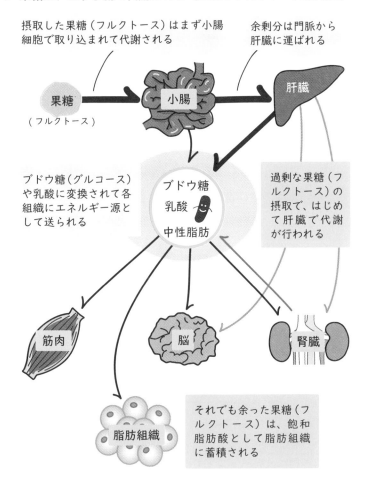

摂取した果糖(フルクトース)はまず小腸細胞で取り込まれて代謝される

余剰分は門脈から肝臓に運ばれる

果糖
(フルクトース)

小腸

肝臓

ブドウ糖(グルコース)や乳酸に変換されて各組織にエネルギー源として送られる

ブドウ糖
乳酸
中性脂肪

過剰な果糖(フルクトース)の摂取で、はじめて肝臓で代謝が行われる

筋肉

脳

腎臓

脂肪組織

それでも余った果糖(フルクトース)は、飽和脂肪酸として脂肪組織に蓄積される

果糖は、細胞内でどのように利用されているのか？

　さて、小腸、肝臓や腎臓などの内臓器官やそのほかの細胞で取り込まれた果糖（フルクトース）は、どのように利用されているのでしょうか？

　純粋に果糖（フルクトース）だけを投与した実験では、その30〜60％はエネルギー源として直接使用され、次に28.9〜54％はブドウ糖（グルコース）に変換されました。**果糖（フルクトース）あるいはそれから変換されたブドウ糖（グルコース）は、ほとんどがエネルギー源として使用される**ことがわかります。残りの20〜35％は血液中の乳酸、15％は肝臓と筋肉のグリコーゲン（糖質の貯蔵型）として変換されます[388]（次頁図）。

　しかし、ハチミツを含めた自然の食材を摂取する場合、純粋に果糖（フルクトース）だけを摂取しているわけではありません。ブドウ糖（グルコース）、アミノ酸、脂肪、ミネラル、ビタミンなども同時に摂取しているはずです。ブドウ糖（グルコース）と果糖（フルクトース）をほかのタンパク質や脂肪と同時摂取した場合（ハチミツと食事の組みあわせ）の、果糖（フルクトース）の代謝のされ方を調べた実験があります。

　次頁図のように、果糖（フルクトース）のほとんどはブドウ糖（グルコース）に転換されるか、直接細胞のエネルギー源になっています（フルクトリシス＝果糖分解：次節参照）[389]。ハチミツのフルクトースの大半は細胞において、エネルギー代謝用の燃料として利用され、その残りが肝臓と筋肉の糖のストック（グリコーゲン）や乳酸に変換されます。

▷ 摂取した果糖の使われ方

果糖（フルクトース）あるいはそれから変換されたブドウ糖（グルコース）は、ほとんどがエネルギー源として使用される

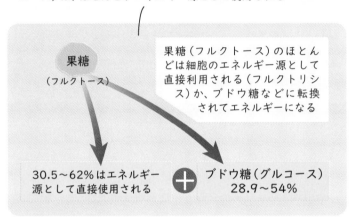

果糖
（フルクトース）

果糖（フルクトース）のほとんどは細胞のエネルギー源として直接利用される（フルクトリシス）か、ブドウ糖などに転換されてエネルギーになる

30.5～62%はエネルギー源として直接使用される ➕ ブドウ糖（グルコース）28.9～54%

そのほかの使われ方

血液中の乳酸	20～35%
肝臓と筋肉のグリコーゲン（糖質の貯蔵）	15%
グリセロール	10%以下
中性脂肪	1%以下

果糖（フルクトース）が中性脂肪になるのは、1%以下の超マイナー経路

果糖（フルクトース）を中性脂肪に変換するのは、30%ものエネルギーロスになる

参考 Fructose metabolism in humans – what isotopic tracer studies tell us. Nutr Metab (Lond). 2012;9:89[388]

Mechanisms for the acute effect of fructose on postprandial lipemia. Am J Clin Nutr. 2007 Jun;85(6):1511-20[390]

摂取した果糖（フルクトース）を中性脂肪に変換するのは、30%ものエネルギーロスになります[391]。よほどエネルギーがあり余っていて、かつ余剰の果糖（フルクトース）がないかぎりは、果糖（フルクトース）をわざわざ中性脂肪に変換することはしません（前頁図下）。つまり、果糖（フルクトース）が中性脂肪になるのは、超マイナー経路ということです。

　したがって、「果糖を摂取すると肝臓に脂肪が蓄積する」と巷で流布されている話は、リアルサイエンス（ エビデンス 証拠、 ファクト 事実、 ウィズダム 叡智（えいち））に基づいたものではないことがわかります。

新たな糖質悪玉説として、「果糖悪玉論」が流布されはじめた

　現代医学で長らく流布されてきた砂糖悪玉説の根拠がぐらついてくるにつれ、新たな糖質悪玉説として、「果糖悪玉論」が流布されてきています。この果糖悪玉論に固執しているのは、カリフォルニア大学の内分泌専門医であるロバート・ラスティグです。彼は、その著作（医学論文も含める）の中で、「果糖はアルコールと同じ容量依存性の肝臓毒性を持つ」というような、およそサイエンスとはかけ離れた主張をしています。

　果糖は脂肪肝の原因であると断じていますが、これは後述しますが（Chapter4-01「悪質な「糖悪玉説」を撃退する」本当のところ、元論文には何が書かれているのか　参照）、日常ではあり得ない大量の果糖を与えた動物実験によるものです。脂肪肝の真の原因であるプーファの危険性を隠すためとはいえ、あまりにもお粗末な主張です。

Chapter2　奇跡の「フルクトース」ハチミツの実力は果糖にあり！

03 フルクトリシス（果糖分解） のしくみ

細胞内に取り込まれた果糖はエネルギーに変換される

　果糖（フルクトース）は、内臓器官と呼ばれる小腸、肝臓、腎臓などの細胞に特異的に取り込まれるといわれてきました。しかし、Chapter2-02「果糖（フルクトース）の使われ方」でお話ししたように、脳、筋肉、脂肪組織をはじめ、ほかの組織でも果糖（フルクトース）を取り込むことができます。

　果糖（フルクトース）を分解してダイレクトにエネルギーに利用できるのは、小腸、肝臓、腎臓などの内臓器官だけだといわれてきた理由は、これらの内臓器官だけが果糖（フルクトース）を分解できる特異的な酵素を持っているからです。

　この酵素は、「**ケトヘキソキナーゼC**」あるいは「**フルクトキナーゼC**」と呼ばれています。

　それでは実際にどのようにして、細胞内に取り込まれた果糖（フルクトース）はエネルギーに変換（フルクトリシス）されるのでしょうか？

　次々頁図のように、細胞内に入った果糖（フルクトース）は、ケトヘキソキナーゼCによってリン酸化されてフルクトース-1-リン酸に変換され、次にアルドースAという酵素によって、トリオース-3-リン酸に変換されます。トリオース-3-リン酸は、具体的には、グリセルアルデヒド-3-リン酸およびジヒドロキシアセトンリン酸の2つを指しますが、後者はすべて前者へ変換されます。

トリオース-3-リン酸は、ブドウ糖（グルコース）の解糖系（グライコリシス）の中間産物です。つまり、ここからはブドウ糖（グルコース）と同じくピルビン酸に変換され（Chapter1-04「糖のエネルギー代謝を回すのに最適な自然食材」ハチミツは基礎代謝（＝糖のエネルギー代謝）を上げる　参照）、**ミトコンドリアの TCA 回路**（クエン酸回路、クレブス回路）に入って、エネルギー（ATP）と二酸化炭素（CO_2）になります（次頁図の「酸素あり」）。

　酸素（O_2）がない場合には、解糖系と同じく乳酸に変換されます（次頁図の「酸素なし」）。

　そしてトリオース-3-リン酸は、酸素がない場合に乳酸に変換される以外にも、もうひとつ重要なルートがあります。そのルートは、**「ワン・カーボン回路」**と呼ばれるものです。このルートでは、トリオース-3-リン酸はセリンというアミノ酸に変換されてからワン・カーボン回路に入ります。このときにも、エネルギー（ATP）と二酸化炭素を得ることができます。酸素がない状態では、解糖系（ブドウ糖（グルコース）と果糖（フルクトース）共通）のルートだと 2 モルの ATP 産生しかありませんでしたが、ワン・カーボン回路ではその倍の 4 モルの ATP 産生があります [392]。

　このように、**果糖（フルクトース）は内臓器官で、ブドウ糖（グルコース）と同様に直接分解されてエネルギー源になる**のです。

▷ フルクトリシス（果糖分解）のしくみ

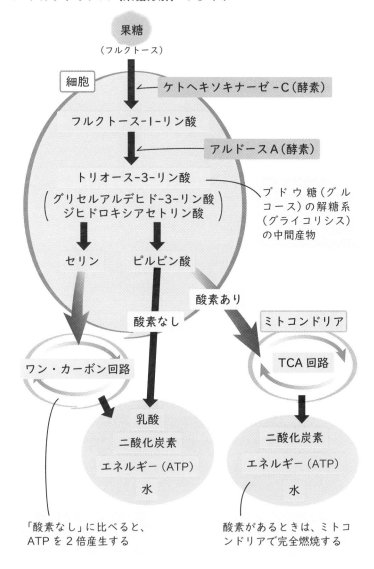

果糖
（フルクトース）

細胞

ケトヘキソキナーゼ-C（酵素）

フルクトース-1-リン酸

アルドースA（酵素）

トリオース-3-リン酸

（グリセルアルデヒド-3-リン酸
ジヒドロキシアセトリン酸）

ブドウ糖（グルコース）の解糖系（グライコリシス）の中間産物

セリン　　ピルビン酸

酸素あり

酸素なし

ミトコンドリア

ワン・カーボン回路

TCA回路

乳酸

二酸化炭素

エネルギー（ATP）

水

二酸化炭素

エネルギー（ATP）

水

「酸素なし」に比べると、
ATPを2倍産生する

酸素があるときは、ミトコンドリアで完全燃焼する

ストレスで果糖が増える

04

～果糖は抗ストレス物質！～

人間の脳内でブドウ糖が果糖に変換されている

　内臓器官以外の脳、心臓、筋肉や脂肪といった組織も、「**ケトヘキソキナーゼＡ**」あるいは「**フルクトキナーゼＡ**」という果糖（フルクトース）を分解する酵素を持っています。しかし、こちらの酵素は果糖（フルクトース）の分解能力（果糖（フルクトース）との結合）が弱く、脳や筋肉では果糖をエネルギー源として使えないとされてきました[393][394]。ところが近年になって、脳や心臓、筋肉も低酸素などのストレス下では、ケトヘキソキナーゼＡをケトヘキソキナーゼＣに変換して、ブドウ糖（グルコース）のみならず果糖（フルクトース）もエネルギー源として利用できることがわかりました[395][396][397]。

　人や動物において、精子、さい帯血（へその緒や胎盤の中に含まれている血液）、胎児の羊水やストレス時（高血糖＝インシュリン抵抗性）の脳神経細胞などでは、フルクトース濃度が高いことが知られています[398][399][400][401][402][403]。

　次頁図のように、ストレス時の脳では、果糖（フルクトース）摂取がなくても、フルクトース濃度が高くなることが人の臨床実験でも確かめられています[404]。この臨床実験では、ブドウ糖（グルコース）を注射して高血糖状態にしています。もとは果糖（フルクトース）の濃度が低かったにも関わらず、時間経過とともに脳内の果糖（フルクトース）濃度が高くなっ

ています。この実験結果は、明らかに脳の神経細胞内で新た
に果糖（フルクトース）がわざわざつくられている証拠にほ
かなりません。この結果では、**人間の脳内では 30 〜 35％の
ブドウ糖（グルコース）が果糖（フルクトース）に変換され
ていました。**

▷ **ストレス時の脳では、果糖摂取がなくても、果糖濃度が高くなる**
（臨床試験）

ブドウ糖（グルコース）を健康人に注射して高血糖にした実験。
血液中の果糖（フルクトース）量は、もとは低かった

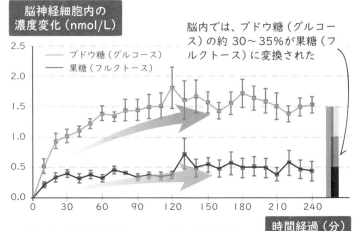

脳内でブドウ糖（グルコース）の濃度が高
くなるにしたがって、脳内の果糖（フルク
トース）量も増加している。血液中の果糖がごく微量であること
から、脳内でブドウ糖⇒果糖の転換が進んでいることがわかる

参考 The human brain produces fructose from glucose. JCI Insight. 2017
Feb 23;2(4):e90508[404]

なぜ細胞内でブドウ糖を果糖に変換する必要があるのか

それでは、なぜ私たちの細胞内でブドウ糖（グルコース）をわざわざ果糖（フルクトース）に変換する必要があるのでしょうか？

答えは、**低酸素のようなストレス下でも、果糖（フルクトース）はブドウ糖（グルコース）よりも効率的にエネルギー産生ができる**からです。

ブドウ糖（グルコース）は、ATPや水素イオン、乳酸の増加（pHの低下）、クエン酸といった代謝産物によって、ブドウ糖（グルコース）を分解する酵素（ホスホフルクトキナーゼ）の働きが抑えられます。しかし、**果糖（フルクトース）の分解（フルクトリシス）ではこの酵素を必要としないため、ストレス時には果糖（フルクトース）をエネルギーとして利用しやすい**のです（次頁図）。

実際にストレス時には、ブドウ糖（グルコース）を果糖（フルクトース）に変換する「ポリオール回路」（次々々頁図）が活性化します[405]。酸化ストレスをもたらすプーファの過酸化脂質（私たちの組織を破壊する）は、ポリオール経路を開始させる「アルドース還元酵素」を活性化します[406]。実は、アルドース還元酵素は、あらゆる病態の中心にある過酸化脂質（アルデヒド）をデトックスする酵素です[407][408][409]。ポリオール回路では、プーファの過酸化脂質をデトックスする酵素によって、ブドウ糖（グルコース）を最終的に果糖（フルクトース）に変換します。低酸素というストレス下でも、ポリオール回路でブドウ糖（グルコース）から変換された果糖（フルクトース）は、フルクトリシス（果糖分解）

▷ 細胞内でブドウ糖を果糖に変換するしくみ

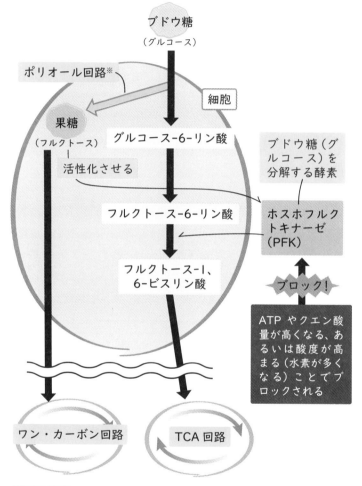

ブドウ糖
（グルコース）

ポリオール回路※

細胞

果糖
（フルクトース）

グルコース-6-リン酸

活性化させる

フルクトース-6-リン酸

フルクトース-I、
6-ビスリン酸

ブドウ糖（グ
ルコース）を
分解する酵素

ホスホフルク
トキナーゼ
（PFK）

ブロック！

ATP やクエン酸
量が高くなる、あ
るいは酸度が高
まる（水素が多く
なる）ことでブ
ロックされる

ワン・カーボン回路

TCA 回路

ポリオール回路　次々頁の図「ポリオール回路のしくみ」参照。

でワン・カーボン回路に入り、エネルギーを産生することができます。

　低酸素では、ブドウ糖（グルコース）よりも果糖（フルクトース）をエネルギー源にしたほうが、エネルギーが倍になることはChapter2-03「フルクトリシス（果糖分解）のしくみ」でお話ししたとおりです。つまり、ストレス時には、ポリオール回路（次頁図）を活性化させると、次の2つの大きなメリットがあります。

> ❶プーファの過酸化脂質をデトックスできる
> ❷ブドウ糖（グルコース）を果糖（フルクトース）に変換することでよりエネルギー産生量がアップする

　細胞にとっては、ストレス下でいかにストレスのもとになるもの（過酸化脂質）を軽減し、かつストレスに対応するエネルギーを確保するかが生き残りの鍵となります。細胞の機能・構造を支えるのに十分なエネルギー量がなくなると、細胞の過剰興奮（正常な細胞の極性がなくなる「脱分極」と呼ぶ）が起こり、細胞死やガン化という結果を迎えることになります[410][411]。

　実際にガン細胞、糖尿病や慢性心不全などでも、ポリオール回路やワン・カーボン回路が活性化していることが報告されています[412][413][414][415][416][417][418]。これは、低酸素や高血糖（＝細胞内低血糖）というストレス下でも、私たちの細胞がサバイバルを懸けてなんとかエネルギーを確保しようとする試みの顕れにほかなりません。これはすべての細胞にとって、**緊急時には果糖（フルクトース）が最も効率のよ**

▷ ポリオール回路のしくみ

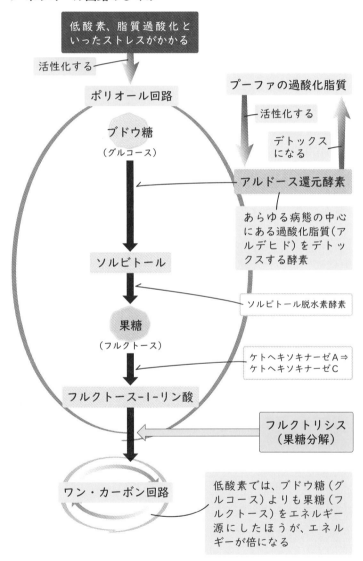

低酸素、脂質過酸化といったストレスがかかる

活性化する

ポリオール回路

ブドウ糖
（グルコース）

プーファの過酸化脂質

活性化する

デトックスになる

アルドース還元酵素

あらゆる病態の中心にある過酸化脂質（アルデヒド）をデトックスする酵素

ソルビトール

ソルビトール脱水素酵素

果糖
（フルクトース）

ケトヘキソキナーゼA⇒
ケトヘキソキナーゼC

フルクトース-1-リン酸

フルクトリシス
（果糖分解）

ワン・カーボン回路

低酸素では、ブドウ糖（グルコース）よりも果糖（フルクトース）をエネルギー源にしたほうが、エネルギーが倍になる

いエネルギー源であることを示しているのです。

　しかし、現代医学はその本質を見ることなく、活性化している回路（フルクトリシスと関係しているポリオール回路およびワン・カーボン回路）を叩くということで、ガンや糖尿病の治療としています[419][420][421]。実際に、ポリオール回路の酵素をブロックしても治療効果がないばかりか、過酸化脂質による組織破壊が進行します[422]。このような治療はさらに細胞にストレスを与えるため、よりガンや糖尿病は悪化していくことになるのです（また、細胞は別の経路を発達させて生き延びようとする）。

　現代医学は、「ストレスの防御反応としてブドウ糖（グルコース）を果糖（フルクトース）に変換する経路（ポリオール回路）が活性化している」という事象、つまり「結果」を「原因」と履き違えています。

　残念なことに、現代医学ではよく原因と結果を履き違えることが起こります。わかりやすい例を挙げると、糖尿病と血糖値の上昇の関係です。現代医学では、血糖値上昇が糖尿病の原因としています。したがって、糖質制限が糖尿病の治療であると主張しています。しかし、実際は糖尿病の主原因はプーファ過剰であり、プーファが糖質の細胞内取り込みをブロックすることで、結果的に血糖値が高くなるのです。

　つまり、糖尿病の原因がプーファ過剰であり、その結果が血糖値上昇なのです。

　原因と結果を履き違えると、治療はさらに病態を悪化させる方向へと導くことになります。

05 ハダカデバネズミの秘密

地中で暮らすハダカデバネズミは
低酸素などのストレスにめっぽう強い

　ハダカデバネズミは、地中深く穴を掘って住んでいます。社会性に富み、大きな集団では280匹も群集して生活しています。この地下生活では、酸素（O_2）濃度が低く、二酸化炭素（CO_2）濃度が高くなります。大気中のCO_2濃度が、0.03％しかないのに対し、ハダカデバネズミの生活圏では、7～10％まで上昇します。ハダカデバネズミは、地上で生活する私たち哺乳類と比較すると、実に200倍以上のCO_2濃度で生きているということになります[423]。一方の大気中のO_2濃度は21％程度ありますが、ハダカデバネズミの生活圏では6％程度まで低下します[424][425][426][427]。

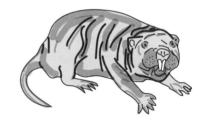

Naked Mole-Rat

　このような地上の哺乳類にとっては極度のストレスとなる低酸素状態でも、なんとハダカデバネズミは同じサイズのネズミの約10倍の寿命があります。ハダカデバネズミの飼育下で最も長く生きた記録は32年、野生では17年という報告があります[428]。このハダカデバネズミの長寿は、地上

のネズミに比べて、DHA量が10分の1であることと関連しています [429] [430]。特にミトコンドリアの膜のリン脂質にDHAが多いと、脂質過酸化反応によって過酸化脂質（アルデヒド）が発生し、ミトコンドリアがダメージを受けてエネルギー代謝が低下します。私たちの寿命は、DHAのようなプーファ（多価不飽和脂肪酸）の蓄積量に比例（特にミトコンドリアのリン脂質に反映）して減少します [431]。これは、「老化のミトコンドリア内膜ペースメーカー説」とも呼ばれています [432][433]。

　さらにハダカデバネズミは、寿命が長いだけでなく、老化の徴候が認められません。地上の哺乳類のように老化に伴う病的な変化がないのです。その証拠に、最大寿命に近い30年でもメスのハダカデバネズミは高い出産率をキープしています [434][435]。このことから、**人間でも糖のエネルギー代謝を高める（＝ミトコンドリアの機能が高い）と不妊はなくなる**ことがわかります。

　さて、ハダカデバネズミは低酸素などのストレスにもめっぽう強いことがわかっています。地上に生息するネズミ（マウス）は、5％の酸素しかない状況では15分も経たないうちに窒息死します。しかし、ハダカデバネズミは、5％の酸素しかない状況でも、5時間も耐えることができます。地上に生息するネズミ（マウス）は無酸素状態では、1分以内で死亡しますが、その後大気（酸素濃度21％）を吸わせても救命できません。一方のハダカデバネズミは、無酸素状態でも18分生きながらえることができ、その後大気を吸わせると完全に回復します [436]。それでは、どのようにしてハダ

カデバネズミは、このような過酷な低酸素状態でも生きながらえることができるのでしょうか？

ハダカデバネズミは無酸素状態のストレスにどう対応しているのか？

　無酸素下でハダカデバネズミの組織の細胞における変化を調べてみると、とても興味深いことが判明しました。次図のように、肝臓、腎臓そして血液中に果糖（フルクトース）あるいはショ糖（果糖（フルクトース）＋ブドウ糖（グルコース））が増加したのです。この変化は、地上のネズミ（マウス）では起きませんでした。

▷ **ハダカデバネズミは無酸素下で果糖とショ糖を増やす**

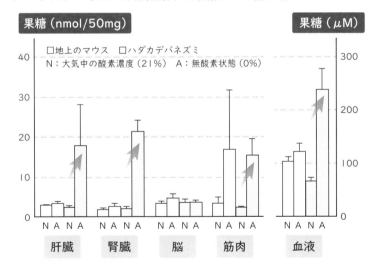

▷ 次頁図に続く

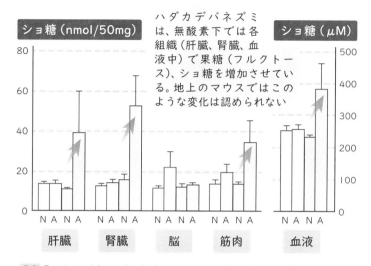

ショ糖（nmol/50mg）

ハダカデバネズミは、無酸素下では各組織（肝臓、腎臓、血液中）で果糖（フルクトース）、ショ糖を増加させている。地上のマウスではこのような変化は認められない

ショ糖（μM）

N A N A　N A N A　N A N A　N A N A　　N A N A
肝臓　　腎臓　　脳　　筋肉　　　血液

参考 Fructose-driven glycolysis supports anoxia resistance in the naked mole-rat. Science. 2017 Apr 21;356(6335):307-311[436]

　さらに、次頁図のようにハダカデバネズミの腎臓や脳では、果糖（フルクトース）をダイレクトにエネルギー源（フルクトリシス：果糖分解）にする指標のフルクトース-1-リン酸が著明に増加していました。

　ハダカデバネズミは、ストレス時に果糖（フルクトース）を利用することで、健康・長寿を保っています。それ以外にも、密集して住む地下は二酸化炭素濃度が高いため、酸素が有効にハダカデバネズミの細胞のミトコンドリアに運ばれます。そのため、ハダカデバネズミは、糖のエネルギー代謝（＝基礎代謝）を高くキープできるのです（Chapter1-04「糖のエネルギー代謝を回すのに最適な自然食材」ハチミツは基礎代謝（＝糖のエネルギー代謝）を上げる・ボーア効果 参照）。

▷ ハダカデバネズミは無酸素下で果糖をエネルギー源としている

果糖（フルクトース）をダイレクトにエネルギー源とするフルクトリシス（果糖分解）の指標

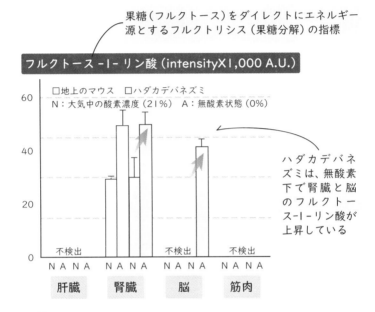

フルクトース -1- リン酸 (intensityX1,000 A.U.)

□地上のマウス　□ハダカデバネズミ
N：大気中の酸素濃度（21%）　A：無酸素状態（0%）

ハダカデバネズミは、無酸素下で腎臓と脳のフルクトース-1-リン酸が上昇している

肝臓　腎臓　脳　筋肉

参考 Fructose-driven glycolysis supports anoxia resistance in the naked mole-rat. Science. 2017 Apr 21;356(6335):307-311[436]

　さらに、次頁図のようにフルクトリシス（果糖分解）を促進する酵素（ケトヘキソキナーゼ C）が、脳と心臓で有意に増加することから、無酸素状態での脳や心臓では、果糖（フルクトース）をエネルギー源としていることが伺えます。Chapter2-04「ストレスでフルクトースが増える　～果糖は抗ストレス物質！～」でお話ししたように、ストレス下でエネルギー源としてブドウ糖（グルコース）よりも果糖（フルクトース）が好まれるのは、ハダカデバネズミでも同じであることが示されています。

▷ ハダカデバネズミは無酸素下において
　脳と心臓で果糖をエネルギー源としている

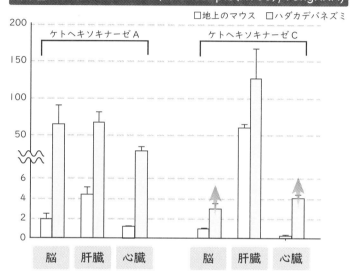

酵素量ケトヘキソキナーゼ（taranscripts(X100)/10ngRNA）

□地上のマウス　□ハダカデバネズミ

ハダカデバネズミは、無酸素下で脳そして心臓において、ケトヘキソキナーゼ A から、果糖を分解するケトヘキソキナーゼ C への変換が起こっている。無酸素の状態で、脳や心臓では、果糖（フルクトース）をエネルギー源としていることがわかる

参考 Fructose-driven glycolysis supports anoxia resistance in the naked mole-rat. Science. 2017 Apr 21;356(6335):307-311[436]

　次頁図のように、2023 年に発表された臨床試験では、軽度の低酸素の状態で果糖（フルクトース）75g を 1 回経口摂取させた実験が行われました [437]。この実験結果では、果糖（フルクトース）はショ糖やブドウ糖（グルコース）を摂取した場合と比較して、短期的には運動や認知のパフォー

マンスに差がなかったとしています。ところが、よくこの実験結果を見ると、果糖（フルクトース）を摂取した場合、果糖（フルクトース）の利用率アップ（脂肪をエネルギー源として使用していたのが果糖（フルクトース）にシフトしている）および糖のエネルギー代謝が向上していることが示されています。臨床試験でも長期的に果糖（フルクトース）を豊富に含むハチミツを摂取させると、糖のエネルギー代謝が向上し、運動・認知機能が上昇していくでしょう。

▷ **軽度の低酸素下の果糖摂取で糖のエネルギー代謝が向上する**（臨床試験）

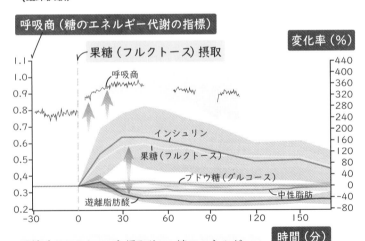

果糖（フルクトース）摂取後に、糖のエネルギー代謝の指標である呼吸商が著明にアップしている。また、遊離脂肪酸（リポリシスの指標）が減少し、エネルギー源が脂肪→果糖（フルクトース）にスイッチしていることがわかる

参考 Oral fructose intake does not improve exercise, visual, or cognitive performance during acute normobaric hypoxia in healthy humans. Front Nutr. 2023; 10: 1170873[437]

ハチミツはブドウ糖よりも糖のストックを増やす！

筋肉の動きも思考作業も、ブドウ糖が鍵になる

　ブドウ糖（グルコース）のストックであるグリコーゲンは、主に肝臓や腎臓、小腸のような内臓器官だけでなく、筋肉でも非常に重要な働きをしています。身体活動あるいは思考には、多大なエネルギーが必要です。

　身体活動で筋肉を使用すると、筋肉はブドウ糖（グルコース）をエネルギー源として使いだします。このときに、**血液中に十分なブドウ糖（グルコース）がない場合、筋肉内にストックしているグリコーゲンを分解し、ブドウ糖（グルコース）にしてエネルギー源とします。**この筋肉内のグリコーゲンが少なくなると、筋肉が収縮することができなくなる、いわゆる「筋肉疲労」となります[438]（次図）。

▷ **活動時、筋肉はブドウ糖をエネルギー源として使う**

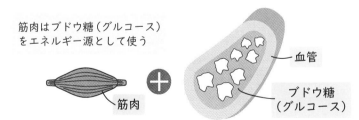

筋肉はブドウ糖（グルコース）
をエネルギー源として使う

筋肉

血管

ブドウ糖
（グルコース）

▷ 次頁図に続く

Chapter2　奇跡の「フルクトース」ハチミツの実力は果糖にあり！

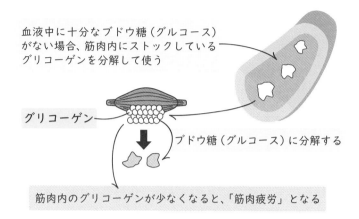

血液中に十分なブドウ糖（グルコース）
がない場合、筋肉内にストックしている
グリコーゲンを分解して使う

グリコーゲン

ブドウ糖（グルコース）に分解する

筋肉内のグリコーゲンが少なくなると、「筋肉疲労」となる

　このように、グリコーゲン量が筋肉の収縮を決定していま
す。したがって、筋肉疲労にならないためにも、筋肉内のグ
リコーゲンの量をキープしておかなければなりません。

　そこで筋肉にもブドウ糖（グルコース）を供給すべく肝臓
の働きが重要になってきます。肝臓は実質上、低血糖になる
と全身にブドウ糖（グルコース）を分配する最大の器官です。
特に運動時には、この肝臓に蓄積しているグリコーゲンを分
解したブドウ糖（グルコース）が筋肉などの全身の臓器で使
用されます。

　思考作業にも、この肝臓に蓄えられたグリコーゲンがエネ
ルギー源として使用されます。この**肝臓のブドウ糖（グルコー
ス）のストック（グリコーゲン）**が、**身体活動および頭脳労
働の「質」（パフォーマンス）を決定している**といっても過
言ではないでしょう。その肝臓のグリコーゲンが運動などで
減少したあとは、グリコーゲンを再補充する必要があります。

グリコーゲンの再補充には、ハチミツが最適

このグリコーゲンの再補充は、ブドウ糖（グルコース）を摂取することで約25時間後に回復します。ところが、ハチミツのような(ブドウ糖（グルコース）＋果糖（フルクトース))のコンビネーションだと、約11時間でグリコーゲンの再補充が完了します（次頁図）[439]。つまり、ブドウ糖（グルコース）に果糖（フルクトース）を加えるだけで、ブドウ糖（グルコース）単独のときよりも2倍以上のスピードでグリコーゲンを補充することができるのです。これは、果糖（フルクトース）がグリコーゲンを合成する酵素を活性化する作用によります[440]。

果糖はグリコーゲンの合成・分解という生命を維持するのに必須の働きを改善させる

糖原病（グリコーゲン蓄積症）という稀な疾患があります。糖原病では、低血糖症状、肝機能障害のほかにも筋肉内でグリコーゲンの合成と分解が行われないために、筋肉疲労、心筋症などが起こります。この場合でも、果糖（フルクトース）を摂取することで筋肉の活動を改善することができます[441]。

次々頁図のように、果糖（フルクトース）はグリコーゲンの速やかな合成・分解という、生命を維持するのに必須の働きを改善させる作用を持っているのです。

ちなみに、筋肉のグリコーゲン量が少ない状態から再び充足するまで、46時間、つまり2日間は必要になります[442]。ただし、これは炭水化物を比較的しっかり摂取しての話です。

　筋トレで同じところを鍛えるときには、**最低でも２日間は休ませてあげないといけないのは、グリコーゲンの再補充期間がこれだけかかるから**です。もし糖質制限やケトン食などの極端な低炭水化物食をしているなら、筋肉の回復にはこの何倍もかかることになります。

▷ ハチミツやショ糖などの「ブドウ糖＋果糖」の
　コンビネーションは、より早くグリコーゲンを補充する

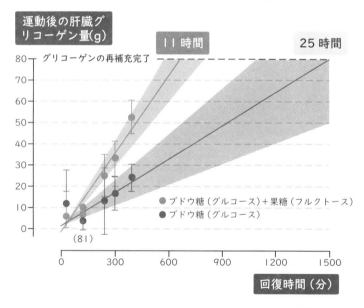

　グリコーゲンの再補充は、ブドウ糖（グルコース）を摂取することで約 25 時間後に回復する。しかし、ハチミツのような「果糖（フルクトース）＋ブドウ糖（グルコース）」のコンビネーションだと約 11 時間という２倍以上の速さで再補充が完了する

参考 Dietary sugars, exercise and hepatic carbohydrate metabolism.
Proc Nutr Soc 2019 May;78(2):246-256[439]

▷ グリコーゲンが合成される経路

ブドウ糖（グルコース）、果糖（フルクトース）いずれからもグリコーゲンは合成される

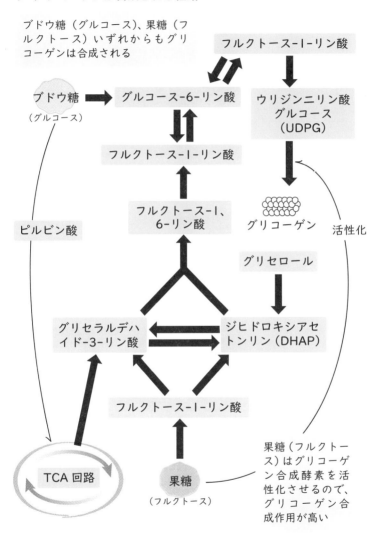

07 果糖が乳酸に変換される理由

果糖によっても乳酸は産生される

　私が長年、果糖（フルクトース）の利用経路で、最も疑問に感じていたのは、少なからず乳酸にも変換されることでした。**乳酸は典型的な「シックネス・サブスタンス」、つまり病気の場をつくる物質**です（拙著「ガンは安心させてあげなさい」「慢性病は現代食から」ともに鉱脈社刊）。

　乳酸は糖のエネルギー代謝をストップし、細胞内に還元ストレスを与える作用を持っています[443][444][445][446][447]。さらに、乳酸は脳にとって神経毒になり（神経細胞のNMDA受容体を刺激して、細胞内カルシウム流入を促す）、ガンにとっては増殖・転移を促す物質です[448][449][450][451][452][453][454][455]。なぜこのような物質を、**果糖（フルクトース）のような典型的な「ヘルスネス・サブスタンス」、つまり健康の場をつくる物質**が産み出すのでしょうか？

　乳酸は毒性物質ですから、主として肝臓で代謝されます。たとえば、運動をすると疲労しますが、そのとき筋肉には乳酸が蓄積しています。この乳酸は濃度勾配にしたがって、筋肉から血液中に出て、肝臓に運ばれます。

　これを**「コリ回路」**（次頁図）といい、肝臓に運ばれた乳酸はエネルギーを使って、ブドウ糖（グルコース）かグリコーゲン（糖の貯蔵体）に変換されます。

▷ コリ回路のしくみ

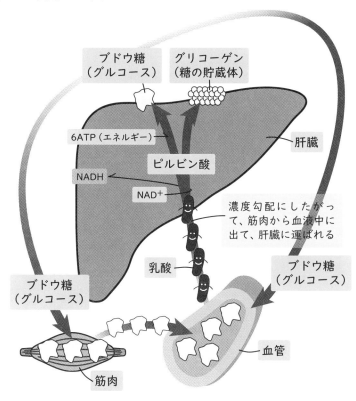

筋肉や赤血球などの組織で産生された乳酸は、肝臓で処理される。肝臓では、乳酸にエネルギーとNAD$^+$を投入して、ブドウ糖（グルコース）あるいはグリコーゲン（糖の貯蔵体）に変換する。そして、肝臓から放出されたブドウ糖（グルコース）を再び筋肉などの末梢の組織が利用する。これをコリ回路という

しかし、最近になって、その逆の回路、つまり肝臓で産生された乳酸を筋肉で処理する回路があることが発見されてい

▷ 逆コリ回路のしくみ

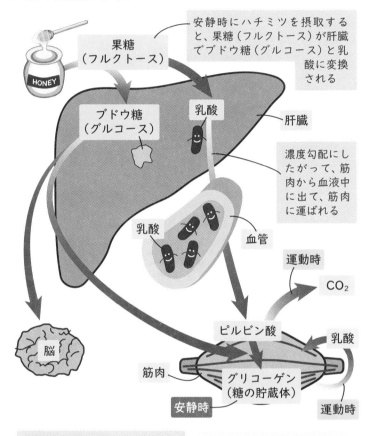

果糖
（フルクトース）

安静時にハチミツを摂取すると、果糖（フルクトース）が肝臓でブドウ糖（グルコース）と乳酸に変換される

ブドウ糖
（グルコース）

乳酸

肝臓

濃度勾配にしたがって、筋肉から血液中に出て、筋肉に運ばれる

乳酸

血管

運動時

CO₂

脳

ピルビン酸

乳酸

筋肉

グリコーゲン
（糖の貯蔵体）

安静時

運動時

安静時 果糖（フルクトース）は、肝臓でブドウ糖（グルコース）と乳酸に変換される。肝臓で産生された乳酸は濃度勾配にしたがって血液中に放出され、筋肉で主にグリコーゲン（糖の貯蔵体）となってストックされる。これを「逆コリ回路」と呼ぶ

運動時 筋肉において、乳酸は直接エネルギー源として使用される。運動をすることで、筋肉からも乳酸が発生するが、この一部は再び筋肉に取り込まれて、筋肉内グリコーゲン（糖の貯蔵体）やエネルギー源となる

ます [456]。安静時にハチミツを摂取すると、そのうちの果糖（フルクトース）は肝臓でブドウ糖（グルコース）と乳酸に変換されます。肝臓で産生された乳酸は濃度勾配にしたがって血液中に放出され、筋肉で主にグリコーゲン（糖の貯蔵体）となります。

　これを「**逆コリ回路**」と呼んでいます（前頁図）。運動で筋肉からも乳酸が発生しますが、この一部は再び筋肉に取り込まれて、エネルギー源や筋肉内グリコーゲン（糖の貯蔵体）となっています。

果糖からできた乳酸は、筋肉の働きにおいて非常に重要

　筋肉で果糖（フルクトース）から変換されたブドウ糖（グルコース）1分子からは、筋肉内で代謝されて27.5ATP産生されるのに対して、果糖（フルクトース）から変換された乳酸2分子からは、25.5ATP産生されます。これは、筋肉内でブドウ糖（グルコース）1分子から産生されるエネルギーが、乳酸1分子の2倍以上もあることを意味します。したがって、**筋肉にとっては、ブドウ糖（グルコース）をエネルギー源にしたほうが有利**です。

　乳酸は筋肉内でエネルギー源となり得るものの、それよりもむしろ筋肉内でグリコーゲンに変換される割合が高いということです。肝臓で産生されて筋肉に取り込まれる乳酸のうち、エネルギー源となるのは最大でも20%が上限で、80%以上はグリコーゲンに変換されます [457]。果糖（フルクトース）から産生される乳酸の量が増えるほど、筋肉内でのグリ

コーゲン量が増加します [458]。

　筋肉内のグリコーゲンの量は、筋肉にとっては死活問題です。Chapter2-06「ハチミツはブドウ糖よりも糖のストックを増やす！」筋肉の動きも思考作業も、ブドウ糖が鍵になるでお話ししたように、筋肉では貯蔵グリコーゲン量が減少するとそれがシグナルとなって筋肉の収縮が起こらなくなってしまうからです [459][460]。したがって、筋肉は安静時にしっかりとグリコーゲンを備蓄しなければなりません。運動時の筋肉がスムーズに働くために、果糖（フルクトース）は肝臓などで乳酸に変換されたのちに、逆コリ回路で筋肉のグリコーゲンとなるのです。

　一方、運動時には、乳酸の90％近くが筋肉の直接のエネルギー源となります [461]。このように安静時か運動時か（つまりエネルギー代謝率）によって、筋肉における乳酸の利用法が変わります。いずれにせよ、果糖（フルクトース）からの乳酸は、筋肉の働きにおいて非常に重要な物質になっています。そして、筋肉で乳酸が利用できるということは、ブドウ糖（グルコース）をスペアすることで、糖依存組織の脳、赤血球や性腺組織（精巣や卵巣など生殖に必要な臓器）を守ることを可能にします。

果糖が一部乳酸に変換されることの意義

　問題は、過剰あるいは病気の場での乳酸の産生です。「果糖（フルクトース）＋ブドウ糖（グルコース）の投与」と「水だけの投与」のグループに分け、それぞれ運動後の乳酸値を比較した臨床実験があります [462]。この実験結果からは、

運動後の血液中の乳酸値は両グループともほぼ同じでした。つまり、**ハチミツのような果糖（フルクトース）＋ブドウ糖（グルコース）の投与は、運動後の血液中の乳酸上昇にはほとんど寄与していない**のです。果糖（フルクトース）の摂取による乳酸産生は、運動などの低酸素状態における筋肉による過剰な乳酸産生量とは比較にならないということです。

　また、ハチミツのような果糖（フルクトース）＋ブドウ糖（グルコース）摂取や運動では、肝臓においてのフルクトースから乳酸への変換率にほとんど影響を与えないことも明らかにされています [463]。

　つまり、**ハチミツの摂取によって、肝臓で乳酸が過剰に生産されることはない**ということです。運動後や慢性病の病態で産生される大量の乳酸量と、果糖（フルクトース）から産生される乳酸量は比較になりません。そして、内臓器官で果糖（フルクトース）から変換される乳酸は、安静時には筋肉のグリコーゲン（糖の貯蔵体）となり、運動時には即エネルギーとして利用されます。

　そして、果糖（フルクトース）はブドウ糖（グルコース）にも変換されますが、筋肉が乳酸を使用することで、最重要のエネルギー源であるブドウ糖（グルコース）を脳などの重要臓器に温存することができます。

　これで、果糖（フルクトース）が一部乳酸に変換される意義が明確になったと思います。

08 ハチミツはブドウ糖や果糖よりも効率よくエネルギーを産生する

ハチミツのようにコンビネーションで摂取したほうがエネルギー効率は高い

　ブドウ糖（グルコース）と果糖（フルクトース）のコンビネーションは、ブドウ糖（グルコース）、果糖（フルクトース）単独で摂取するよりも、糖のエネルギー代謝を高めます。

　100gの果糖（フルクトース）、ブドウ糖（グルコース）のそれぞれ単独摂取およびブドウ糖（グルコース）と果糖（フルクトース）のコンビネーションのエネルギー効率を調べた臨床実験があります[464]。この実験では、果糖（フルクトース）、ブドウ糖（グルコース）のそれぞれ単独摂取では、それぞれ43.8%、48.1%のエネルギー効率でした。エネルギー効率とは、投与された糖の量のうちの何%がエネルギーに変わったか（酸化されたか）を示しています。ただし、臨床実験によっては、果糖（フルクトース）のほうがエネルギー効率が高い結果が出たものもあります[465]。

　一方のブドウ糖（グルコース）＋果糖（フルクトース）のコンビネーションの摂取では、73.6%のエネルギー効率でした。つまり、糖質は果糖（フルクトース）、ブドウ糖（グルコース）を単独で摂取するより、ハチミツのようにコンビネーションで摂取したほうがエネルギー効率が高くなります。

　そして、**ハチミツに含まれるブドウ糖（グルコース）や果**

糖（フルクトース）は、脂質（現代人では、遺伝子組換え作物の種子から生成される植物油脂やフィッシュオイルなどのプーファ）をエネルギー源とする「脂肪のエネルギー代謝（慢性病の代謝）」をストップさせます。

　これは、エネルギー源として糖を使用すれば脂肪は使用できないという「ランドル効果」に相当します（拙著「糖尿病は砂糖で治す」鉱脈社刊）。具体的には、ミトコンドリアに遊離脂肪酸（現代人はプーファ）が流入するのを防ぎ、かつ脂肪の燃焼（脂肪をエネルギー源として使う）を促進する「ペルオキシソーム増殖因子活性化受容体 α」をブロックします [466][467]。

　ブドウ糖（グルコース）や果糖（フルクトース）をエネルギー源にして燃焼させて使用することで、エネルギー効率が悪い脂肪（遊離脂肪酸）を使わなくてすみます。脂肪をエネルギー源としようとすると、複雑な酵素反応が必要となります。グリコーゲンからブドウ糖（グルコース）を利用したほうが、脂質をエネルギー源にして利用するより2倍以上も速くエネルギー源となります [468][469]。**運動時のように早くエネルギーがほしいという緊急事態には、脂肪はエネルギー源としては向いていない**のです。

　さらに脂肪をエネルギー源として使用した場合、糖よりも消費酸素量が10％も多く必要になります [470]。その結果、低酸素状態では脂肪をエネルギー源にするのは不利であるだけでなく、次頁図のように消費酸素あたりのエネルギー産生量および二酸化炭素産生量が糖よりも低下します。

▷ 糖をエネルギー源とした場合と脂肪（脂肪酸）をエネルギー源
　とした場合のエネルギーおよび CO_2 産生の効率

エネルギーおよび CO_2 産生の効率の指標

呼吸ガス交換比（RER：respiratory exchange ratio）

※ 排出された二酸化炭素モル数を吸引した酸素モル数で割った値

糖をエネルギー源とした場合

$6O_2 + C_6H_{12}O_6 = 6CO_2 + 6H_2O + 38ATP$

$PER = \dfrac{VCO_2}{VO_2} = \dfrac{6CO_2}{6O_2} = 1.0$

脂肪（脂肪酸）をエネルギー源とした場合

$23O_2 + C_{16}H_{32}O_2 = 16CO_2 + 16H_2O + 129ATP$

$PER = \dfrac{VCO_2}{VO_2} = \dfrac{16CO_2}{23O_2} = 0.7$

ブドウ糖（グルコース）あるいは果糖（フルクトース）をエネ
ルギー源とした場合、エネルギー効率（呼吸ガス交換比）は
1.0。一方の脂肪（脂肪酸）の場合は 0.7 と、エネルギー効率は
低下する。エネルギーと二酸化炭素は、細胞の成長・分化に必
須の物質である

　それだけでなく、脂肪（特にプーファ）をエネルギーにし
た場合、過剰の活性酸素を発生させることで、プーファの脂
質間酸化反応を促し、「病気の場」をつくってしまいます。
ブドウ糖（グルコース）と果糖（フルクトース）のコンビネー
ションは、脂肪がエネルギー源となることを防ぐことでエネ
ルギー効率を高め、「健康の場」をつくるのです。

運動時には単糖類よりも ハチミツが有利！

ブドウ糖単独では身体活動に必要とされるエネルギーの5割弱しか満たせない

運動時、ブドウ糖（グルコース）を単独投与したのでは、私たちの利用率（消化・吸収・代謝）に限界があります。利用率は、約 1g/min が最大量といわれています [471]。このブドウ糖（グルコース）の最大利用量でも、中等度の身体活動に必要とされる糖の燃焼によるエネルギーの44％しか生み出せません。ちなみに、運動ピーク時には全体の糖の燃焼によるエネルギーの60％が必要とされます [472]。つまり、ブドウ糖（グルコース）摂取だけでは最大のパフォーマンスを得ることはできないということです。ブドウ糖（グルコース）単独の摂取では、筋肉の収縮を決定する筋肉内のグリコーゲン量補充にも間にあいません [473]。

このブドウ糖（グルコース）の最大利用率（1g/min）以上に摂取した場合は、どうなるのでしょうか？

その場合、小腸でブドウ糖（グルコース）が過剰に蓄積し、胃腸障害（腹部膨満、嘔気、下痢など）が出現します。

果糖も消化・吸収などに上限がある

それでは、果糖（フルクトース）単独の投与はどうでしょうか？

この場合もやはり、果糖（フルクトース）単独摂取よりも

ハチミツのようなブドウ糖（グルコース）と果糖（フルクトース）のコンビネーションのほうが、エネルギー効率が高いことがわかっています[474]。また、果糖（フルクトース）を単独で25gから50gへと倍増すると、果糖（フルクトース）吸収不全の割合が20%から60%へと増えるという報告からも、ブドウ糖（グルコース）と同じように消化・吸収などに上限があることがわかります。果糖（フルクトース）吸収不全も、ブドウ糖（グルコース）と同じように腹部症状を引き起こします。小腸内で吸収できない果糖（フルクトース）によって、小腸細胞内の水分が、余剰の果糖（フルクトース）が存在している腸管内に引き込まれるため、小腸が膨張して痛み（腹痛）と過剰な刺激による下痢を発生させます[475]。また消化されなかった果糖（フルクトース）は、大腸の腸内細菌のエサとなってメタンなどのガスを発生させます[476]。

ハチミツなら身体活動に必要とされるエネルギーの7割を満たせる

それではハチミツのように、ブドウ糖（グルコース）と果糖（フルクトース）のコンビネーションではどうでしょうか？

果糖（フルクトース）の小腸からの吸収がアップすることで、果糖（フルクトース）吸収不全による胃腸障害を防ぎます[477][478][479]。これは、ハチミツに含まれるブドウ糖（グルコース）が、小腸において果糖（フルクトース）の運搬体を増やす作用によるものです[480]。このコンビネーションによる果糖（フルクトース）の最大吸収率は、ブドウ糖（グルコース）と果糖（フルクトース）の割合が1：1のときに

最も大きくなりました[481][482]。**ハチミツ、ショ糖、フルーツなどのブドウ糖（グルコース）と果糖（フルクトース）の割合が1：1に近いのも、果糖（フルクトース）の作用を最大限に利用するための自然の方程式だったのです。**

　さて、ブドウ糖（グルコース）単独の場合の最大利用率は1g/min程度でした。これをブドウ糖（グルコース）と果糖（フルクトース）のコンビネーションにすると、1.7g/minまでアップすることができます。そして糖のエネルギー代謝率も70％までアップします[483]。それに伴って、**持久力が必要な運動において、ブドウ糖（グルコース）と果糖（フルクトース）のコンビネーションの摂取は、ブドウ糖（グルコース）単独よりも、よりパフォーマンスが高まります**[484]。**ブドウ糖（グルコース）と果糖（フルクトース）のコンビネーションの摂取のほうが肺活量も高まり、かつ疲労感がより低下することも報告されています**[485][486]。

▷ **果糖の作用を最大限に利用するための自然の方程式**

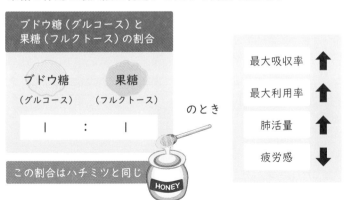

10 果糖はリポリシス(脂肪分解)を防ぐ!

果糖が毒性物質を回収して中性脂肪にする大切な役割を担っている

　果糖(フルクトース)の細胞内利用については、全体量の1%以下しか中性脂肪になりません(Chapter2-02「果糖の使われ方」❶ハチミツに含まれている果糖は小腸から吸収される 参照)。

　実は、これはとても重要な意味を持っています。果糖(フルクトース)を健康人および肝硬変の人に注射した臨床実験があります[487]。この実験では、果糖(フルクトース)を投与した両グループともに血液中の遊離脂肪酸(何も結合していないフリーの脂肪酸、現代人ではプーファが主体)が低下しました。これは、**果糖(フルクトース)が脂肪細胞内で遊離脂肪酸を中性脂肪に変化させた**からです(遊離脂肪酸を3つ結合させたものが中性脂肪。「再エステル化」と呼ぶ)。フリーのプーファ主体の遊離脂肪酸を中性脂肪にしてしまうと、プーファの毒性がなくなります。また脂肪組織以外の細胞でも、果糖(フルクトース)は血液中の遊離脂肪酸を取り込ませて、中性脂肪に変化させることもわかっています。

　いずれにせよ、血液中から猛毒の遊離脂肪酸(現代人はプーファ)を除去するのに、果糖(フルクトース)が貢献しているということです。**果糖(フルクトース)は中性脂肪をつくるから悪いということではなく、遊離脂肪酸という毒性物質**

を回収して中性脂肪にする大切な役割を担っているというのが実態なのです。

▷ 果糖が毒性物質を回収して中性脂肪にする

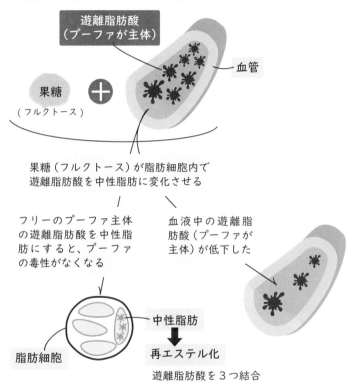

遊離脂肪酸
（プーファが主体）

血管

果糖
（フルクトース）

果糖（フルクトース）が脂肪細胞内で
遊離脂肪酸を中性脂肪に変化させる

フリーのプーファ主体
の遊離脂肪酸を中性脂
肪にすると、プーファ
の毒性がなくなる

血液中の遊離脂
肪酸（プーファが
主体）が低下した

脂肪細胞

中性脂肪

再エステル化

遊離脂肪酸を3つ結合
させたものが中性脂肪

　中性脂肪がストレスなどによって、脂肪酸を遊離させる状態（＝血液中に遊離脂肪酸を放出する）を「リポリシス（脂肪分解）」といいます（次頁図）（リポリシスから全身の炎症

が引き起こされて慢性病になるメカニズムについては、拙著「慢性病の原因はメタボリック・スイッチにあった」秀和システム刊、「慢性病は現代食から」鉱脈社刊）。

▷ リポリシス（脂肪分解）のしくみ

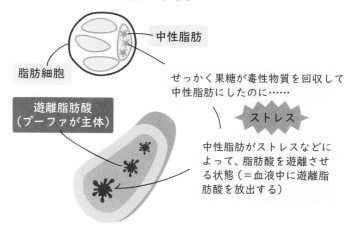

果糖（フルクトース）は、このリポリシス（脂肪分解）を抑える重要な作用を持っているということです。この臨床実験では、インシュリン抵抗性（ブドウ糖（グルコース）が細胞内に入りにくい＝細胞内低血糖）が認められる肝硬変の人では、より果糖（フルクトース）が酸化されてエネルギーに変換されることもわかっています。このことから、ブドウ糖（グルコース）がうまく使えない場合でも、果糖（フルクトース）はその代役として糖のエネルギー代謝を高めてくれることがわかります。

果糖は糖尿病の治療に最適

血糖値の上がりやすさを表す「グリセミック指数（GI）」

「急に血糖値が上昇する」ことは、悪いことだと思っていないでしょうか？　あるいは「インシュリンの反応性が高い（インシュリンが急激に出る）食品はよくない」と教えられたことはないでしょうか？

ある食品を食べたときの血糖値の上がりやすさを表す指数を「グリセミック指数（GI）」といいます。

グリセミック指数（GI）は、炭水化物を含む食品を食後の血糖値の上昇程度で分類する指標で、1981年に提唱されたものです[488]。血糖値が速やかに上がる食品ほど、グリセミック指数（GI）が高くなります。ブドウ糖（グルコース）50gを摂取したときの血糖上昇値を100とした数値で表現します。

グリセミック指数（GI）が高い食品の代表は、白パン（精製小麦）・76前後、白米・79前後、ポテト・90前後などです[489]。ちなみにハチミツ（マレーシア、オーストラリア産）のグリセミック指数（GI）は、60〜65前後、ハチミツの主成分の果糖（フルクトース）は16です[490][491]。

糖やハチミツが糖尿病の治療に最適な理由

ハチミツのGI値がブドウ糖（グルコース）よりもかなり低くなっているのは、ハチミツの果糖（フルクトース）のグ

リセミック指数（GI）が低い（19前後）からです[492][493]。

　果糖（フルクトース）は、ブドウ糖（グルコース）をゆっくりと小腸から吸収させる作用があるために、急激に血糖値が高くなることがありません[494][495][496][497]。したがって、GI値から見ると、**果糖（フルクトース）やハチミツは、この食後血糖値の上昇程度が低いために、糖尿病の治療に最適な物質**といえます[498][499][500][501]。

「グリセミック負荷（GL）」と「グリセミック反応（GR）」

　さらにGI値と摂取量を考慮した「グリセミック負荷（GL）」や、**ある食品を食べたときのインシュリン値の上がりやすさを表す「グリセミック反応（GR）」**という指標もあります。

　グリセミック指数（GI）が高い食品は、「インシュリンを大量に分泌させることによって脂肪細胞での脂肪合成が高まり、肥満やメタボリック・シンドロームの原因となる」とする仮説が、一部の現代医学や一般的な健康ポップカルチャーで盛んに喧伝されました[502]。

　しかし、この指標は食品に含まれるプーファなどの脂質に影響されることから、グリセミック指数（GI）が必ずしも健康状態を反映するものではないことがすでに指摘されています[503]。プーファは、糖の細胞への取り込みをブロックする作用が強いため、食後高血糖の最大の原因となる物質です。

糖が最大の抗ストレス物質という理由

　いつもお話ししているように、**血糖値が低下するのは生命**

体の最大の危機でありストレスです。それに対して、より速やかに血糖値を上げることが命を救うことになります。これは、糖が最大の抗ストレス物質だという証です。

　要するに、グリセミック指数（GI）が高い食品ほど消化がよくて血糖値を速やかに回復させてくれるということです。そして、細胞内に速く糖を補給するためにインシュリンが出ます。このインシュリンの反応（膵臓からの分泌）が速やかなほど、細胞内に速く糖を補給することができるのです。

　つまり、グリセミック反応（GR）が高い食品ほど、細胞の糖のエネルギー代謝を速やかに回復してくれるということです。

グリセミック指数（GI）が低い食品は、抗栄養素や毒性物質を含んでいる

　グリセミック指数（GI）が低い食品は、一般に消化が悪く、抗栄養素といわれる栄養の吸収をブロックする物質や毒性物質を含んでいます。消化が悪いというのは、小腸内で腸内微生物が増殖し（小腸内細菌異常増殖症・SIBO）、増加したエンドトキシンが血液中に入ることで、糖尿病、心臓血管疾患やガンなどの慢性病につながります。

　エンドトキシンが発生することによって、ダイレクトに新型コロナウイルス感染症などの感染症や糖尿病、自己免疫疾患、ガンなどの慢性病にもつながります [504][505]。

グリセミック指数（GI）が高い糖質こそが遺伝子ワクチンによる免疫抑制および過剰な炎症を食い止める

　2021年の研究では、フルーツジュースなどのいわゆるグリセミック指数（GI）が高い糖質は、糖のエネルギー代謝の指標である甲状腺機能を高めることが判明しています。グリセミック指数（GI）が高い糖質は、甲状腺機能低下および炎症の指標である甲状腺刺激ホルモン（TSH）の値を低下させて、甲状腺ホルモン（fT3、fT4）の値を高めたのです[506]。**グリセミック指数（GI）が高い糖質こそが、糖のエネルギー代謝（＝甲状腺機能）を高めて、遺伝子ワクチンによる免疫抑制および過剰な炎症を食い止める**のです。

　さらに、このグリセミック指数（GI）、グリセミック反応（GR）の値は、短期の影響（空腹感）や長期の影響（糖尿病、体重増加、心臓血管疾患）のいずれとも関係が薄いことが明らかにされています[507]。また**グリセミック指数（GI）が低い食品が血糖値や血液中の脂質の値を低下させるという確たるエビデンスがない**ことも報告されています[508]。

　グリセミック指数（GI）やグリセミック反応（GR）といった指標も、もともとは糖質悪玉論という偽サイエンスを補強するために編み出された人工的なものです。そんな人間の勝手な都合で創作した指標など、自然界に何の意味も持ちません。血糖が高くなったり（＝GIが高い）、インシュリン値が上がったり（＝GR反応が高い）というのは、食べものそのものの性質よりも、私たち側の体の状態に依存します。現代人の特徴であるプーファ過剰では、糖質を摂取すると「結果的」に血糖値やインシュリン値が高くなるのです。

なぜハチミツで糖尿病が
治るのか？

果糖が糖のエネルギー代謝（ブドウ糖の完全燃焼）を
促進する

　糖尿病の治療に、ハチミツが有効であることは歴史的に知られています。近年でも動物実験や臨床実験によって、ハチミツの糖尿病への効果は確認されています [509][510][511][512] [513][514][515][516][517]。

　そして果糖（フルクトース）単独でも、糖尿病に有効であることがすでにわかっています。果糖（フルクトース）によって健康人と糖尿病の人のいずれにおいてもが血糖値、インシュリン値などが低下します [518][519][520]。

　2017年の臨床試験のメタ解析（ある研究課題に対して行われた複数の研究結果を統合し、より信頼性の高い結果を求める統計解析手法）では、ある集団においてブドウ糖（グルコース）や砂糖を果糖（フルクトース）に置き換えると、空腹時血糖値やＨｂＡ１Ｃ（赤血球中のヘモグロビンがどれくらいの割合で糖と結合しているかを示す値）だけでなく、中性脂肪、体重などが有意に減少したことが報告されています [521]。

　果糖（フルクトース）は、ブドウ糖（グルコース）のエネルギー代謝を用量依存性に高めます [522]（ここでは果糖（フルクトース）の量が増えれば増えるほどブドウ糖（グルコース）のエネルギー代謝を高める可能性が増す）。

　果糖（フルクトース）が糖のエネルギー代謝（ブドウ糖の完全燃焼）を促進するメカニズムは、次の2点です。

・果糖（フルクトース）が細胞のブドウ糖（グルコース）の取り込みを促進させる
・ブドウ糖（グルコース）のエネルギー代謝で重要な酵素であるピルビン酸脱水素酵素（PDH）を活性化する

　糖のエネルギー代謝の大きな関門とされるのが、細胞質からミトコンドリアへ移行する際に作用する「ピルビン酸脱水素酵素（PDH）」です。この酵素は、プーファやその酸化物である過酸化脂質、コルチゾール、エストロゲン、乳酸、一酸化窒素（NO）などのストレス物質によってブロックされます。

　一方、果糖（フルクトース）、ビタミンB1、ビタミンB2、ビタミンB3（動物性のナイアシンアミド）などは、ピルビン酸脱水素酵素（PDH）の作用を活性化し、糖のエネルギー代謝を高めます。次頁図のように、**果糖（フルクトース）の摂取量が増えるほど、ブドウ糖（グルコース）のミトコンドリアでのエネルギー代謝が高まる**のです。

果糖は肝臓における糖の取り込みを促進し血糖値を低下させる

　近年になって、果糖（フルクトース）は、インシュリンのシグナルを強めて血糖値を低下させることが明らかになっています[523]。

　さらに果糖（フルクトース）は、肝臓における糖の取り込

▷ 果糖は糖のエネルギー代謝を高める（臨床試験）

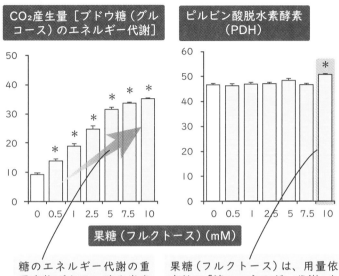

| CO₂産生量［ブドウ糖（グルコース）のエネルギー代謝］ | ピルビン酸脱水素酵素（PDH） |

糖のエネルギー代謝の重要産物である二酸化炭素（CO₂）が果糖（フルクトース）の摂取量に比例して産生されている

果糖（フルクトース）は、用量依存性に「糖のエネルギー代謝」を高める。特に、糖のエネルギー代謝で重要な関門であるピルビン酸脱水素酵素（PDH）を活性化する（10mMで有意に活性化している）

参考 Fructose Alters Intermediary Metabolism of Glucose in Human Adipocytes and Diverts Glucose to Serine Oxidation in the One-Carbon Cycle Energy Producing Pathway. Metabolites 2015, 5, 364-385[522]

みも促進することで血糖値を低下させる効果を発揮します。具体的には前述したピルビン酸脱水素酵素（PDH）だけではなく、グルコース-6-リン酸脱水素酵素、アルドース、ホスホフルクトキナーゼ、グリコーゲン合成酵素など、ブドウ糖（グルコース）のエネルギー代謝を進める酵素群を活性化します（次頁図）[524][525][526][527][528][529]。

Chapter2　奇跡の「フルクトース」ハチミツの実力は果糖にあり！

▷ 果糖はブドウ糖の代謝を促進する（肝臓）

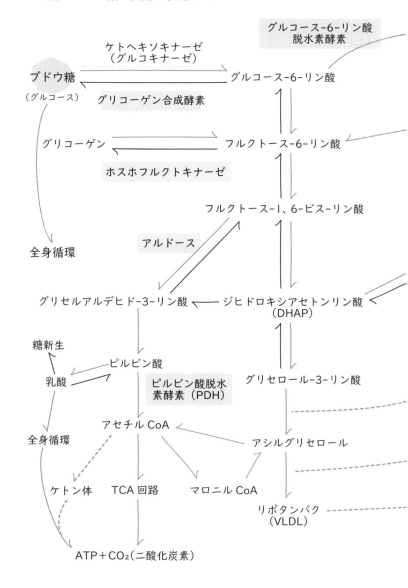

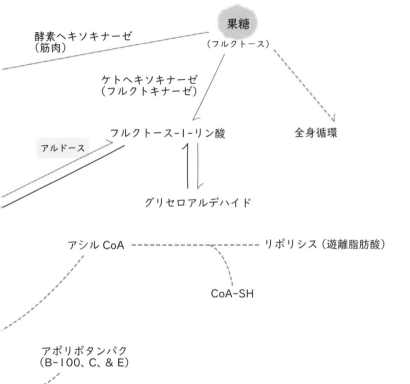

ペントースリン酸経路（PPP）

果糖
（フルクトース）

酵素ヘキソキナーゼ
（筋肉）

ケトヘキソキナーゼ
（フルクトキナーゼ）

フルクトース-1-リン酸

全身循環

アルドース

グリセロアルデハイド

アシル CoA ---------------- リポリシス（遊離脂肪酸）

CoA-SH

アポリポタンパク
（B-100、C、& E）

果糖（フルクトース）は、ブドウ糖（グ
ルコース）の代謝を促進する酵素群（グ
ルコース-6-リン酸脱水素酵素、アル
ドース、ホスホフルクトキナーゼ、グ
リコーゲン合成酵素）、ピルビン酸脱
水素酵素（PDH）を活性化する

全身循環

ハチミツで血糖コントロールがよくなる理由

　ショ糖の場合は、ブドウ糖（グルコース）と果糖（フルクトース）が結合した二糖類の形で存在しているため、ブドウ糖（グルコース）や果糖（フルクトース）などの単糖に分離するには酵素反応を必要とします。具体的には、スクレースという酵素が必要になります。

　一方の**ハチミツには、すでにブドウ糖（グルコース）、果糖（フルクトース）が単糖として存在しているため、ショ糖と比較して単糖類に分解するエネルギー（酵素）を節約できる**アドバンテージがあります。実際に、ハチミツはブドウ糖（グルコース、デキストロース）やショ糖（ブドウ糖（グルコース）と果糖（フルクトース）が結合したもの）よりも強い血糖降下作用を持っています [530][531][532]。

　ハチミツの血糖降下作用は、ブドウ糖（グルコース）と果糖（フルクトース）の割合ではなく、果糖（フルクトース）量に依存していることがわかっています [533]。ハチミツを摂取（75g）すると、血液中の果糖（フルクトース）濃度は高くなります [534]。したがって、**ハチミツ摂取による血液中の果糖（フルクトース）濃度の上昇が血糖降下作用をもたらしています。**

　ハチミツ療法では、果糖（フルクトース）が細胞のブドウ糖（グルコース）の代謝を促すため、ハチミツ、ショ糖やフルーツなどの果糖（フルクトース）を含む糖質を積極的に推奨しています（❶）。ただし、果糖（フルクトース）がプーファの害悪を軽減することは確かでも、プーファ過剰では追いつきません。しがって、ハチミツなどの果糖（フルクトー

ス）を含む糖質を勧める大前提として、プーファ、エストロゲンやコルチゾールなどの糖のエネルギー代謝をブロックするストレス物質をフリーにすること（❷）が大切です。この両輪（❶、❷）で、はじめて糖尿病に代表される糖のエネルギー代謝異常病が根治可能になります。

ハチミツは糖尿病の特徴であるインシュリン抵抗性を改善させる

Ⅱ型糖尿病（一般的に「糖尿病」というとⅡ型糖尿病を示すことが多い）の特徴は、「インシュリン抵抗性」と呼ばれているものです。インシュリンはブドウ糖（グルコース）を細胞内に取り込む作用をします。インシュリン抵抗性とは、細胞側のインシュリンの効果がブロックされている状態を指します。したがってインシュリン抵抗性が高くなると、糖が細胞内に入らないために血糖値が高くなります。このインシュリン抵抗性があるⅡ型糖尿病や肥満の人でも、果糖（フルクトース）はブドウ糖（グルコース）の代わりに容易にエネルギー源となります[535]。それによって、脂肪がエネルギー源になること（メタボリック・スイッチ、慢性病の原因）を防ぎます。

ほかの炭水化物のカロリーと同じカロリーを果糖（フルクトース）に置き換えて投与した臨床実験においても、糖尿病の血糖コントロールを改善しています[536]。過剰かつ非生理的な果糖（フルクトース）投与をしないかぎりは、**糖のエネルギー代謝が回っていない状態（糖尿病など）でさえ、果糖（フルクトース）によって血糖コントロールがよくなりま**

す[537]。これは、果糖（フルクトース）がプーファ（糖尿病の直接の原因）の作用をブロックしていることを間接的に証明していることにほかなりません。プーファは糖のエネルギー代謝の関門であるピルビン酸脱水素酵素（PDH）をブロックしますが、前述したように果糖（フルクトース）は、この酵素を活性化します。

　また体内に炎症が起こると、脂肪細胞からレプチンというホルモン物質が放出されます。このレプチンはインシュリン抵抗性を引き起こします[538]。ハチミツは、脂肪細胞から放出されるレプチンをショ糖よりも低下させる作用を持っています[539]。このハチミツのレプチン低下作用も、果糖（フルクトース）によるものです[540][541]。果糖（フルクトース）以外にも、ハチミツに含まれる揮発性有機酸がインシュリン抵抗性を低下させる（＝インシュリン感受性を高める）ことで、血糖降下作用を発揮することがわかっています[542]。つまり、**ハチミツはⅡ型糖尿病の特徴であるインシュリン抵抗性を改善させる作用がある**のです。

ハチミツに含まれるタンパク質も糖尿病に効果がある

　最後に、**ハチミツに含まれるタンパク質も糖尿病に効果がある**ことが示されています[543]。ハチミツには、ロイヤルゼリー、アミラーゼ、グルコシダーゼ、グルコースオキシダーゼなどのタンパク質が含まれています[544][545]。これらのタンパク質は、過剰な活性酸素種や一酸化窒素（NO）などの炎症性物質を抑えることで、抗糖尿病作用をもたらします（次頁図）。

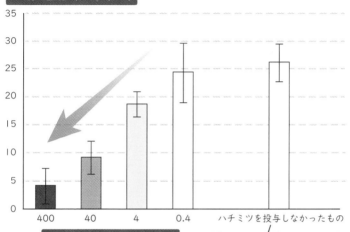

一酸化窒素（NO）（uM）

ハチミツのアミノ酸濃度（ng/ml）：400 / 40 / 4 / 0.4 / ハチミツを投与しなかったもの

**ハチミツのアミノ酸濃度
（ng/ml）**

ハチミツのアミノ酸は、白血球の
過剰な活性酸素種や一酸化窒素な
どの発生を抑制することがわかる

この実験ではエンドトキシ
ン※暴露細胞にハチミツの
アミノ酸を投与しているの
で、ハチミツを投与しなかっ
たものはエンドトキシン暴
露細胞のままということ

エンドトキシン　炎症を引き起こす代表的な物質（バクテリアから放たれる内毒素）。

参考　Honey proteins regulate oxidative stress, inflammation and
ameliorates hyperglycemia in streptozotocin induced diabetic rats.
BMC Complement Med Ther. 2023;23:14[543]

Chapter2　奇跡の「フルクトース」ハチミツの実力は果糖にあり！

13 なぜハチミツが 二日酔いに効くのか？

果糖は肝臓毒？

　米国の小児内分泌科医のロバート・ラスティグ氏は、果糖（フルクトース）はアルコールと同様に、肝臓毒だと主張しています。「果糖（フルクトース）はもっぱら肝臓で代謝される」というのが彼の主張ですが、これをもって「果糖（フルクトース）とアルコールは同じ肝臓毒だ」と主張しているのです [546]。

　これが基本的に間違いなのは、Chapter2-02「果糖の使われ方」❶ハチミツに含まれている果糖は小腸から吸収されるでお話ししたように、**果糖（フルクトース）はまず肝臓ではなく小腸で代謝される**という事実があるので明確です。

二日酔いのしくみ

　ハチミツは、その肝臓毒のアルコールによる中毒に効果があることが報告されています [547]。アルコールを代謝する酵素には、アルコール脱水素酵素（ADH）とアルデヒド脱水素酵素（ALDH）があります。この2つの酵素が正常に働かないと、アセトアルデヒドというアルデヒド（プーファの過酸化脂質と同じ）が蓄積するために、いわゆる「二日酔い」を経験することになります。

　この2つの酵素が機能するためには、NAD^+（酸化型ニコチンアミドアデニンジヌクレオチド）という触媒が必要に

なります。NAD$^+$は使用されたのち、還元型のNADH（還元型ニコチンアミドアデニンジヌクレオチド）になります。フルクトースが代謝されて解糖系で乳酸になるか、あるいはTCA回路から電子伝達系（ETC）に入ると、還元型のNADHは酸化型のNAD$^+$に変換されます。つまり、フルクトースによって、酸化型のNAD$^+$が増加します。**ハチミツ（果糖（フルクトース））がアルコール中毒に効果があるのは、アルコールの代謝に必要とされる酸化型のNAD$^+$を供給するから**です（次頁図）。

　実際にこの研究で使用したハチミツの中では、最も果糖（フルクトース）含有量が多い（果糖（フルクトース）／ブドウ糖（グルコース）比が高い）ハチミツが、血液中のアルコール除去率が最大でした。

　果糖（フルクトース）は肝臓毒ではないどころか、正真正銘の肝臓毒であるアルコールをデトックス（除去）する作用を持っているのです。

　アルコールはそれ自体がエストロゲン作用を持っていますが、プーファ過剰によってもアルコール中毒や攻撃性が出現します。プーファもエストロゲン作用（強力なストレス作用）を持ちあわせているため、そのストレス軽減のためにアルコールに走るのです（Chapter1-12「ハチミツで頭がよくなる理由」参照）。動物実験では、妊娠ラットに高プーファ食を与えると、子どもがアルコール中毒になることがわかっています。アルコール摂取によってNAD$^+$（ビタミンB3ナイアシンアミドの誘導体）が少なくなると、肝臓だけでなく、脳や心臓など全身の臓器の障害が起こります。

▷ 果糖がアルコールをデトックスするしくみ

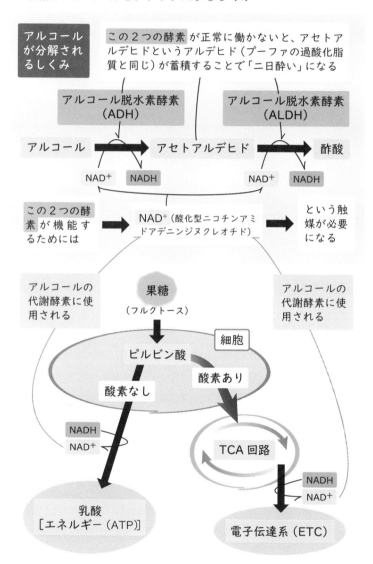

アルコールが分解されるしくみ

この2つの酵素が正常に働かないと、アセトアルデヒドというアルデヒド（プーファの過酸化脂質と同じ）が蓄積することで「二日酔い」になる

アルコール脱水素酵素（ADH）

アルコール脱水素酵素（ALDH）

アルコール → アセトアルデヒド → 酢酸

NAD$^+$　NADH　　　　　NAD$^+$　NADH

この2つの酵素が機能するためには → NAD$^+$（酸化型ニコチンアミドアデニンジヌクレオチド） → という触媒が必要になる

アルコールの代謝酵素に使用される

果糖（フルクトース）

アルコールの代謝酵素に使用される

細胞

ピルビン酸

酸素なし　　酸素あり

NADH
NAD$^+$

TCA回路

NADH
NAD$^+$

乳酸
[エネルギー（ATP）]

電子伝達系（ETC）

Chapter3

ハチミツおよび糖質に対する誤解を解く

01 「甘いものが体に悪い」という話はどこから来たのか？

果糖ブドウ糖液糖が諸悪の根源

　現代医学は、砂糖入りのソフトドリンクが肥満の原因になっていると執拗に喧伝しています [548]。では、コンビニやスーパーに陳列されているソフトドリンクの成分表示をよく見たことがありますか？　見たことがない人は、ぜひよく見てみてください。

　甘味料として砂糖（ショ糖）を使用しているものは、ほとんどありません。現在、**甘味料として使用されているのは、果糖ブドウ糖液糖（異性化糖、HFCS：ハイフルクトース・コーン・シロップ）やアスパルテームといった人工甘味料**です。本来は、砂糖よりも合成に複雑な化学反応を要する果糖ブドウ糖液糖（HFCS）のほうがコスト高になるはずです。しかし、国民の税金から補助金という形で資金を投入し、遺伝子組換えコーンから果糖ブドウ糖液糖（HFCS）をつくっているので、市場に安く提供できるしくみになっています。そのコストの低さ（および後述する毒性）のため、大量生産のソフトドリンクから砂糖を排除して、果糖ブドウ糖液糖（HFCS）あるいは人工甘味料を入れているのです。

　つまり、**実際は果糖ブドウ糖液糖（HFCS）による悪影響なのに、砂糖によるものとして、すり替えている**のです。このことを詳しくお話ししていきましょう。

「甘いものが体に悪い」という「果糖悪玉説」

　ショ糖やブドウ糖を悪玉にするのには無理があることを悟って、近年では果糖（フルクトース）をターゲットにして「甘いものは体に悪い」説を流布してきました。これが、いわゆる「**果糖悪玉説**」です（Chapter3-10「果糖悪玉説　果糖は慢性病の原因？」参照）。まだ大衆レベルでは医師や専門家も含めて、この果糖悪玉説に洗脳されている人たちがたくさんいます。

　果糖が悪いというのであれば、フルーツ、ハチミツ、ショ糖など、生命のフローの中心となる自然の甘味が健康に悪いことになります。果たして、自然の甘味は健康に悪いのでしょうか？　果糖悪玉説の中心になっているのは、実際は遺伝子組替えの果糖ブドウ糖液糖（HFCS）の悪影響によるものです。

果糖ブドウ糖液糖があらゆる病態を引き起こす

　遺伝子組換えコーンから複雑な化学合成過程でつくられるモンスター「果糖ブドウ糖液糖（HFCS）」については、重金属汚染やデンプン質の混入などがすでに指摘されています[549][550]。果糖ブドウ糖液糖（HFCS）の悪影響のひとつは、血糖値上昇などのメタボリック・シンドロームです[551]。現代医学の研究では、中でも果糖ブドウ糖液糖（HFCS）を添加したジュースの害悪（肥満、メタボリックシンドローム）が報告されています。

　さらに**果糖ブドウ糖液糖（HFCS）は、肥満、脂肪肝、高脂血症などのメタボリック・シンドロームや骨粗しょう症、**

記憶・認知障害、行動異常（躁うつ病など）を引き起こすことがすでに報告されている物質です [552][553][554][555][556][557][558][559]。

またブドウ糖（グルコース）や果糖（フルクトース）との比較試験でも、果糖ブドウ糖液糖（HFCS）は最も高脂血症や脂肪肝を引き起こすことがわかっています [560]。

ガン細胞は果糖ブドウ糖液糖で大きくなる

2019年には、果糖ブドウ糖液糖（HFCS）は肥満だけでなく、ガンの増大を促すという大腸ガンのマウスをモデルにした実験の研究報告が出ました [561]。マウスに果糖ブドウ糖液糖（HFCS）入りの水を自由に飲ませると、約2カ月で肥満になりました。肥満そのものがガンを増大させるので(拙著「慢性病は現代食から」鉱脈社刊)、別のマウスには肥満を引き起こさない量の果糖ブドウ糖液糖（HFCS）入りの水を限定して与え続けました。その結果、マウスは肥満にはならなかったにも関わらず、大腸ガンが進行しました。果糖ブドウ糖液糖（HFCS）を抜いた水だけの場合より、大腸ガンが増大・悪性化したのです（次頁図）。

今回の研究では、果糖ブドウ糖液糖（HFCS）そのものが、ガン細胞内で脂肪合成（および解糖系）を活性化させるために、ガンの"エサ"が増えたことが原因であることを突き止めました。

ガンは脂肪をエサにする脂肪中毒！　だということを覚えておいてください。

▷ 果糖ブドウ糖液糖（HFCS）はガンの"エサ"になる

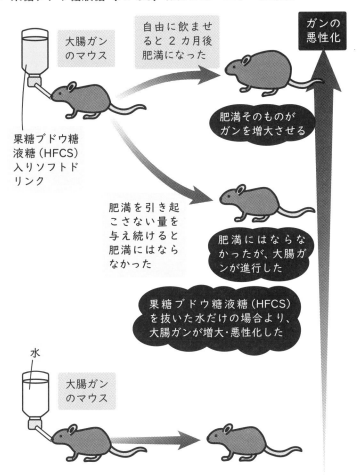

果糖ブドウ糖液糖（HFCS）そのものが、ガン細胞内で脂肪合成（および解糖系）を活性化させるために、ガンのエサが増えたことが原因

Chapter3　ハチミツおよび糖質に対する誤解を解く

157

02 「砂糖や果糖そのものが害悪」という印象操作

果糖ブドウ糖液糖を"砂糖"と一括りにしている実情

現代医学の研究では、故意に果糖ブドウ糖液糖（HFCS）添加ジュースを「フルーツジュース」「砂糖添加飲料」と呼んでいます。こういった名称にすると、**果糖ブドウ糖液糖（HFCS）ではなく、砂糖や果糖そのものが害悪であるという印象操作ができる**からです。そこで、果汁100%搾りたての（本物の）フルーツジュースと果糖ブドウ糖液糖（HFCS）添加ジュースを比較した臨床研究をご紹介しましょう。果糖ブドウ糖液糖（HFCS）添加ジュースを本当のフルーツジュースに変更すると、糖尿病、心臓血管疾患のリスクの低下と関連していました[562]。なお、フルーツジュースをフルーツに変更しても、有意な変化は起こりませんでした。

最新の研究でも、果糖ブドウ糖液糖（HFCS）添加ジュースの果糖では炎症反応と相関していましたが、フルーツ由来の果糖では炎症反応の低下と関連していました[563]。

ちなみに、**果糖ブドウ糖液糖（HFCS）摂取では炎症反応が高くなります**が、ショ糖ではそれが認められません[564]。つまり、果糖（フルクトース）が健康に悪いと主張している研究の中身は、果糖ブドウ糖液糖（HFCS）の影響を見ているにすぎないことがわかります。

動物実験では、生理範囲を超える大量の果糖（フルクトース）投与を故意に行って病態をつくっていることはあとで詳

しくお話しします。ショ糖やブドウ糖（グルコース）と同じカロリー量の果糖（フルクトース）の長期投与の研究では、血糖値などに与える影響はほぼ同じであることがわかっています[565]。2021年には、砂糖を添加したソフトドリンク（砂糖添加飲料）とフルーツに含まれるショ糖の心臓血管疾患への影響を調べた臨床試験が報告されています[566]。この研究では、いずれも心臓血管疾患のリスクを高めることはなく、かつ両者の差は認められませんでした。つまり、砂糖を添加したソフトドリンク（砂糖添加飲料）が肥満などのメタボリック・シンドロームを引き起こすことはないのです。**現代医学は、「果糖悪玉説」を流布するために、病態になってしまうほどの過量の果糖（フルクトース）量を投与するという不自然な動物実験を行って「砂糖および果糖悪玉説」を流布してきた**のです（人の臨床試験では、過量の果糖を投与できないため動物で行っている）。

実はコーンスターチが怖い

　そもそも、果糖ブドウ糖液糖（HFCS）は、コーンスターチというブドウ糖（グルコース）の塊（デンプン質）からつくられます。コーンスターチには果糖（フルクトース）がありません。したがって、加熱や化学反応を起こしてブドウ糖（グルコース）を果糖（フルクトース）に変換させる加工をしなければなりません。この過程で果糖ブドウ糖液糖（HFCS）に大量の反応性カルボニル化合物が発生することがわかっています[567][568]。反応性カルボニル化合物は、プーファの過酸化脂質と同じです。この**反応性カルボニル化合物**

は、ガン、心臓血管疾患、脳神経変性疾患の原因となる揚げものの油に大量に含まれるアクリルアミド、フラン、ALEs、AGEs の源です。果糖ブドウ糖液糖（HFCS）の長期投与では、あらゆる病態が発生するのは当然です（HFCS の長期投与の実験報告はない）。これが、誰も指摘してこなかった果糖ブドウ糖液糖（HFCS）の真実です。

▷ 果糖ブドウ糖液糖（HFCS）は生成段階で あらゆる病害の源を背負う

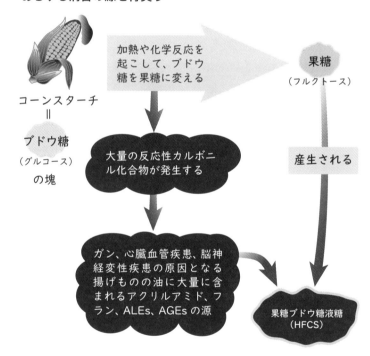

カロリーゼロという
人工甘味料の実態

03

カロリーゼロが肥満や糖尿病につながる

　米国食品医薬品局（FDA）や欧州食品安全機関（EFSA）が認めている食品添加物に、人工甘味料なる化学物質があります。その代表的な人工甘味料は、アスパルテームやサッカリン、スクラロース、アセスルファムカリウム、ネオテームです。これらの人工甘味料は、「カロリーゼロ」と表示され、肥満や糖尿病の人によいとされていますが、それは本当でしょうか？

　まず、これらの毒性物質に共通する作用として、腸内微生物の増殖を促してリーキーガットや腸炎、肝臓の炎症を引き起こすことが挙げられます [569][570][571][572][573][574][575][576][577][578]。**過去の臨床実験では、これらの悪影響を隠蔽するために、投与量を1日許容量の20%以下に抑えていたり、投与期間を10週間以下に抑えたりするなどの小細工をしています** [579]。

　これらの人工甘味料では、エンドトキシン（内毒素）を産生するグラム陰性菌が増加します。エンドトキシンは肥満や糖尿病の発症・悪化の原因物質です [580][581][582]。したがって、「カロリーゼロ」を慢性的に摂取すると、肥満、糖尿病だけでなく、あらゆる慢性病を引き起こします（次頁図）。

▷「カロリーゼロ」の商品が体をボロボロにする

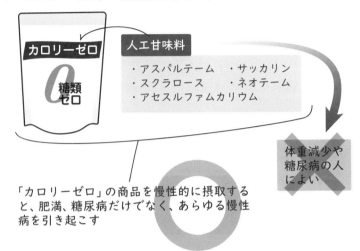

人工甘味料
- ・アスパルテーム
- ・スクラロース
- ・アセスルファムカリウム
- ・サッカリン
- ・ネオテーム

体重減少や糖尿病の人によい

「カロリーゼロ」の商品を慢性的に摂取すると、肥満、糖尿病だけでなく、あらゆる慢性病を引き起こす

果糖ブドウ糖液糖（HFCS）か人工甘味料入りのものしか手に入らない世の中になっていく

　最近は、人工的な食糧危機に乗じて、物流もズタズタに分断され、砂糖を使ったクラシックなコーラである「メキシカン・コーラ」の入手も困難になりました。入手できるのは、果糖ブドウ糖液糖（HFCS）か人工甘味料入りのものだけになっています。砂糖は、これからますます入手困難で貴重な資源となっていくでしょう。

虫歯の原因はなにか？ ❶
虫歯の原因は糖質か乳酸か

04

教科書にも載っている「病原体仮説」が邪魔をする

　専門家も含めて、多くの人が虫歯は糖質で発生すると信じ込んでいます。これは、口腔内のバクテリアが糖質をエサにして増殖し、歯（エナメル質や象牙質）を溶かすという虫歯の「病原体仮説」です。実際に米国の教科書に載っている虫歯の定義は、「砂糖や炭水化物を口腔内のバクテリア（常在菌、ミュータンス菌＆乳酸菌）が発酵して乳酸を出すため、歯のミネラル（ハイドロキシアパタイト）が溶けること」とされています [583]。この教科書には、糖質制限や歯磨きを単独で行っても虫歯を減らすことはできなかったことが明記されています。しかし、現代でも糖質と虫歯を短絡的に結びつける信念は根強く残っています。それでは、「病原体仮説」にしたがって口腔内のバクテリアを叩くと、虫歯は本当に予防あるいは治療できるのでしょうか？

虫歯の原因である乳酸から唾液が歯を守る

　歯のエナメル質を溶かして虫歯の原因となるのは、たしかに口腔内バクテリアが産生する乳酸です。その乳酸の作用を中和して虫歯を予防するのは、私たちの唾液です [584][585][586][587][588][589]。唾液は乳酸を中和するバッファー（緩衝液）役を担っています。唾液中の乳酸を中和するバッファーの主役は重炭酸イオンであり、これは糖のエネルギー代謝によっ

163

て産生される二酸化炭素がもとになっています [590][591][592][593]。この唾液中の重炭酸イオンは、虫歯だけでなく、逆流性食道炎による食道粘膜損傷の主要な予防役も担っています[594]。さらに唾液には、エナメル質の再石灰化作用や抗バクテリア作用を有するタンパク質も含んでいます [595][596]。

▷ **唾液が歯を守るしくみ**

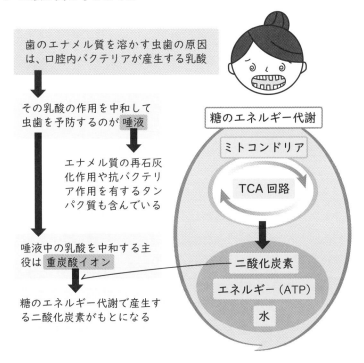

歯のエナメル質を溶かす虫歯の原因は、口腔内バクテリアが産生する乳酸

その乳酸の作用を中和して虫歯を予防するのが 唾液

エナメル質の再石灰化作用や抗バクテリア作用を有するタンパク質も含んでいる

唾液中の乳酸を中和する主役は 重炭酸イオン

糖のエネルギー代謝で産生する二酸化炭素がもとになる

糖のエネルギー代謝

ミトコンドリア

TCA 回路

二酸化炭素

エネルギー（ATP）

水

唾液が出にくくなると虫歯になる

　糖のエネルギー代謝の低下によって引き起こされる「シェーグレン症候群」では、唾液腺に慢性炎症が起こるた

めに唾液が出にくくなります。そのため、シェーグレン症候群では虫歯が多発します [597][598][599]。

　また、アフリカのタンザニアの狩猟採集民族であるハッザ族の虫歯に関して興味深い調査が報告されています [600]。狩猟採集のハッザ族の男性は、脱水症状になるまでハチミツを食べます。そして、ハッザ族の男性の口腔内の唾液腺が蜜ろうで詰まり、唾液循環の減少から虫歯になることが報告されています。

唾液の分泌は糖のエネルギー代謝が鍵になる

　虫歯を予防する唾液分泌は、甲状腺機能やミトコンドリア機能、つまり糖のエネルギー代謝に依存しています [601][602][603][604]。糖のエネルギー代謝が回っていると、十分な唾液が出てバクテリアが産生する乳酸を中和し、かつ口腔内バクテリアの過剰増殖を抑えることができるのです。

甲状腺機能が低下すると、あらゆる分泌機能が低下する

　唾液が分泌できなくなる病態に、前述したシェーグレン症候群があります（ほかにも涙腺の分泌も悪くなって、目も乾燥する）。現代医学ではこの病態は、「自分の免疫系が自分の唾液腺を攻撃する」という人間の勝手な発想（サイエンスではない）によって自己免疫疾患に分類されています。しかし、この「シェーグレン症候群」は、甲状腺機能低下（＝糖のエネルギー代謝低下）の部分症状にすぎません。甲状腺機能が低下すると、あらゆる分泌腺からの分泌が低下して機能障害を引き起こします。

05 虫歯の原因はなにか？ ❷
エストロゲンが歯や骨を溶かす

女性ホルモンのひとつ、エストロゲンが
厄介な働きをする

　虫歯や歯周病には、女性のほうがなりやすいことが知られています [605][606]。この虫歯の性差には、エストロゲンというホルモンが関与しています。エストロゲンは骨粗しょう症を引き起こしますが、歯だと、いわゆるグラグラして抜けそうな歯となり、歯周病や虫歯を引き起こすからです [607]。動物実験では、**エストロゲンを産生する卵巣を除去すると、虫歯の発生率が低下する**ことが示されています[608]。ピル（エストロゲン製剤）の服用によって、歯周病になりやすいことも知られています [609]。

　2019 年には、一酸化窒素によるミトコンドリア機能不全によって骨が融解し、骨粗しょう症が引き起こされることが報告されました [610]。エストロゲンは体内で一酸化窒素の産生を高める主要な要因です [611][612]。さらに一酸化窒素から誘導される腫瘍壊死因子（TNF）も近年になって、骨粗しょう症の主要な原因とされています [613][614][615][616][617]。エストロゲンによって誘導される一酸化窒素や腫瘍壊死因子（TNF）が、歯や骨の融解に深く関与しているのです。閉経後に虫歯や骨粗しょう症になりやすいのは、閉経後にむしろ脂肪組織や皮膚を中心に、全身の細胞からエストロゲンの産生が高まるからです [618][619][620][621]。現代医学では閉経後

にエストロゲンが減少すると逆を教えています。強い抗エストロゲン作用を持つプレグネノロン（糖のエネルギー代謝から体内合成される保護ホルモン）には、骨を再生する能力があります [622][623][624]。

▷ 骨に影響を与えるものは歯にも影響を与える

エストロゲン

- 骨粗しょう症を引き起こすが、いわゆるグラグラして抜けそうな歯となり、歯周病、虫歯の原因となる
- 卵巣を除去すると（エストロゲンの産生は減少）虫歯の発生率が低下する
- ピルの服用によって歯周病になりやすくなる（エストロゲン製剤＝エストロゲンが増えたのと同じ）
- エストロゲンによって、誘導される一酸化窒素（NO）や腫瘍壊死因子（TNF）が歯や骨の融解に深く関与している

甲状腺ホルモン

- 骨の新陳代謝を促し、骨や歯を丈夫にする
  ➡ 甲状腺ホルモンを投与すると虫歯が減少する

プレグネノロン※

- 骨の新陳代謝を促し、骨や歯を再生させる能力がある

プレグネノロン　ストレスから身を守る抗ストレスホルモン。コレステロールから産生されるステロイドホルモンの一種。ミトコンドリアにおける糖のエネルギー代謝を高める。

06 虫歯の原因はなにか？❸ エンドトキシン

エンドトキシン（内毒素）が虫歯や歯周病の原因になる

そのほかに、虫歯に影響を与える因子として重要なものは、エンドトキシン（内毒素）です。痛みを伴う虫歯や壊死した歯根管にはエンドトキシンが存在することが示されています[625][626]。また痛みなどの症状を伴う虫歯には、よりエンドトキシン量が多いことが報告されています[627]。

腸内だけでなく、口腔内にもエンドトキシンを放出するグラム陰性菌が存在しています。ポルフィロモナス・ジンジバリスというバクテリアもそのひとつで、口腔内でもエンドトキシンを放出して虫歯や歯周病の原因となっています[628][629][630]。**口腔内に発生したエンドトキシンも、リーキーガットと同じく口腔粘膜の上皮を破壊して血液内に入り、全身のエンドトキシン血症から慢性病を引き起こします**[631][632][633][634]。

また、この口腔内のバクテリア、ポルフィロモナス・ジンジバリスは、小腸内に移行してリーキーガットから全身性のエンドトキシン血症を引き起こすことがわかっています[635]。昔から、緩下剤（緩やかに効く中程度の作用強度の下剤）などで歯周病の症状が軽くなるのも、小腸内で発生したエンドトキシンが関与しているからです。

重症の歯周病の人では、軽く咀嚼しただけで、口腔内のバクテリアからエンドトキシンが放出され、全身の血液に入っ

ていくという恐ろしい結果が出ています[636]。実際に虫歯や歯周病に伴うエンドトキシンによって、全身で炎症反応、特に一酸化窒素（NO）発生やプーファの脂質過酸化反応が高まり、うつ病を引き起こすことが報告されています[637]。一酸化窒素（NO）は、ミトコンドリアでの糖のエネルギー代謝を阻害するため、「ニトロソ化ストレス」と呼ばれるほど、あらゆる病態に関与しています[638][639][640][641][642]。

虫歯や歯周病にもハチミツが有効

このようにエンドトキシンが虫歯や歯周病の主要な原因になっていますが、Chapter1 でもお話ししたように**エンドトキシンにもハチミツが有効**です。**唾液分泌にも糖質が不可欠**です。したがって、虫歯や歯周病の予防と治療に昔からハチミツの効果が認められているのは当然の結果です[643][644][645][646]。

虫歯の原因は現代食にある

Chapter3-05「虫歯の原因はなにか？❶ 虫歯の原因は糖質か乳酸か」虫歯の原因である乳酸から唾液が歯を守る にも出てきたタンザニアの狩猟採集ハッザ族の研究では、女性の食事を現代食に近い食事（米、トウモロコシ、豆類）に変えると、虫歯の発症率が 16 〜 42％へ上昇したことが示されています（次頁図）。

▷ **現代食と原始的な食事ではこんなに差が出る**

ハッザ族の狩猟採集族の女性の食事を街のような食事（現代食に近いもの）に変えると……

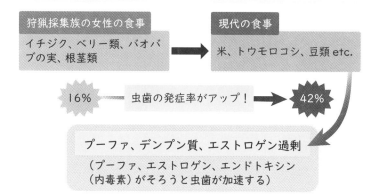

また、街に住むハッザ族の乳幼児の77％にエナメル質の異常が認められたのに対し、狩猟採集のハッザ族の乳幼児には14％しかエナメル質の異常がありませんでした。これは、前者の離乳食の食事内容がトウモロコシ、イネ科の雑穀のおかゆや大豆に対し、後者の狩猟採集社会では肉のだし汁（ブロス）、噛んでやわらかくした肉、ハチミツ、バオバブの実だったからです。**街の食事では、プーファ（コーンなど）、エストロゲン（大豆）リッチになってしまいます**（次頁図）。

プーファやエストロゲン、エンドトキシン過剰が歯を守るコラーゲン組織を溶かす

エンドトキシンが虫歯や歯周病を引き起こすには、プーファの代謝産物であるエイコサノイド（プロスタグランジン

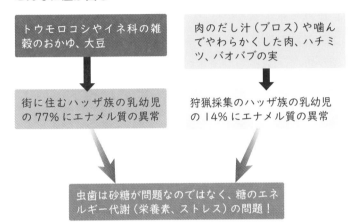

▷ 乳幼児の離乳食でも、現代食と原始的な食事では
こんなに差が出る

トウモロコシやイネ科の雑穀のおかゆ、大豆

肉のだし汁（ブロス）や噛んでやわらかくした肉、ハチミツ、バオバブの実

街に住むハッザ族の乳幼児の 77% にエナメル質の異常

狩猟採集のハッザ族の乳幼児の 14% にエナメル質の異常

虫歯は砂糖が問題なのではなく、糖のエネルギー代謝（栄養素、ストレス）の問題！

E) が主要な働きをします。このプーファの代謝産物がなければ、エンドトキシンだけでは炎症によって歯を溶かすことはできませんでした [647]。

　加齢により、プーファとエストロゲンは溜まりやすくなり、虫歯もより深刻化していきます。若いときは、歯の表面のエナメル質だけ溶ける場合が多いですが、加齢現象にともない、エナメル質のさらに奥の象牙質から歯髄まで溶けやすくなっていきます。

　ここでいう「加齢」とは実際の年齢だけではなく、その人のライフスタイルにもよります。象牙質や歯髄には、豊富なコラーゲンが含まれています。コラーゲンはエナメル質の大半を占めるミネラル組織のハイドロキシアパタイトよりも、外力に対して強靭です。**コラーゲン組織がダメージを受ける**

と、それだけで歯の組織の安定性が崩れて、咀嚼のたびにバクテリアやバクテリアから産生されるエンドトキシン（内毒素）に侵されるようになり、より深い虫歯になります。

　加齢現象が進んでいる人や、若者であっても現代の食事や環境からプーファやエストロゲン過剰で加齢現象が進んでいる場合、体内の炎症によって口腔内にこのコラーゲンを溶かす酵素が大量産生されます。その代表的な酵素は、「マトリックスメタロプロテアーゼ（MMP）」と呼ばれています [648][649][650][651][652][653][654]。私たちの体内に蓄積するプーファの過酸化脂質やエストロゲンは、このコラーゲンを溶かす酵素（MMP）の産生を促します [655][656][657][658][659][660][661][662]。これらの**プーファやエストロゲンで誘導されたコラーゲン溶解酵素は、口腔内バクテリアではなく、私たちの唾液や象牙質から分泌されます** [663][664][665][666]。つまり、プーファやエストロゲン、エンドトキシン過剰という宿主側の要因が、深い虫歯の原因になっているのです。

　ちなみに、歯周病でもこのコラーゲンを溶かす酵素が炎症を引き起こす原因となっています [667][668][669][670]。**ハチミツには、このコラーゲンを溶かす酵素をブロックする作用があります** [671][672][673]。

　コラーゲンを溶かす酵素は、コラーゲン組織の新陳代謝において必須のタンパク質です。ただ、それが過剰に出ることで、組織破壊が進みます。ガン細胞の転移や毒性物質（遺伝子ワクチンの遺伝子や過酸化脂質など）を含んだエクソソーム（細胞外小胞）などが遠隔組織に到達するためには、どうしても組織の周囲をガードしているコラーゲン組織を溶かす

必要があります。この場面では、コラーゲン溶解酵素が過剰に分泌されています。ハチミツはそのコラーゲン溶解酵素の過剰分泌を止める作用があります。

▷ 深い虫歯ができるしくみ

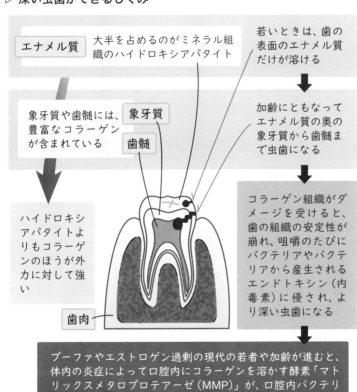

エナメル質　大半を占めるのがミネラル組織のハイドロキシアパタイト

若いときは、歯の表面のエナメル質だけが溶ける

象牙質や歯髄には、豊富なコラーゲンが含まれている　象牙質　歯髄

加齢にともなってエナメル質の奥の象牙質から歯髄まで虫歯になる

ハイドロキシアパタイトよりもコラーゲンのほうが外力に対して強い

コラーゲン組織がダメージを受けると、歯の組織の安定性が崩れ、咀嚼のたびにバクテリアやバクテリアから産生されるエンドトキシン（内毒素）に侵され、より深い虫歯になる

歯肉

プーファやエストロゲン過剰の現代の若者や加齢が進むと、体内の炎症によって口腔内にコラーゲンを溶かす酵素「マトリックスメタロプロテアーゼ（MMP）」が、口腔内バクテリアではなく、私たちの唾液や象牙質から大量に分泌される

プーファやエストロゲン、エンドトキシン過剰という宿主側の要因が、深い虫歯の原因になっている

07 虫歯の原因はなにか？ ❹ 食事が原因となる

虫歯予防には食事内容にも気をつける

　ケトン食などの糖質制限食は骨組織を破壊して、骨粗しょう症を引き起こします [674][675]。**歯も糖質制限で弱まり、むしろ虫歯を促進する**ということです。しかし、長年、プーファやエストロゲン過剰であった人がハチミツの摂取を開始して、前歯などに虫歯ができたという症例があります。

　このような症例は、すでにプーファやエストロゲンによって甲状腺機能低下から唾液減少および口腔内バクテリア増殖状態になっていることが考えられます。この状態でハチミツなどの糖質を多く摂取すると、唾液が回りにくい前歯などの箇所にバクテリアが増殖し、虫歯の原因となります。したがって、このような症例の場合はプーファおよびエストロゲンフリーを大前提にして、**糖のエネルギー代謝が戻るまでは、糖質を多く摂取したときにはしっかりとプラークコントロールをするとよいでしょう**。この場合も、宿主側の問題が大きいため、口腔内バクテリアの増殖および乳酸産生によって虫歯が発生しています。**虫歯は、糖質をエサにするバクテリアによって発生するという従来の「病原体仮説」ではなく、あくまでも「宿主側」の問題が引き起こす病態**です。

　したがって、ハチミツなどの糖質を摂取したことが直接の原因になっているわけではなく、現代人のプーファやエストロゲン過剰こそが、虫歯の直接の原因なのです（次頁図）。

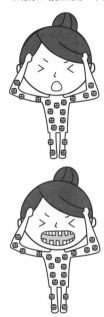

プーファやエストロゲン過剰の人は

↓

すでに甲状腺機能低下から唾液減少および口腔内バクテリア増殖状態になっている

↓

この状態でハチミツなどの糖質を多く摂取すると、唾液が回りにくい前歯などの箇所にバクテリアが増殖し、虫歯の原因となる

↓

ハチミツを食べはじめると、前歯などに虫歯ができることがある

↓

プーファおよびエストロゲンフリーを大前提にして、糖のエネルギー代謝が戻るまでは、しっかりとプラークコントロール※をする

プラークコントロール　プラーク（歯垢）を取り除き、口内環境を整えること。

抗生物質の低容量での使用は糖のエネルギー代謝を回す

　低容量のテトラサイクリン、ミノサイクリン、ドキシサイクリン（抗生剤としての作用が出ない）は、歯周病に有効であることがわかっています[676][677][678][679][680]。これらの抗生物質の低容量での使用は、ハチミツやキノン（エモジンなど、ビタミンKに代表されるミトコンドリアの電子伝達系の促進物質で、糖のエネルギー代謝を高める酸化物質）などの酸化物質と同じく、還元ストレスによる過剰な活性酸素・窒素種の発生を抑止する作用があり、糖のエネルギー代謝を回す物質です[681][682][683]。

Chapter3　ハチミツおよび糖質に対する誤解を解く

175

08 反応性低血糖（機能性低血糖）に糖質制限が有効？

低血糖様症状と低血糖症状の違い

　食後2〜5時間後に低血糖様症状が出る状態は、「反応性低血糖」あるいは「機能性低血糖」と呼ばれてきました。具体的には、全身の脱力、振戦（手のふるえ）、嘔気、空腹感、発汗、眩暈などの症状が報告されています [684][685]。低血糖様症状としているのは、反応性低血糖（機能性低血糖）と診断される人の血糖値を調べると、必ずしも低血糖になっていないことがあるからです [686][687]。低血糖による症状と診断するためには、次の3つの項目を満たす必要があります（ウィップルの三徴）[688]。

❶低血糖症状（全身の脱力、振戦（手のふるえ）、嘔気、空腹感、発汗、めまいなど）
❷血糖値の低下
❸糖質摂取で症状の改善

　したがって、症状だけで低血糖がない場合は、低血糖発作とは診断できません。このように、現代医学でも反応性低血糖（機能性低血糖）の正確な指標、検査や定義がないのが現状です [689]。通常は、**低血糖になるとコルチゾール、アドレナリンなどのストレスホルモンが分泌されるため、いわゆる低血糖症状が出ます。この症状が、食後少し遅れて出現する状態**と解釈すればよいでしょう。

反応性低血糖はなぜ起きる ❶　食事内容

反応性低血糖は、主に2つの原因で起こります。

❶ 食事内容 デンプン質と高タンパク質の過剰摂取
❷ 細胞側のアンテナ異常 糖を細胞内に入れる役割をするインシュリンに対する細胞側のアンテナの異常

　まず❶の食事内容です。デンプン質と高タンパク質の過剰摂取は、インシュリンの過剰分泌から低血糖を引き起こす可能性があります [690][691]。インシュリンは、糖だけでなく、タンパク質が分解されたアミノ酸を細胞内に入れるときにも分泌されます [692][693][694]。このときに、アミノ酸と一緒に血液中の糖も細胞内に取り込まれるため、迅速に糖を血液中に補充（糖質を摂取するか、体内で糖を新しくつくり出す（糖新生））できなければ、低血糖によるストレス反応が引き起こされます。特に現代人は、体内でタンパク質（アミノ酸）や脂肪から糖を新しくつくり出す酵素がブロックされている場合が多いので、低血糖を引き起こす可能性があります。

　これらの食事内容によって食後低血糖が起こる場合は、**糖質制限するのではなく、糖質の種類をデンプン質からハチミツやショ糖などの果糖（フルクトース）を含むものに変更することが解決策**になります。なぜなら、フルクトースは、過剰なインシュリンの分泌を抑えるからです（フルクトースは、食後血糖値の上昇を示す指標であるグリセミック・インデックス（GI）値が低い）。

　そして、タンパク質を摂取するときには、ハチミツやショ

糖などの糖質を一緒に摂取することが大切です。

反応性低血糖はなぜ起きる ❷　細胞側のアンテナ異常

　次に、❷の糖を細胞内に入れる役割をするインシュリンに対する細胞側のアンテナの異常によって、食後の低血糖様症状が引き起こされます。その異常には、インシュリンに対する細胞のアンテナが鈍るものと、逆に鋭敏になるものの2つがあります[695][696]。

　アンテナが鈍るものが、II型糖尿病の特徴である「インシュリン抵抗性」と呼ばれる状態です。プーファあるいはエストロゲン過剰でインシュリン抵抗性が引き起こされます[697][698][699][700][701][702][703][704]。インシュリン抵抗性があると、膵臓から過剰にインシュリンが分泌されます。過剰なインシュリン分泌が起こると、食後しばらくしてから糖が細胞内に入りはじめて、低血糖を引き起こします[705]。インシュリンに対する細胞のアンテナの機能が低下しているため、過剰なインシュリンが徐々に効きはじめます。この「徐々に」というのが、低血糖が「食後しばらくして」から発生することに繋がります。

　このタイプの食後低血糖は、将来II型糖尿病になるリスクが高まると報告されています（インシュリンに対する細胞のアンテナ機能が失われる）[706][707]。この場合も、糖質制限してもインシュリンに対する細胞のアンテナ機能を改善することはできません。むしろ**プーファフリーを大前提として、細胞内に入ってエネルギー源となる果糖（フルクトース）を含むハチミツやショ糖の摂取がインシュリンを必要としない**

根本的な解決策になります。そしてプーファフリーを実践すると、長期的に細胞のインシュリンに対するアンテナ機能も改善していきます。

　インシュリンに対する細胞のアンテナが鋭敏になる場合も、食後低血糖を引き起こします [708][709][710]。この場合は、糖質を迅速に細胞内に入れる必要性にかられている状態です。つまり、細胞にエネルギー源となる糖が欠乏している状態です。この状態で、糖質制限すれば、細胞のストレスはさらに高まり、低血糖様症状が悪化します。**細胞のインシュリンに対するアンテナの異常があるケースは、いずれも糖の細胞内利用が不足している状態**であることがわかります。

　細胞内糖利用がブロックされているのは、甲状腺機能低下症の特徴です。したがって、甲状腺機能低下症の部分症状として、反応性低血糖（機能性低血糖）が起こります [711]。甲状腺にダメージを与える糖質制限は、さらに糖の細胞内利用不足に拍車をかける危険な行為です。

　最後に、非常に稀な例ですが、インシュリンを過剰分泌する腫瘍があります。この腫瘍がある場合は、低血糖症状になるのは必至です。

　以上から、**反応性低血糖を防ぐには、個々の身体の状態にあわせた糖質の種類の選択および糖のエネルギー代謝を回すべく果糖（フルクトース）を含む自然の甘味（ハチミツ、ショ糖、果物など）を摂取することです。**根本的解決には、これに加えて、プーファとエストロゲンフリーを実践する必要があります。つまり、甲状腺機能を低下させる糖質制限と真逆のことをすることが根本治療になります。

▷ **反応性低血糖（機能性低血糖）の解決方法**

ケース**❶**

プーファ過剰の現代人が、デンプン質や
高タンパク質を摂取した場合

考察

インシュリンの過剰分泌から低血糖が
起こる可能性がある

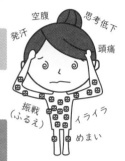

空腹　思考低下
発汗　　　　頭痛

振戦　　　　イライラ
（ふるえ）　めまい

ケース**❷**

インシュリンに対する細胞のアンテナ
の異常（甲状腺機能低下）の場合

考察

インシュリンの過剰分泌あるいは反応性
亢進から、低血糖が起こる可能性がある

糖質制限は
甲状腺機能を
低下させて、
症状を悪化
させる

解決方法

根本治療は、プーファおよびエストロゲンフ
リーを大前提として、フルクトース（果糖）を
含んだ自然の甘味（ハチミツ、ショ糖、フルー
ツなど）を摂取すること

糖に中毒性はあるのか？

砂糖をやめても禁断症状は出ない

　一般的な健康ポップカルチャーでは、「砂糖は麻薬と同じで中毒性がある」と流布しています。中毒とは、「健康を害するにも関わらず、衝動的に薬を求める慢性的な脳の病気」と定義されています[712]。したがって、砂糖に中毒性があるのなら、慢性摂取で健康を害するということになりますが、これまでお話ししてきたように結果はその逆で、健康増進作用ばかりです。まさに「良薬口に甘し」です。また砂糖がほかの栄養素よりも過食になったり、肥満になったりするといったエビデンス（証拠）も認められません[713][714][715][716][717]。

　薬物中毒では、覚醒剤などのドラッグを得るために、家族・知人などからお金や貴重品を盗んだり、注射器の使い回しをしたりするといった自己破壊的な行動が認められます[718]。砂糖中毒者のために、レストランやスーパーなどで砂糖が盗まれないように厳重に保管されているという話は聞いたことがありません。また、砂糖摂取によって血糖値が上がることで、それ以上の欲求は抑えられます。これは、あくなき欲求に突き動かされる中毒といえません。

　また覚醒剤、麻薬、抗うつ薬、睡眠薬やアルコールなどの薬物には、使用を中止したときの禁断（離脱）症状があります[719][720][721][722]。アルコールの禁断症状では、高熱、発

汗、頻脈（ひんみゃく）、精神錯乱、痙攣（けいれん）などが出ます [723][724]。覚醒剤の禁断症状では、抑うつ、過食、過眠、モチベーションの低下などが起こるため、再び覚醒剤を求める強い願望にかられます [725][726][727]。一方、**砂糖断ちしたからといってこのような異常な禁断症状は出ません**。砂糖を止めて低血糖になった場合、空腹感や集中力の低下が起こります。しかし**砂糖断ちしても、ほかの食品中にある糖質が十分にあれば低血糖が起こらないため、何も問題は起こりません**（次頁図）。

「食物中毒」というのは存在せず「摂食中毒」になる

　砂糖にかぎらず、塩や脂質などにも「**食物中毒**」という言葉が使われています。その中で、砂糖などの甘い食べものの中毒というのは、全体の5％以下でしかありません [728]。しかし、**実際に何かの食品に中毒性がある訳ではなく、むしろ食べる行為そのものに中毒性がある、いわゆる「摂食中毒（現在では摂食障害に分類される）」である**ことが指摘されています [729][730][731]。実際に「食物中毒」という病名は、国際疾病分類（ICD-11）や米国精神医学会が発行している「精神障害の診断および統計マニュアル（Diagnostic and Statistical Manual of Mental Disorders version5, DSM-5）」にも存在していません [732]。それは、薬物中毒と砂糖を求める行為は、脳生理学的にも同じではないからです [733]（次頁図）。

なぜ砂糖に中毒性があるという誤解が広まったのか？

　その理由のひとつには、薬物中毒と砂糖摂取について調べ

中毒とは？

健康を害するにも関わらず、衝動的に薬を求める慢性的な脳の病気

参考 NIDA The Science of Drug Use and
Addiction. (accessed on 3 May 2021)[712]

砂糖を食べて健康を害することもなければ、薬物のように自己
破壊的行動までの衝動を引き起こすことはない

薬物、アルコールのような使用中止に伴う異常な禁断症状は、
砂糖にはない

「食物中毒」という病名は、国際疾病分類（ICD-11）や米国
精神医学会が発行している「精神障害の診断および統計マ
ニュアル（Diagnostic and Statistical Manual of Mental
Disorders version5, DSM-5）」にも存在していない

参考 Food Addiction and Its Relationship to Weight- and Addiction-
Related Psychological Parameters in Individuals With
Overweight and Obesity. Front Psychol. 2021;12:736454[732]

薬物中毒と砂糖を求める行為は、脳生理学的にも同じではない

参考 American Psychiatric Association. Diagnostic and Statistical
Manual of Mental Disorders: DSM-5. 5th ed. American
Psychiatric Association; Washington, DC, USA:2013[728]

た少数の動物実験があります。ほかにも、機能的磁気共鳴画
像（fMRI）を用いて脳の活動を調べたいくつかの研究の結
果解釈が、誤解の大もとになっています。

　まず、動物実験の結果を見ていくと、覚醒剤などの薬物中
毒でも関与するドーパミンという神経伝達物質が砂糖摂取
でも上昇するという結果が報告されています [734][735][736]。

Chapter3　ハチミツおよび糖質に対する誤解を解く

ドーパミンは報酬系の神経伝達物質といわれています。ところが、食欲を低下させたり、その逆に食欲を上昇させたりした動物実験では、このドーパミンをブロックしても食欲に影響は出ませんでした[737][738][739]。近年では、脂肪組織や小腸粘膜から放出されるレプチンと呼ばれるタンパク質が、食欲をコントロールしていることが示されています。また、食欲を高めるグレリンというタンパク質もドーパミンを必要としません[740]。そのほか、ブドウ糖によって小腸から食欲を調整するコレシストキニンやグルカゴン様ペプチド-1 などのタンパク質も放出されることがわかっています[741][742][743]。

このように、食欲には現在ではほかのタンパク質や胃の拡張度あいなど、複数の要因が関与しているため、ドーパミンが脳の報酬系を刺激して食欲を高めるという単純な動物実験の結果は過去のものとなっているのです[744]。そもそも、**覚醒剤はドーパミンを過剰に放出しますが、砂糖摂取では過剰放出は認められません。**

次に、砂糖を食べたときの機能的磁気共鳴画像（fMRI）を用いた脳の活動を調べた研究について見ていきましょう。機能的磁気共鳴画像（fMRI）は、脳の局所で血流が増加していることを検知する検査です。

脳の活動には 2 種類あります。脳神経はシナプスという指令の接続部位がありますが、ここに興奮性と抑制性の 2 種類の指令が伝達されます。いずれも脳血流そのものが高まりますが、この 2 種類の判別を機能的磁気共鳴画像（fMRI）ではできません[745]。つまり、この検査でドーパミン（興

奮性に分類される）などの神経伝達物質の測定はできません。

さらに機能的磁気共鳴画像（fMRI）の結果は、脳神経細胞間の共鳴現象や内因性の要因（ホルモンなど）など複雑な要因が関与しているうえに、検査結果の解析に一定の基準がありません[746]。たとえば、非常に弱いシグナルを血流増加と誤解することなどが頻繁に起こっています。これは、新型コロナウイルス感染症で問題となったPCR検査と同じで、いわゆる偽陽性（本当は陰性なのに陽性と出ること）が多発していることを意味します[747]。この検査自体の妥当性がまだ確立していないので、砂糖を食べたときと薬物中毒の画像結果を単純比較することはできないのです。

「砂糖は中毒性がある」という宣伝は洗脳にすぎない

脳の主要なエネルギー源は糖であり、糖を摂取することによるエネルギー生産が脳を発達させることで、人の進化に寄与してきました[748][749]。人の脳機能、特に記憶などが糖依存であることは、現代医学でさえ認めるところです[750]。低血糖では、脳細胞の脳の糖のエネルギー代謝が止まるだけでなく、炎症性物質を放出して病態の原因にもなります[751][752]。

糖質は生命体のエネルギーフローの根源であり、私たちが生命体の維持のために求めるものです。生命のフローの阻害となる合成薬剤やアルコールなどとは、根本的に異なります。覚醒剤と砂糖が同じであるというような喧伝は、まったくエビデンスがないどころか「砂糖悪玉説」を浸透させるための洗脳であることを再認識しておきましょう。

10 果糖悪玉説
果糖は慢性病の原因？

引用している実験データがナンセンス

「果糖悪玉説」を流布する糖質制限者たちが引用している動物実験は、ラット、サルなどに果糖（フルクトース）を全カロリーのなんと30～50％もの過剰量を与えた不自然なものです[753][754][755]。これは平均日常摂取量の3～5倍という、現実の日常生活ではあり得ない非生理的な摂取量です。私たちの生命の維持に最も重要である「水」でさえも、過剰摂取するとストレス反応が起きます。**どれほど健康によいとされる食材でも、過剰大量投与ではその副作用が出るのは当然**です。

さらに、彼らは「果糖（フルクトース）が腸内環境を変化させ、リーキーガットの原因になる」と主張しています。これは、日常生活ではあり得ない過剰の果糖（フルクトース）投与によって、腸内微生物が異常増殖し、腸粘膜バリアを壊す（リーキーガット）という動物実験の結果を引用しています[756]。

果糖（フルクトース）にかぎらず、食品や栄養素は1度に小腸から吸収される量には上限があります。果糖（フルクトース）でいえば、1度に25～50g以上は吸収できません[757]。吸収されない余剰の果糖（フルクトース）は大腸で腸内微生物のエサになるため、腸内微生物の異常増殖から最終的に「小腸腸内細菌異常増殖症（SIBO）」となります。こ

れを特別に「フルクトース吸収不全」なる命名をつけています。25 〜 50g 以上の果糖（フルクトース）となると、ショ糖にして 50 〜 100g 以上になります。大さじ 1 杯のショ糖は 9g 程度ですから、大さじ 5 〜 11 杯を 1 度に摂取しないと「フルクトース吸収不全」は起こりません。**私たちの日常生活で、このように大量のショ糖を 1 度に摂取することはありません**。現実的には、このような糖質制限者の脅かしを心配しなくてもよいのです。

　実際に、肥満の人を対象にした臨床実験では、果糖（フルクトース）を 1 日に 75g（大さじ 1 が 9g）食事に追加していますが、「フルクトース吸収不全」やリーキーガットをきたすような腸内微生物の変化やエンドトキシン（内毒素）の増加ももたらしませんでした [758]。

　この臨床実験では、果糖（フルクトース）が全カロリーの 20.1％と高い割合を占めているのです。この割合は米国の平均果糖（フルクトース）摂取量の 2 倍の値です [759]。この臨床実験でも過剰投与しています。すでに肥満の人を対象にしているので、この臨床実験で投与されている米国の平均果糖（フルクトース）摂取量の 2 倍の量というのは、肝臓において、明らかに果糖（フルクトース）が脂肪に変換されやすくなっています。肝臓に脂肪が蓄積することで炎症が起こる病態を「非アルコール性脂肪肝疾患（NAFLD）」と呼んでいます。この病態は、プーファによってもたらされますが、糖質制限者は、果糖（フルクトース）の過剰投与で引き起こされると喧伝しています。しかし、このフルクトース過剰投与の臨床実験でも非アルコール性脂肪肝疾患（NAFLD）

を発生させたり、悪化させたりする徴候は血液データ（中性脂肪、肝機能）からは認められませんでした。

自然界では果糖、ブドウ糖を単体で摂取することはない

今回の臨床実験では、果糖（フルクトース）以外にもブドウ糖（グルコース）を同じ量、別々に投与しています。ブドウ糖（グルコース）でも果糖（フルクトース）と同じく腸内微生物の異常増殖によるリーキーガットや肝機能障害をもたらすことはありませんでした。

そもそも自然界では果糖（フルクトース）、ブドウ糖（グルコース）が単体で分離している食品はありません（自然の甘味は、大半はブドウ糖（グルコース）：果糖（フルクトース）＝１：１で存在。ハチミツはやや果糖（フルクトース）が多い）。ハチミツは、中身が果糖（フルクトース）、ブドウ糖（グルコース）の単体で分離している例外ですが、それでもハチミツを摂取する場合は、この２つがセットになって吸収されます。

果糖（フルクトース）あるいはブドウ糖（グルコース）を単体で投与した不自然な臨床実験でも、リーキーガットや非アルコール性脂肪肝疾患（NAFLD）を起こすことはなかったのです。

私たちの実生活では、果糖（フルクトース）とブドウ糖（グルコース）のコンビネーションである**ハチミツやフルーツを摂取してリーキーガットになったり、肝臓に脂肪が溜まって炎症を引き起こしたりすることなどあり得ない**ということがわかります。

果糖は中性脂肪を増やす？

11

長期的な視点で中性脂肪が増加したという臨床試験は存在しない

　果糖（フルクトース）が中性脂肪を合成する作用があることをもって、「果糖悪玉説」が一般的な健康ポップカルチャーに浸透しています。しかし、これらの実験の大半は、日常ではあり得ない摂取量を与えた動物実験や臨床試験に基づくものばかりであり、実験デザイン、実験対象の設定自体がおかしいことは前節でお話ししたとおりです[760]。実際、過体重や肥満の人を対象にした実験でも、日常レベルの果糖（フルクトース）摂取では、中性脂肪の増加は認められません[761]。Chapter2-02「果糖の使われ方」ハチミツに含まれている果糖は小腸から吸収される　でお話ししたように、ハチミツの果糖（フルクトース）が中性脂肪に変換されるのは、エネルギーのロスであり、フルクトース変換全体の 1%以下の超マイナー経路です。

　実験デザインの比較的優れている臨床試験で、健康な男女それぞれ 12 人（合計 24 人）にフルクトース（果糖）の効果を調べたものがあります（クロスオーバー試験：試験の対象者を 2 つのグループに分け、別々の治療を行ってその効果を検証したのち、各グループの治療法を交換して再度検証する方法。ランダム化試験：試験の対象者をランダムに 2 つ以上のグループに分け、治療法などの効果を検証する方法）。

この試験では、通常の食事摂取カロリーに設定してあり、炭水化物摂取をフルクトース（果糖）に置き換えています。男性ではフルクトース（果糖）摂取量が少ない人で1日に40ｇ、多い人では1日に136ｇを摂取しています。女性ではフルクトース（果糖）摂取量が少ない人で1日に36ｇ、多い人では1日に133ｇを摂取していました。さて、その結果はどうだったのでしょうか？　フルクトース（果糖）の摂取量が増えても血液中の中性脂肪は増加しませんでした[762]。中性脂肪が増加したというのは、一過性（一時的）の上昇がせいぜいで、長い経過を見ていくと有意な変化がありません。また、フルクトース（果糖）の脂質への影響を調べた複数の臨床研究のメタ解析では、中性脂肪を増加させるのはフルクトース（果糖）そのものではなく、カロリー過剰によるものであることが明らかにされています[763]。

過剰の高フルクトース食や高ショ糖食を摂取したらどうなる？

　フルクトースを糖質として1日消費カロリーの30％という高用量を4日間投与した臨床実験があります[764]。この臨床実験では、運動しなかった場合に肝臓での中性脂肪合成（脂肪新生）が認められたものの、運動している場合（30分の自転車こぎ2回／日）は認められませんでした。このように過剰の高フルクトース食や高ショ糖食でさえも、運動を定期的に行っていれば、脂肪合成の材料にはならず、エネルギーとして消費されるのです[765][766]。ハチミツも同じく、すぐに中性脂肪になることはありません。

▷ 果糖と身体活動の関係

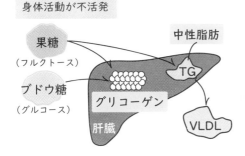

身体活動が不活発

果糖
（フルクトース）

ブドウ糖
（グルコース）

グリコーゲン

肝臓

中性脂肪

TG

VLDL

身体活動が不活発で、すでに肝臓にグリコーゲン（糖の貯蔵庫）が十分に蓄積している場合のみ、果糖（フルクトース）の一部が中性脂肪（TG）に変換されて、肝臓からVLDLというリポタンパク質によって全身に運ばれる

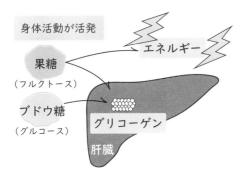

身体活動が活発

エネルギー

果糖
（フルクトース）

ブドウ糖
（グルコース）

グリコーゲン

肝臓

身体活動が活発な場合、ほとんどの果糖（フルクトース）はエネルギーとなるか、グリコーゲン（糖の貯蔵庫）に変換されて蓄積される

通常は糖質から中性脂肪はつくられない

　私たちの体内で、果糖（フルクトース）やブドウ糖（グルコース）といった単糖から脂肪をつくるには、複数の酵素やエネルギーが必要です（上図・次頁図）。**生命体はエネルギー過剰という稀な状況以外は、糖質から中性脂肪合成というような無駄なことをしません。**実際、**体内の脂肪蓄積の原因のほとんどは食べものに含まれる脂肪（中性脂肪）です**[767]。

　このように日常摂取量カロリーの範囲では、果糖（フルク

▷ 果糖の代謝は身体活動に依存する

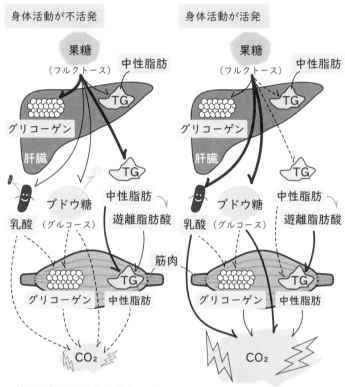

身体活動が不活発な場合のみ、肝臓・筋肉に中性脂肪が蓄積する。フルクトース（果糖）の中性脂肪合成は、毒性の強い遊離脂肪酸から体を守る作用がある

身体活動が活発な場合、ほとんどがエネルギーとして消費される

トース）を多く摂取しても中性脂肪や体重の増加は認められませんが、そもそも中性脂肪が増えることは悪いことなのでしょうか？　次節で詳しく見ていきます。

中性脂肪合成を増やすのは悪いことか？

12

ハチミツの中性脂肪を増やす作用は果糖によるもの

前節でお話ししたように、ハチミツを摂取する過程で、超マイナー経路ですが中性脂肪や中性脂肪を多く含むリポタンパク質（VLDL）の肝臓における合成が起きます。さらに、総コレステロール値が低下します。これは、ハチミツが甲状腺機能を高めることで、コレステロールの代謝（プロゲステロンやプレグネノロンなどのステロイドホルモン、ビタミンDや胆汁へ変換）が進むからです。このハチミツの中性脂肪を増やす作用も、前節でお話ししたように、果糖（フルクトース）によるものです。

果糖とメタボリック・シンドロームの関係

さて、この「中性脂肪の増加によって心臓血管疾患などのメタボリック・シンドロームになる」という仮説がまことしやかに語られています。しかし、果糖（フルクトース）とメタボリック・シンドロームの関係に疑問符が打たれるようになってきています。

中性脂肪は、3つの脂肪酸（トリグリセリド：TG）とグリセロール（グリセリン）がエステル結合したものです。高脂肪食や炎症などのストレスによって、生理的に脂肪組織に蓄積されている中性脂肪が分解されます。これを「リポリシス（脂肪分解）」といい、さらなる炎症とインシュリン抵抗

性を引き起こします（［メタ炎症］拙著「慢性病は現代食から」鉱脈社刊）。これはリポリシスが起こると、血液中に放出されるプーファが、体内の各組織に炎症ならびにインシュリン抵抗性を引き起こすからです。**果糖（フルクトース）は、この悪さをする血液中に遊離したプーファを中性脂肪に再転換する作用を持っています。**この血液中にフリーとなったプーファを回収する果糖（フルクトース）の作用によって、脂肪組織および全身の炎症を抑えることができます [768][769]。実際に、必要以上に中性脂肪の値を下げる（特にオメガ3の摂取）ことによって、脳卒中が増えることも報告されています [770]。

中性脂肪値が高いほど認知症リスクが低い

2023年に、血液中の中性脂肪の低値が認知症発症と関連していることを示す論文が発表されています [771]。米国やオーストラリアの高齢者（研究参加登録時に認知症や心血管イベントの既往歴のない65歳以上の高齢者）1万8,294人および英国の一般住民6万8,200人（平均年齢66.9歳）のデータを解析した大規模な疫学的調査です。

解析の結果、**中性脂肪値が高いほど認知症リスクが低い**ことが示されました。さらに、**中性脂肪値が高いほど加齢に伴う認知機能の低下速度が遅い**傾向も示されました。

アルツハイマー病では、炎症ゴミであるアミロイドβ（Aβ）が脳に蓄積する前に、プーファの脂質過酸化反応が起こっています [772][773][774]。プーファをうまく中性脂肪に組み込めてしまえばいいのですが、このプーファを組み入れた中性

脂肪の量が少ないと、アルツハイマー病のリスクが高まる（アルツハイマー病の指標となる）ことが報告されています[775]。

プーファはフリーの状態（中性脂肪の形でない状態）で、あらゆる慢性病の原因をつくります。したがって、私たちはプーファをフリーにしないように、中性脂肪に結合させます。実際に**プーファ（特に毒性の高い DHA、EPA）は、より中性脂肪に組み入れられやすい**ことがわかっています[776]。

プーファ過剰の現代人においてプーファを組み入れた中性脂肪の量が少ないということは、それだけ血液中でフリーのプーファが多いという結果を招くことになります。したがって、中性脂肪が少ないほど、認知症も含めた病態をつくりやすくなるのです。一方の、飽和脂肪酸で形成された中性脂肪とアルツハイマー病との間には関連性は認められませんでした[777]。

中性脂肪が悪いのではなく、中性脂肪に結合しているプーファが問題

中性脂肪が異常に高くなる状態というのも、プーファ過剰の結果で起こる現象です。プーファが過剰になると、私たちの体内ではその毒性を軽減するために中性脂肪の形にするからです。その結果、中性脂肪が血液中に異常に増えることになります。これは、血液中におけるフリーの鉄が危険なので、タンパク質に包み込んで運搬・貯蔵するのと同じことです。**プーファの場合は、中性脂肪の形で運搬・貯蔵しないと危険**なのです。

中性脂肪が少なくても、異常に高くても、同じようにフリー

のプーファが多い状態を示していることになります。今まで中性脂肪の高値が心臓血管疾患や認知症などのリスクと相関しているという疫学的調査は、実際には中性脂肪を運ぶタンパク質（TRL）を見たものです。このタンパク質には、中性脂肪に結合したプーファが脂質過酸化反応を起こしてアルデヒドが発生していることがわかっています[778]。これが炎症ゴミ（ALE化）となって動脈硬化などの原因になっているのです。

　さらに、中性脂肪を運ぶタンパク質がリポリシス（脂肪分解）を起こすと、プーファをフリーにし、過酸化脂質を発生させて炎症を引き起こします[779]。これは、中性脂肪そのものが炎症の原因になっているわけではありません。あくまでも、中性脂肪に結合しているプーファが脂質過酸化反応を引き起こすか、フリーの状態（リポリシス）になることで問題になるのです。

　以上から、中性脂肪はプーファの害悪の濡れ衣を着せられてきたことがわかります。**中性脂肪は、あくまでもプーファの害悪を軽減する目的で「結果的」に合成されるものであり、炎症の原因物質になるものではありません。中性脂肪は、「糖のエネルギー代謝をブロックして病気の場をつくる血液中のフリーのプーファを回収する」という、よい効果を持っている**のです。

果糖が痛風の原因になる？ 13

果糖が痛風の原因だという嘘

痛風は、プリン体の分解によって発生する尿酸で引き起こされる病態とされています。

プリン体とは、遺伝子（核酸）に含まれるアデニンやグアニンといったプリンと呼ばれる塩基を含む物質です。DNA、RNAなどの核酸やATP、AMPなどのエネルギー通貨もプリン体に含まれます。現代医学では、「果糖（フルクトース）がこのプリン体を増やすことで、痛風を引き起こす」という仮説をまことしやかに流布しています。これがエビデンスとは真逆のつくり話であることを解説していきましょう。

果糖が尿酸をメインで産生するわけではない

果糖（フルクトース）を急激に過剰摂取（あるいは急激に注射）した場合は、小腸での処理能力を超えるため、処理しきれなかった果糖（フルクトース）は肝臓に運ばれます。そして、肝臓での果糖分解（フルクトリシス）によって代謝されます。果糖（フルクトース）からフルクトース-1-リン酸になる過程は制御なく進行します。しかし、フルクトース-1-リン酸から次のステップ（アルドースが触媒）は、進行が非常に遅くなります。そのため、フルクトース-1-リン酸が細胞内に蓄積します。フルクトース-1-リン酸は、果糖にリン酸が結合したものなので、リン酸が消費されていきます。

リン酸が消費されると、「AMP デアミナーゼ（AMPD）」という酵素が活性化します [780][781]。

　AMP デアミナーゼ（AMPD）という酵素が活性化すると、プリン体の合成が進みます [782][783]。プリン体の産生量が多くなると、それが最終的に尿酸にまで代謝されることで尿酸産生量が高まります（次頁図）。この理屈がフルクトースの過剰摂取で痛風になるという仮説のもとになっています。しかし、そもそも尿酸がつくられる経路は、DNA や RNA といった核酸の代謝経路であり、果糖（フルクトース）摂取がメインではありません。

　さて、果糖（フルクトース）は尿酸を増やすことで実際に痛風を引き起こすのでしょうか？　それを紐解くのに重要な物質が尿酸を最終的に形成する酵素です。その酵素を「キサンチン酸化還元酵素（XOR）」といいます。全身の組織に存在しますが、肝臓と腸に強く発現しています。機能としては、「ヒポキサンチン ➡ キサンチン ➡ 尿酸」（次頁図）へ変換する触媒の役割をしています。この酵素の大変興味深いところは、環境によって酵素のタイプが変化することです（エピジェネティックに変化する、環境因子で変態する）。通常の生理的条件（ストレスがかかっていない状態）では、キサンチン酸化還元酵素（XOR）は、キサンチン脱水素酵素（XDH）として尿酸を形成する触媒作用をします。

　ところが、炎症、還元ストレス（NAD^+ 低下）下では、キサンチン脱水素酵素（XDH）は、キサンチン酸化酵素（XO）へ転換されます。キサンチン酸化酵素（XO）は、尿酸を形成する際に活性酸素種・窒素種を産み出してしまいます [784]

▷ 過剰な果糖（フルクトース）が尿酸を形成する経路

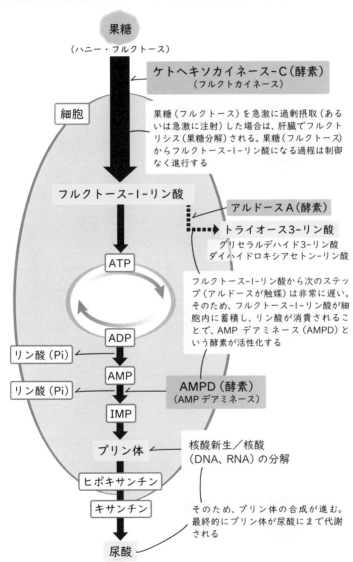

果糖
（ハニー・フルクトース）

ケトヘキソカイネース-C（酵素）
（フルクトカイネース）

細胞

果糖（フルクトース）を急激に過剰摂取（あるいは急激に注射）した場合は、肝臓でフルクトリシス（果糖分解）される。果糖（フルクトース）からフルクトース-1-リン酸になる過程は制御なく進行する

フルクトース-1-リン酸

アルドースA（酵素）

トライオース3-リン酸
グリセラルデハイド3-リン酸
ダイハイドロキシアセトン-リン酸

ATP

フルクトース-1-リン酸から次のステップ（アルドースが触媒）は非常に遅い。そのため、フルクトース-1-リン酸が細胞内に蓄積し、リン酸が消費されることで、AMP デアミネース（AMPD）という酵素が活性化する

ADP

リン酸（Pi）

AMP

AMPD（酵素）
（AMP デアミネース）

リン酸（Pi）

IMP

プリン体

核酸新生／核酸
（DNA、RNA）の分解

ヒポキサンチン

キサンチン

そのため、プリン体の合成が進む。最終的にプリン体が尿酸にまで代謝される

尿酸

[785]（次頁図）。

　これは鉄とプーファの存在下では致命傷になります。実際にキサンチン酸化酵素（XO）によって、次のことが起こります。

　　・小腸から鉄の吸収をアップ [786]
　　・フェリチン（肝臓）から鉄を遊離 [787][788]
　　・フェントン反応でハイドロキシラジカル（•OH）が発生 [789]

　そして、実際にキサンチン酸化酵素（XO）が増加するとオメガ3から形成される過酸化脂質（MDA）が増加します[790]。糖尿病ではキサンチン酸化酵素（XO）によってプーファの脂質過酸化反応が増加することで白内障を起こすことが報告されています [791][792]。

痛風は高尿酸血症が原因ではない！

　痛風は、「尿酸の値が高くなることが原因で、その尿酸が結晶化したものが組織に蓄積して炎症を起こす」と、医学の教科書によく書かれています。尿酸の結晶体が、マクロファージというお掃除役の白血球を刺激するということも平然と書かれています。

　しかし、このような記載は甚だ疑問です。なぜなら**尿酸は、私たちの血液中の最大の抗酸化物質です。私たち人類も含めた類人猿がネズミなどよりも長寿なのは、この尿酸を血液中に備えているから**です。

　一方、細胞内の抗酸化物質は、グルタチオンやチオネインと呼ばれる物質です。細胞内の抗酸化物質であるグルタチオ

▷ キサンチン酸化還元酵素（XOR）はストレス下では 致命的になることもある

※前々頁図「過剰な果糖（フルクトース）が尿酸を形成する経路」から続く

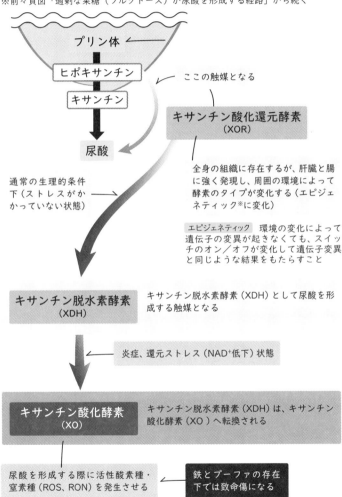

プリン体

ヒポキサンチン

ここの触媒となる

キサンチン

キサンチン酸化還元酵素
（XOR）

尿酸

通常の生理的条件
下（ストレスがか
かっていない状態）

全身の組織に存在するが、肝臓と腸
に強く発現し、周囲の環境によって
酵素のタイプが変化する（エピジェ
ネティック※に変化）

エピジェネティック　環境の変化によって
遺伝子の変異が起きなくても、スイッ
チのオン／オフが変化して遺伝子変異
と同じような結果をもたらすこと

キサンチン脱水素酵素
（XDH）

キサンチン脱水素酵素（XDH）として尿酸を形
成する触媒となる

炎症、還元ストレス（NAD+低下）状態

キサンチン酸化酵素
（XO）

キサンチン脱水素酵素（XDH）は、キサンチン
酸化酵素（XO）へ転換される

尿酸を形成する際に活性酸素種・
窒素種（ROS、RON）を発生させる

鉄とプーファの存在
下では致命傷になる

Chapter3　ハチミツおよび糖質に対する誤解を解く

201

ンは、ペントースリン酸経路を介して糖質からつくられています。ということは、糖質をしっかり摂取していれば抗酸化物質をサプリメントとして摂取する必要はありません。

　尿酸は血液の抗酸化物質で、中でもビタミンCやポリフェノールなどよりも活性酸素除去能力が高い物質です。したがって、プーファの脂質過酸化反応なども尿酸が抑えてくれます。

　実際に痛風（高尿酸血症）は、次のような慢性疾患に保護的（心身に最もダメージを与える脂質過酸化反応を止めるという意味）に働くことがわかっています。

　　・アルツハイマー病 [793]
　　・多発性硬化症 [794][795]
　　・パーキンソン病 [796]
　　・動脈硬化 [797][798]

　つまり、尿酸値そのものが高くなることが痛風を引き起こすわけではなく、あくまでも**キサンチン酸化酵素（XO）がストレス下において活性化することで、尿酸代謝の過程で活性酸素種が過剰に発生し、プーファの脂質過酸化反応から炎症が引き起こされることが原因**です。尿酸産生増加も痛風も、同じキサンチン酸化酵素（XO）が活性化する結果によって起こる事象です。

　一方の、ストレス下にない生理的条件で働くキサンチン脱水素酵素（XDH）が触媒となってプリン体が代謝される場合には、炎症は引き起こされません。

バターコーヒーではなく「ハニーコーヒー」がお勧め

　ちなみに体内の尿酸を高める物質として果糖（フルクトース）以外にも、カフェイン、イノシン、飽和脂肪酸、ナイアシンアミドなどがあります [799]。さらにコーヒーに含まれるカフェインは、果糖（フルクトース）で増加するといわれる尿酸の代謝において、炎症やストレス時に上昇するストレス酵素（キサンチン酸化酵素（XO））をブロックします [800]。そのために、尿酸のストレス下の代謝で活性酸素・窒素種が出ることはありません。

　一時期、バターコーヒーが流行しましたが、コーヒーに含まれるカフェインは糖のエネルギー代謝を回すために燃料としての糖質が必要になります。したがって、**糖質の入っていないバターコーヒーは危険**です。なぜなら、グリコーゲン（グルコースのストック）の貯蔵量が少ない現代人では、バターの脂質をエネルギー源とせざるを得なくなり、メタボリック・スイッチ（糖から脂肪のエネルギー代謝に変わる）を入れてしまうことになります。コーヒーには、ハチミツかショ糖を入れることが、心身の健康をより向上させる（糖のエネルギー代謝を高める）こととなります。ですから、**バターコーヒーではなく「ハニーコーヒー」**をお勧めします。

14 白砂糖は健康に悪い？

3年間、砂糖を舐めるだけの食生活を送っていた女性

2021年7月の臨床ダイジェストの臨床ニュース[801]に、大変興味深い臨床症例が報告されていました。「3年砂糖をなめるだけ―神経性やせ症女性の心停止の理由【研修最前線】」と題する症例報告です。3年間、砂糖を舐めるだけの食生活を送っていた40歳代前半の女性が、ショック状態で自治医科大学附属さいたま医療センターへ救急搬入されてきましたが、まもなく心停止で亡くなっています。これまで、神経性やせ症（2年前と3年前に敗血症性ショックを起こし救急搬送、挿管となった経験あり）および右大腿骨骨折（数カ月前）の既往があります。

搬送時の所見では、記載の内容を見るかぎり、血圧低下以外には特に目立ったサインはありません。血液検査では、低血糖、アンモニア、肝臓酵素と乳酸の上昇と甲状腺機能の低下が認められたようです。心電図は正常だったようですが、心臓はポンプとして機能していないという所見が認められています（左室駆出率（EF）は20％程度）。この女性の場合、症例中に特段ことわりがないので、黒砂糖でなく白砂糖を3年間舐めていたと思われます。砂糖が命綱であることを直感的にわかっていたのでしょう。しかし、白砂糖でもいずれ限界が訪れます。この心臓機能停止は、なぜ起こったのでしょうか？

この症例報告でも見事にその回答となる病態を指摘していましたが、これは典型的な「脚気」による心臓停止です。脚気とは、ビタミンB1不足による糖のエネルギー代謝のブロック（ピルビン酸脱水素酵素のブロック）によって臓器が機能不全になる病態です。エネルギー産生所のミトコンドリアの数が多い脳神経系と心臓に、真っ先に症状が出現します。**白砂糖は命の源泉ですが、精製しているためにビタミン、ミネラル類がまったくありません。通常は、ほかの食品からビタミン、ミネラル類を摂取するために、糖質は白砂糖でもよいのですが、白砂糖だけだといずれ脚気となります。**

　これは白米だけでも同じことが起きます（白米はデンプン質なので、白砂糖ほどは保たない）。江戸時代、玄米に代わって白米が徐々に普及するにつれ、脚気が広まりはじめました。米の胚芽に多く含まれるビタミンB1は、精米によって取り除かれてしまうからです。脚気は原因不明の奇病とされ、白米がいち早く普及した江戸に多かったことから、「江戸わずらい」などとも呼ばれていました。当時は米以外の副食もビタミンB1が欠乏するほど栄養に乏しいものだったからです。明治時代以降は脚気の流行がさらに拡大し、年間1万〜3万人が脚気で亡くなりました[802]。日露戦争時に陸軍軍医であった森林太郎（森鴎外）は、脚気は「脚気菌」による細菌感染症であるとする説にこだわりました。それ故に、兵士に白米ばかりを食べさせることで、戦傷者より脚気患者のほうが多く出て、壊滅状態に陥る隊すらあったのです。

　さてこの記事では、血算（全血球計算の略。血液中の赤血球や白血球、血小板の数、大きさ、白血球分類や血色素濃度、

ヘマトクリット値などを測定したもの）のデータが記載され
ていないので、貧血があったかどうかを確認できませんが、
ビタミンB12も動物性食品からしか摂取できないので、ビタ
ミンB12欠乏性の貧血が起こっていたと思われます。

　**砂糖（ショ糖）は、ブドウ糖（グルコース）と果糖（フル
クトース）に分解されて、アミノ酸、脂肪、コレステロー
ル、遺伝子などの構成成分をつくる**ことができます。これが
3年も持ち堪えられた主因です。**砂糖はまさに命の源**です。
脂肪だけ、あるいはタンパク質だけでは、白砂糖のように3
年間も持ち堪えられません。ビタミンやミネラルを含むハチ
ミツやフルーツ、精製度の低いショ糖であれば、さらに長く
持ち堪えられるでしょう。白砂糖だけで何年生きられるか？
このような人体実験は倫理的にできないため、驚きの症例報
告でした。

白砂糖もブドウ糖と果糖のコンビネーション

　一般的な健康ポップカルチャーだけでなく、現代医学、栄
養学、さらには自然療法を推奨する人たちでさえ、糖質はよ
くても白砂糖は危険だと喧伝しています。あなたも白砂糖と
聞いたら、「精製されたものは悪い」と懸念していませんか？

　砂糖だけでなく、ココナッツオイルなどでも精製したもの
に効果があることが証明されています。また、玄米よりも精
製した白米のほうが安全です。自然のものをそのまま摂取で
きればそれに勝ることはありません。

　しかし、自然界の多くのものが、自身を守るために、殻や
皮といった保護する物質で守られています。その保護物質は、

ときにそれを摂取する生命体に毒性をもたらすことがあります。したがって、それを取り除く**精製という作業は必ずしも悪いことではありません。**

　先ほどの症例でも見たように、ミネラルやビタミンがほぼゼロのショ糖成分だけの白砂糖だけで3年間も生きながらえることができるのです。

　もちろん、**通常の食事では白砂糖に含まれないビタミンやミネラルが含まれているので、白砂糖を摂取しても何も問題はないばかりか、健康増進作用があります。**それは、やはりハチミツのもたらす無数の健康効果と同じく、白砂糖もブドウ糖（グルコース）と果糖（フルクトース）のコンビネーションだからです。

　白砂糖に含まれるブドウ糖（グルコース）だけでも、免疫（形態形成維持の一部）の要とされる胸腺のコルチゾールによる分解を防いで免疫抑制を解除します [803]。さらに、ブドウ糖（グルコース）に果糖（フルクトース）が結合した白砂糖であれば、免疫力を低下させる（免疫抑制作用のある）ストレスホルモンであるコルチゾールの分泌そのものを抑えます [804][805][806]。

　2018年に報告された人の臨床試験でも、砂糖水は75kmのサイクリングのあとのコルチゾール上昇をバナナと同程度に抑えています [807]。2018年および2019年に報告された人の臨床試験では、砂糖は激しい運動後のリーキーガットおよびエンドトキシン上昇を防ぐことが示されました [808][809]（次頁図）。

▷ **砂糖は腸粘膜ダメージおよびエンドトキシンの上昇を抑制する**

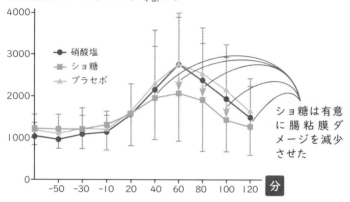

腸粘膜のダメージの指標

脂肪酸結合タンパク（I-FABP）（pg/mL）

凡例：硝酸塩 / ショ糖 / プラセボ

ショ糖は有意に腸粘膜ダメージを減少させた

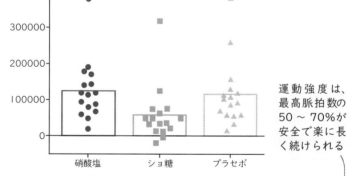

脂肪酸結合タンパク（I-FABP）（pg/mL）・120分

硝酸塩 / ショ糖 / プラセボ

運動強度は、最高脈拍数の50〜70%が安全で楽に長く続けられる

アスリートを対象としたランダム化比較試験。硝酸塩、砂糖、水のみのプラセボのいずれかを摂取し、70%の強度で60分のサイクリングを施行。腸粘膜のダメージの指標として腸管脂肪結合タンパク質（I-FABP）の血液濃度を測定

参考 Sucrose but Not Nitrate Ingestion Reduces Strenuous Cycling-induced Intestinal Injury. Med Sci Sports Exerc. 2019 Mar;51(3):436-444[809]

ブドウ糖（グルコース）と果糖（フルクトース）のコンビネーションであるショ糖のほうが、ブドウ糖（グルコース）および果糖（フルクトース）単体より糖のエネルギー代謝を高めることは、ハチミツと同じです[810][811][812]。

　1970年代には、砂糖摂取量が多い男性は、より摂取量が少ない男性よりも糖尿病になりにくいことが示されました[813]。また、単糖類やショ糖などの二糖類（ブドウ糖（グルコース）＋果糖（フルクトース））を総カロリーの85%まで高めた食事では、45%の食事と比較して著明に空腹時血糖値およびインシュリン値の低下が認められます[814]（次図）。

▷ **高ショ糖食で血糖値コントロールがより良好に（動物実験）**

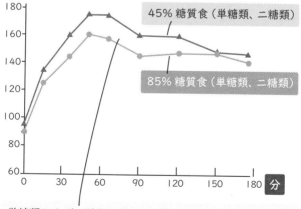

単糖類および二糖類を総カロリーの85%まで高めた食事では、45%の食事と比較して著明に空腹時血糖値およびインシュリン値の低下が認められた

▷ 次頁図に続く

単糖類および二糖類を総カロリーの 85% まで高めた食事では、45% の食事と比較して著明に空腹時血糖値およびインシュリン値の低下が認められた

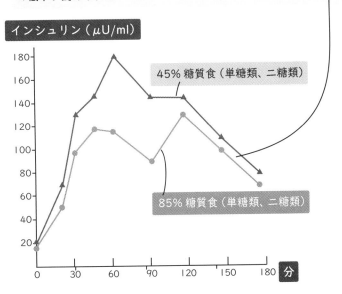

インシュリン（μU/ml）

参考 Improved Glucose Tolerance with High Carbohydrate Feeding in Mild Diabetes. N Engl J Med 1971; 284:521-524[814]

　2017 年に報告されたラットの動物実験では、食事中の炭水化物の内容をデンプン質（コーンスターチ）からショ糖に変更すると、体重、血糖値および血液中の遊離脂肪酸（現代人はプーファが主体）の低下が認められました[815]（次頁図）。

　この実験では、ショ糖食に変更したことで食事摂取量はむしろアップしますが、エネルギー支出（基礎代謝）も高まりました（次々頁図）。つまり**糖のエネルギー代謝が高まったことで体重減少した**ことが示されているのです。

▷ デンプン質からショ糖食に変えることで 肥満および血糖値が改善された（動物実験）

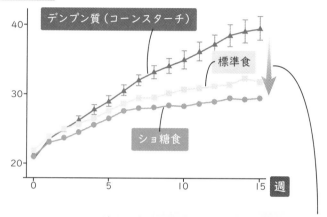

炭水化物の内容をコーンスターチからショ糖
（ブドウ糖(グルコース)＋果糖(フルクトース)）
に変更すると体重および血糖値が低下した

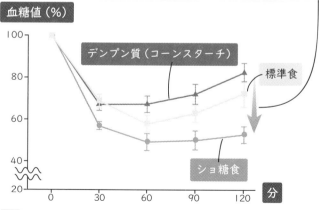

参考 Chronic high-sucrose diet increases fibroblast growth factor 21
production and energy expenditure in mice J Nutr Bioche 2017
Nov;49:71-79[815]

Chapter3 ハチミツおよび糖質に対する誤解を解く

▷ **標準食やデンプン質からショ糖食に変えると
血液中の中性脂肪や遊離脂肪酸が減少した**（動物実験）

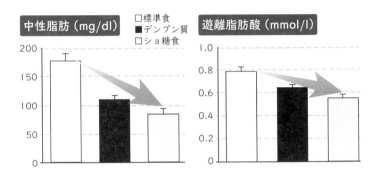

ショ糖食で、慢性病の原因である遊離脂肪酸（プーファ）が減少した

参考 Chronic high-sucrose diet increases fibroblast growth factor 21
vproduction and energy expenditure in mice J Nutr Bioche 2017
Nov;49:71-79[815]

▷ **ショ糖食は糖のエネルギー代謝をアップさせる**（動物実験）

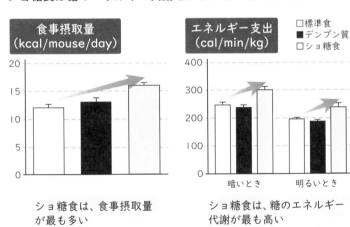

ショ糖食は、食事摂取量
が最も多い

ショ糖食は、糖のエネルギー
代謝が最も高い

参考 Chronic high-sucrose diet increases fibroblast growth factor 21
vproduction and energy expenditure in mice J Nutr Bioche 2017
Nov;49:71-79[815]

1日に100g以下の白砂糖（1日の摂取総カロリーの10%以下）でも、空腹時血糖値やＨｂＡ１Ｃ（数カ月前の血糖値の指標）値を減少させます[816]。さらに、2021年に報告された肥満のマウスをモデルにした実験では、高ショ糖食はカロリー制限をしなくても著明に体重が減少しました[817]。高炭水化物食（低タンパク質）では、カロリー制限食と同等かそれ以上の寿命延長・脳機能アップなどの健康効果が認められたことが報告されています[818][819]。

　わざわざひもじい思いをしてカロリーを制限しなくても、高糖質（炭水化物）食で十分に健康・アンチエイジング効果がもたらされるのです。

　2019年に食事内容に白砂糖を増やした臨床試験が報告されています。試験開始当時は3分の1の被検者の男性に精子の動きに問題がありましたが、1日に450gの白砂糖を食事に追加すると、2週間ですべての被検者の精子の動きが正常化しました[820]。**食事のプーファ量がそのままでも、白砂糖を加えただけで精子の糖のエネルギー代謝が回復した**のです。

　私たちの日常生活おいて、この節の冒頭でお話しした事例「ミネラルやビタミンがほぼゼロのショ糖成分だけの白砂糖でも3年間も生きながらえることができる」のように、白砂糖だけを舐めることはありません。あくまでも食事に白砂糖が加わるというのが通常であり、そのかぎりにおいて脚気などになることはあり得ません。むしろ、**食事に白砂糖のような糖質を増やすことで、より私たちの糖のエネルギー代謝が高まる**のです。

15 糖でガンが増大する？

ガンのエサは砂糖？

　ガンが砂糖をエサにして増大するというのも、現代医学の根深い迷信です。1960年代から、グルタミン、アルギニンやメチオニンなどのある種のアミノ酸制限食が、細胞実験や動物実験を中心に抗ガン作用（骨肉腫、肝細胞ガン、膵臓ガン、前立腺ガン、白血病、悪性リンパ腫、悪性黒色腫など）を持つことが報告されています[821][822][823]。2019年の扁平上皮ガンの細胞実験でも明白ですが、**ガン細胞の増大には砂糖は必要なく、グルタミンなどのアミノ酸を餌にして増大することが明らかになっています**[824]。ガンの増大がグルタミンというアミノ酸などに依存していることは、近年の悪性黒色腫、肺腺ガン、乳ガン細胞の実験でも確かめられています[825][826][827][828][829]。**実際にグルタミンの利用をブロックすることでガンの増大を抑制できる**ことも報告されています[830]。

　ガン細胞では、糖のエネルギー代謝がブロックされているため、砂糖をエサにしていては成長に十分なエネルギーが確保できません[831][832][833]。したがって、グルタミンを代替エネルギーとして使用しているのです（グルタミンからα-ケトグルタル酸に変換してTCA回路に入れる）[834]（次頁図）。

▷ ガンはグルタミンをエネルギー源にしている

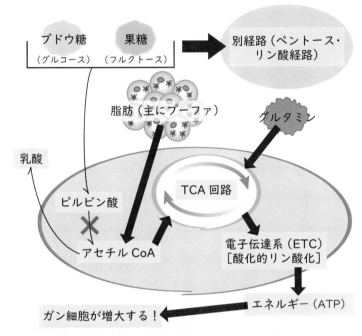

ガン細胞の増大には必ずしも砂糖は必要なく、グルタミンなどのアミノ酸をエサにして増大できる（グルタミンは、α-ケトグルタル酸に変換されて、ミトコンドリアの TCA 回路に入る）。ガンの増大がグルタミンというアミノ酸などに依存していることは、近年の悪性黒色腫、肺腺癌、乳がん細胞の実験でも確かめられている。ただし、グルタミンをブロックしてもほかの栄養源（脂肪、乳酸など）で生き残るガン細胞もある

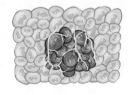

グルタミンは糖の細胞内への取り込みをブロックしますが、グルタミン以外にも脂肪がガンのエネルギーの主要な栄養素になります[835]。したがって、糖質制限をしても、脂

Chapter3　ハチミツおよび糖質に対する誤解を解く

肪やアミノ酸があるかぎりガンの増大を止めることはできません。

　糖はガン増大の主要なエサではなく、効率の悪いエネルギー源（解糖系）として使用されるか、もっぱらガン細胞に必要な（核酸）遺伝子、アミノ酸や抗酸化物質（還元物質）などの補給のために使用されます。前者が解糖系、後者がペントース・リン酸経路といいます。ガンの場合、糖がミトコンドリアのエネルギー代謝に使用されず、本来とは違う経路で消費されています[836][837][838]。このガンにおける糖の役割は、ほかのグルタミンなどのアミノ酸で代用できるので、糖質制限をしてもガンに効果がないばかりか、低血糖による脂肪分解（リポリシス）および筋肉分解（プロテオリシス）によってエサとなる脂肪やグルタミンが豊富に供給されることになるので、逆にガンの増大を招く結果になります。

　ガンの本当の死因は、腫瘍そのものではなく、筋肉や脂肪もなくなる悪液質（あくえきしつ）や抗がん剤・放射線治療などの副作用がほとんどであるという事実は、拙著「ガンは安心させてあげなさい」（鉱脈社刊）でもお伝えしたとおりです。ガン悪液質では、低血糖や慢性的ストレスによるコルチゾール上昇、あるいはそれによって誘導される炎症性物質（TNF α、NF-kB）などによって筋肉が分解されます[839][840][841][842]。その筋肉の分解で血液中にグルタミンが増加し、さらにガンの増殖を促すのです（次頁図）。

　グルタミンのほかには、アルギニンというアミノ酸もガンの増大や転移のためのエサになっています[843]。これは、アルギニンからグルタミンが体内合成されるためです[844]。

▷ **ガン悪液質** ストレスから分解された筋肉のアミノ酸が
ガンのエサになる

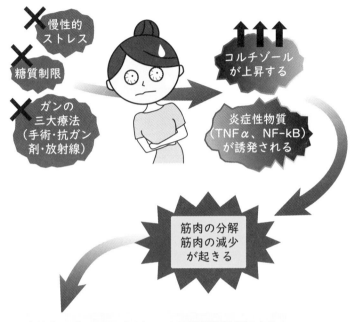

血液中にグルタミンなどのアミノ酸が遊離（増加）し、
さらにガンの増殖を促す

さらに、アルギニンから生成される一酸化窒素（NO）が脂
肪の代謝（脂肪のβ酸化）を高めるためにガンが増大・転移
します[845][846][847]。そして、アルギニンは細胞増殖作用を
持つポリアミンの前駆体でもあります[848]。糖質を制限す
ると、むしろ全身にダメージが発生するため、アミノ酸制限
のほうが注目されているのです[849]。

Chapter3 ハチミツおよび糖質に対する誤解を解く

217

ガンはアミノ酸よりも脂肪をエサにして増殖する

　ガンの特徴は、アミノ酸よりもむしろ脂肪をエサに増殖していくことです[850][851][852][853]。私が「脂肪中毒」と呼ぶように、ガン細胞は、当初は脂肪（プーファ）をエサ（エネルギー源）にして増殖しますが、次第にプーファの毒性によってミトコンドリア機能が低下し（電子伝達系のタンパク質のアセチル化、ALE 化および NAD/NADH の低下）、最終的には糖の不完全燃焼（解糖系）に頼るようになります[854][855][856][857]。これがガンの最終形態で、「**ワーバーグ現象**」と呼ばれているものです。

　つまり、ガンが糖をエサにするというのは、ガンの最終形態の結果を見ているだけであって、ガンの当初のエサは脂肪（特にプーファ）なのです。

　ガンは、「砂糖中毒」ではなく、本来は脂肪をエネルギーとし、また脂肪合成をアップして脂肪を溜め込む「脂肪中毒」組織です[858][859]。ガン細胞はその脂肪の中でも、とりわけプーファに依存しています[860][861][862][863]。そして、脂肪の中でもプーファをより好んで取り入れます[864]。ガン細胞は、外部からプーファを取り込むだけでなく、自らの細胞内脂肪合成を高め、プーファを産生して溜め込んでいます。これは、ガン細胞がプーファを細胞増殖に利用するからです[865]。

　2020 年には、それまで現代医学ではアンタッチャブルだった「オメガ 3 などのプーファがあらゆるガンのリスクを高める」ことが示されました[866]。プーファの過酸化脂質やプーファの代謝産物による炎症も、ガンを発生・活性化

▷ ガンは脂肪(プーファ)とアミノ酸(グルタミン)を エネルギー源にしている

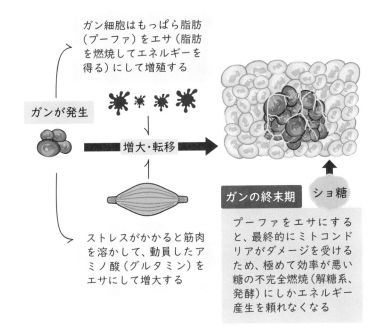

ガン細胞はもっぱら脂肪(プーファ)をエサ(脂肪を燃焼してエネルギーを得る)にして増殖する

ガンが発生

増大・転移

ストレスがかかると筋肉を溶かして、動員したアミノ酸(グルタミン)をエサにして増大する

ガンの終末期

ショ糖

プーファをエサにすると、最終的にミトコンドリアがダメージを受けるため、極めて効率が悪い糖の不完全燃焼(解糖系、発酵)にしかエネルギー産生を頼れなくなる

します [867][868][869][870][871](上図)。

　悪性度の高い脳腫瘍(膠芽腫)細胞もプーファの取り込みをブロックすることで、増殖・浸潤を抑えられたことが報告されています [872]。

　近年では、ガンの診断に、ガン細胞から放出されるエクソソーム(細胞から分泌され、細胞間の情報伝達の役割を担っている細胞外小胞)が用いられていますが、エクソソームに含まれるプーファ(アラキドン酸など)の量が多いことがガンのひとつの指標になっています [873]。

ガンの唯一の根本治療は糖のエネルギー代謝改善

　ガンは本来兵糧攻めが非常に難しく、何かひとつの物質を遮断してもすぐにそれに適応する能力を持っています（正確には生き残った細胞をガン細胞と呼んでいるだけです。ガン組織内にはさまざまな性質を持ったガン細胞が混在する）[874]。したがって、**ガンに対しては何かの物質、あるいは何かの経路をブロックする方法ではなく、根本的に糖のエネルギー代謝にスイッチさせて、免疫力を高めることが正攻法であり、唯一の根本治療になります**。実際に糖のエネルギー代謝を高める方法がガンに有効なことは、複数の研究が示すところです [875][876][877][878][879][880][881]。この方法だと副作用がないばかりか、脳、心臓、筋肉などの代謝の高い組織にもプラスの作用があります。

　砂糖を摂らない食事がガンの予防になるというエビデンスもなければ、ガン患者の余命を延ばすというエビデンスも皆無であり、むしろ糖質をしっかり摂取して糖のエネルギー代謝を高めることが最善策なのです。

乳児ボツリヌス症とハチミツ　16

ハチミツの中にボツリヌス菌はいない

　ハチミツが乳児に危険だとされるのは、非加熱のハチミツに含まれるボツリヌス菌の芽胞が乳児（特に1歳以下）の腸内で増殖し、毒素を産出するからです。1歳以下では腸内バクテリアも含めて腸内粘膜防御が脆弱なため、ボツリヌス菌が増殖するケースが稀にあります。1年に乳児が発症するケースは、10万人の乳児のうち1.9人の発症率とされています[882][883]。

　ちなみに、ボツリヌス菌の毒素による典型的な症状は、便秘、泣き声が弱い、おっぱいを吸う力が弱い、顔の表情がなくなるなど、主に筋肉の麻痺によるものです。

　乳児に非加熱のハチミツを与えたあとにボツリヌス症になったという報告が散見されますが、**不思議なことにハチミツの中にボツリヌス菌の芽胞が認められたことはほとんどありません**[884][885]。

　ボツリヌス菌は、土壌、水および空気中に存在するバクテリアです。乳児がボツリヌス症になったのは、ボツリヌス菌で汚染された空気、水、あるいはほかの食品を摂取した可能性もあるということです。さらにボツリヌス菌は、実は粉塵中にもあまねく存在しています。これらの環境中に存在するボツリヌス菌への暴露によっても乳児ボツリヌス症が引き起こされます[886]。そのため、ハチミツだけでなく、コーン

シロップでも乳児ボツリヌス症が発生します[887]。実際にコーンシロップや非加熱のハチミツの摂取によって起こる乳児ボツリヌス症は、全体の20%程度と見積もられています[888]。

　このように乳児ボツリヌス症は、**ハチミツに特異的に起こるものではなく、ボツリヌス菌に汚染された食材あるいは土埃などの吸引で起こる稀な現象**です。

乳児に放射線照射や過度の加熱処理を施したハチミツを与えない

　ボツリヌス菌に汚染されたハチミツでは、芽胞が低温では1年間以上も生き延びるため、放射線照射されているものがあります[889][890][891]。ハチミツにかぎったことではありませんが、放射線照射は食材の質を落とすためお勧めできません。放射線照射では栄養素のほとんどは破壊されます。その代表はビタミン類、脂質（プーファ）、タンパク質（特にコラーゲン）です[892][893][894][895]。特にプーファを含む食材は、放射線照射によって脂質過酸化反応が引き起こされ、食品中に過酸化脂質がタンパク質や遺伝子と結合して変性した炎症ゴミ（終末脂質過酸化物＝ALEs）を発生させます。

　これらの放射線照射された食品を食べさせた動物実験および細胞実験では、さまざまな障害が出ることが示されてきました[896][897][898][899][900][901][902][903]。また、放射線照射はバクテリアなどの食品中に存在する微生物にとってストレスになります。このストレスに耐性のある微生物が生き残り、そしてより増殖を加速させます[904][905][906]。したがって、

乳児にボツリヌス菌を恐れて放射線照射や過度の加熱処理を施したハチミツを与えるべきではありません。

やはり、1歳以下の乳児の場合は、ハチミツよりもショ糖を中心に与えると安全でしょう。外用でハチミツを使用する場合にもボツリヌス症になるという研究が発表されましたが、すぐに否定されています[907]。

ちなみに、ボツリヌス菌のような芽胞が増殖し、強い毒素を発生させるバクテリアは、炭疽菌、破傷風菌などほかにも複数あります[908]。以上のことからも、ハチミツとボツリヌス菌だけを結びつけるのは、短絡的な連想にすぎません。

▷ 乳児がボツリヌス症になる理由

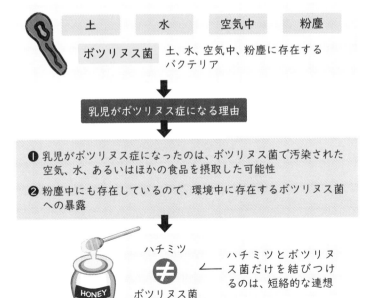

| 土 | 水 | 空気中 | 粉塵 |

ボツリヌス菌　土、水、空気中、粉塵に存在するバクテリア

乳児がボツリヌス症になる理由

❶ 乳児がボツリヌス症になったのは、ボツリヌス菌で汚染された空気、水、あるいはほかの食品を摂取した可能性
❷ 粉塵中にも存在しているので、環境中に存在するボツリヌス菌への暴露

ハチミツ
HONEY
≠
ボツリヌス菌

ハチミツとボツリヌス菌だけを結びつけるのは、短絡的な連想

17 ハチミツの健康効果に
ポリフェノールは関係ない

ハチミツに含まれるポリフェノールは
人体によい影響を与えるのか

　ハチミツには、ポリフェノール（フェノール酸とフラボノイド）などのファイトケミカル（植物に含まれる化学物質）が少量含まれています。ポリフェノールは一般的に「抗酸化物質」とされています。ハチミツの効果をこの「抗酸化」作用と記述している論文ばかりが目立ちます。

　さて、ハチミツに含まれるポリフェノールは人体にとってよい影響を与えているのでしょうか？　ポリフェノールは、もともと植物が自分の身を守るための防御物質として産生したものです。私たちがポリフェノールだけを摂取すると、強い苦みを伴います。

　ポリフェノールは、タンパク質を変性させてしまう作用もあるので、私たちは「抗ポリフェノール物質」として、ポリフェノールと結合して無毒化するタンパク質を唾液中に備えています [909][910]。ポリフェノールは、運よく小腸までたどり着いたとしても、小腸での吸収は極めて悪いことがわかっています [911]。毒性物質ですから、これは当然です。さらに運よく小腸から吸収されたとしても、すぐに肝臓に運ばれて無毒化されてしまいます。

　ポリフェノールが抗酸化作用を持つというのは、動物実験や細胞実験において、高濃度を投与した場合のみです。ポリ

フェノールが低濃度で人の体内に存在しても、その保証はありません。私たちの体内の抗酸化物質は、血液中では尿酸、ビタミンC、Eあるいはキノンであり、細胞内では主にスーパーオキシドディスムターゼ（SOD）、カタラーゼ、グルタチオンレダクターゼ、サイオレドキシンレダクターゼなどが担当しています。

　したがって、**ハチミツを含めた食品から摂取される低濃度のポリフェノールが人体で「抗酸化作用」の主体になることはありません。** もしハチミツで血液中の抗酸化能が高まったのであれば、それはハチミツに含まれるポリフェノールのせいではなく、Chapter3-13「果糖が痛風の原因になる？」痛風は高尿酸血症が原因ではない！でお話ししたように、果糖（フルクトース）による尿酸産生によるものです。あるいは、細胞内で抗酸化能が高まったのであれば、それはハチミツに含まれる果糖（フルクトース）やブドウ糖（グルコース）からグルタチオン（グルータサイオン）などの抗酸化物質が産生されることによります。

ポリフェノールは慢性病の原因となる
還元ストレスを招く

　通常、ポリフェノールは抗酸化物質を体内に産生する（転写因子Nrf2）経路を活性化しますが、これは慢性病の原因となる「還元ストレス」（細胞内をアルカリ性にするストレス）を招きます[912][913][914]。実際に抗酸化物質によってNrf2が活性化し、ガンの増大・転移が促進されることが多数報告されています[915][916][917]。動物実験においても、**抗**

酸化物質がガンを増大・転移させることが多数報告されています [918][919][920][921][922][923]。現在では、ガンにおいて抗酸化物質によって活性化される Nrf2 をブロックする治療が有望視されています [924][925]。

▷ **ポリフェノールの抗酸化作用でガンが増大・転移する**

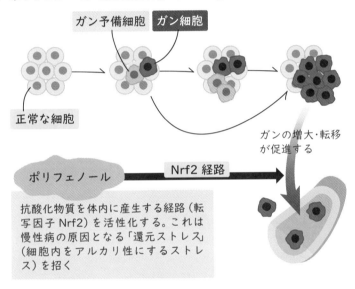

ガン予備細胞　ガン細胞

正常な細胞

ガンの増大・転移が促進する

ポリフェノール　Nrf2 経路

抗酸化物質を体内に産生する経路（転写因子 Nrf2）を活性化する。これは慢性病の原因となる「還元ストレス」（細胞内をアルカリ性にするストレス）を招く

抗酸化物質を摂取すると
酸化ストレスになる！

ポリフェノールのような抗酸化物質を慢性的に
摂取するとどうなるのか

　ポリフェノールのような抗酸化物質を、サプリのように慢性摂取するとどうなるかという興味深い研究が報告されています[926]。脂肪細胞を用いて、N-アセチルシステイン（去痰剤としても使用されている）、ビタミンE、グルタチオン（グルータサイオン）といった抗酸化物質といわれる物質を作用させています。その結果は驚くべきものでした。なんとミトコンドリアで活性酸素（ROS）が著明に増加したのです。活性酸素が過剰に産生されるとどうなるのでしょう？

　この活性酸素の発生源は、細胞内のミトコンドリア（電子伝達系）にあります。私たちの体内では、生理的条件で、日夜ミトコンドリアで活性酸素を産生しています。ミトコンドリアに「還元ストレス」がかかると、電気の流れがストップし、漏電現象として過剰に活性酸素種が産生されます。活性酸素種が発生すること自体が酸化ストレスではありません。**還元ストレスによって発生した過剰な活性酸素が、プーファおよび鉄と反応して、生命場を破壊する「過酸化脂質（アルデヒド）」を発生させることが、真の病態をもたらす「酸化ストレス」です。**

　皮肉にも、**酸化ストレスを軽減する目的で投与した抗酸化物質が、実際には細胞内で還元ストレスを引き起こし、真の**

病態をもたらす「酸化ストレス」を産生したということです。

▷ 抗酸化物質が酸化ストレスをもたらす

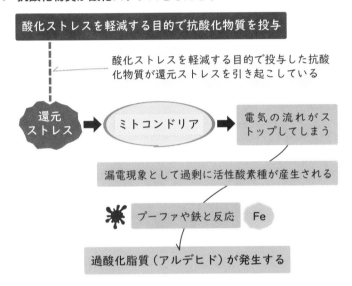

　ここで紹介した研究は、そのメカニズムが端的に示された実験結果でした。しかも、抗酸化物質は組織周囲の酸素濃度を低下させた（つまり、発生した活性酸素が酸素を消費した）ために、脂肪細胞は低酸素状態になり、乳酸を産生する羽目になりました（細胞は、低酸素状態では、効率の悪い解糖系・発酵のエネルギー代謝になる）。脂肪細胞内で活性酸素が増加することで、Ⅱ型糖尿病の特徴であるインシュリン抵抗性になることは、拙著「慢性病は現代食から」（鉱脈社刊）で詳しくお伝えしています。この脂肪細胞のインシュリン抵抗性からリポリシス（脂肪分解）が起こり、プーファが遊離脂

肪酸として血液中に放出されることで、炎症が全身に波及していきます。**抗酸化物質と呼ばれる物質は、慢性摂取すると還元ストレスを細胞に与えることで活性酸素を過剰に増加させます。**これによって、全身に炎症を引き起こし、現代病（慢性病）を引き起こすのです。これが慢性病の原因が細胞内の還元状態（抗酸化状態）であると私が言い続けている理由です。

ハチミツやコーヒーに含まれる抗酸化物質

　ハチミツに含まれるフェノール化合物やフラボノイドが、本当に私たちの人体に抗酸化作用の影響を与えているとすると、それは還元ストレスを細胞に与えて、生命場をシックネスフィールド（病気の場）に変えてしまう作用になります。しかし、ハチミツを摂取した場合でも、これらのフェノール化合物やフラボノイドの吸収率は極めて低いことがわかっています[927]。したがって、ハチミツによるさまざまな健康効果は、このような微量でしか含まれない、かつほとんど人体に吸収されない毒性を有するフェノール化合物やフラボノイドによるものではあり得ないのです。

　これと同じことがコーヒーにもあてはまります。コーヒーにも種々のフェノール化合物やフラボノイドが含まれています。コーヒーの健康効果は、主成分のカフェインが糖のエネルギー代謝を高めることであり（ミトコンドリアの活性化）、フェノール化合物やフラボノイドではありません[928][929]。コーヒーのカフェインは、ハチミツにおける果糖（フルクトース）と同じと考えると理解しやすいでしょう。

19 マヌカハニーの抗菌作用は 優れているのか？

メチルグリオキサール（MGO）は慢性病を引き起こす

マヌカハニーの抗菌作用は一般のハチミツとは違い、メチルグリオキサル（MGO）によるものといわれています[930][931]。実際にマヌカハニーは、温室で収穫されるハチミツと比較しても、メチルグリオキサル（MGO）の含有量は44倍も多く、その一方で一般のハチミツの抗菌作用をもたらす過酸化水素（H_2O_2）は少ないことがわかっています[932]。

メチルグリオキサル（MGO）は、植物がストレスを与えられると2〜6倍も産生が増加するストレス物質です[933]。植物がストレス下で産生を増加させるフラボノイドなどのファイトケミカルと同じということです。そのストレス物質の花蜜（かみつ）がハチミツに高濃度に移行したものが、まさにマヌカハニーなのです[934]。

▷ これがマヌカハニーだ！

| 植物にストレスを与える | ストレス物質を産生する | ストレス物質の花蜜が高濃度に移行している |

マヌカハニーは、オーストラリアやニュージーランドのように、比較的土壌が豊かではないシビアな環境（ストレス下）で咲く花の蜜を集めたものなのです。

　メチルグリオキサル（MGO）は、私たちの体内に入ると重要な生理活性物質となります。具体的には、メチルグリオキサル（MGO）は、炎症性物質である終末脂質過酸化物（ALEs）や終末糖化産物（AGEs）の前駆体です[935]。つまり、プーファが自動酸化して形成される過酸化脂質（反応性カルボニル化合物：RCCs）と同じ物質ということです。メチルグリオキサル（MGO）は、特に近くの脂質やタンパク質と結合して、細胞の機能・構造を変性させます。そして、そのメチルグリオキサル（MGO）結合変性物質は、マクロファージに「炎症ゴミ」として認識されることで、炎症を引き起こします[936]。このメチルグリオキサル（MGO）の強い炎症を引き起こす働きが抗菌作用として認識されているのです。

　実際、**メチルグリオキサル（MGO）は植物やバクテリアだけでなく、人体にとっても強力なストレス物質かつ炎症を引き起こす物質**です[937]。細胞を過剰に刺激して、カルシウムを細胞内に流入させて細胞の興奮状態をつくります。このことによって、血管は収縮し、血圧が上がり、長期的には動脈硬化をもたらします[938][939]。体内の炎症（エンドトキシンなど）はダイレクトにメチルグリオキサル（MGO）の産生を上昇させ、メチルグリオキサル（MGO）はさらに炎症を引き起こすという悪循環を招きます[940]（次頁図）。

　このメチルグリオキサル（MGO）は、私たちの体内で代謝されて乳酸となり、病気の場をつくり出します。この乳酸

▷ メチルグリオキサル（MGO）が厄介な理由

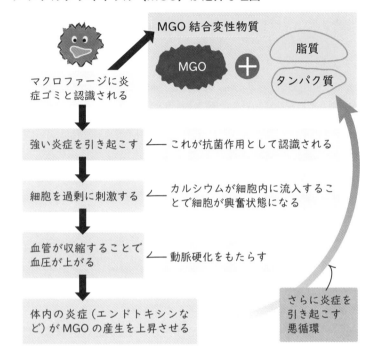

MGO 結合変性物質

MGO ＋ 脂質 タンパク質

マクロファージに炎症ゴミと認識される

↓

強い炎症を引き起こす ← これが抗菌作用として認識される

↓

細胞を過剰に刺激する ← カルシウムが細胞内に流入することで細胞が興奮状態になる

↓

血管が収縮することで血圧が上がる ← 動脈硬化をもたらす

↓

体内の炎症（エンドトキシンなど）が MGO の産生を上昇させる

さらに炎症を引き起こす悪循環

を「D-乳酸」といいますが、小腸腸内細菌異常増殖症（SIBO）で産生さる乳酸と同じ型です。その一方で解糖系で産生される通常の乳酸は、「L-乳酸」といいます。「D-乳酸」は、肝臓で「L-乳酸」よりも代謝されにくいため、より毒性が強いのです（拙著「慢性病は現代食から」鉱脈社刊）。さらにメチルグリオキサル（MGO）は、ミトコンドリアにダメージを与えて、糖のエネルギー代謝をブロックすることで、糖尿病をはじめとしたメタボリック・シンドロームを引き起こします [941][942][943][944]。

メチルグリオキサル（MGO）は体内でも産生される

20

現代食やリポリシス（脂肪分解）が原因

　メチルグリオキサル（MGO）は、マヌカハニーに含まれるだけではなく、私たちの体内でも産生されます。私たちの体内でメチルグリオキサル（MGO）は、どのような状況で産生されているのでしょうか？　メチルグリオキサル（MGO）は、私たちの体内では主に現代食やリポリシス（脂肪分解）によって過剰になったプーファが糖のエネルギー代謝をブロックした状態（解糖系が亢進）、あるいはリポリシスによって増加するグリセルアルデヒド-3-リン酸の過剰供給によって産生されます [945]（次頁図）。

　メチルグリオキサル（MGO）は、プーファの脂質過酸化反応からも形成されます [946]。したがって、メチルグリオキサル（MGO）が形成される状況下は、プーファによる終末脂質過酸化物（ALEs：過酸化脂質とタンパク質などが結合した炎症ゴミ）も大量かつ迅速に形成されます [947]。実際の生命場を乱す主体は、メチルグリオキサル（MGO）とタンパク質が反応した終末糖化産物（AGEs）ではなく、プーファから形成される終末脂質過酸化物（ALEs）です。メチルグリオキサル（MGO）自体も、アミノ酸を含む脂質構造（核酸など）と反応して終末脂質過酸化物（ALEs）を速やかに形成します。このように、私たちの体の中でメチルグリオキサル（MGO）が産生される場合、**メチルグリオキサル（MGO）**

が大量に産生される状況（プーファ過剰と ALEs）やメチルグリオキサル（MGO）による終末脂質過酸化物（ALEs）の形成が実際の問題を引き起こしているのです。決して、メチルグリオキサル（MGO）による終末糖化産物（AGEs）が悪影響を与えているというわけではありません。

▷ メチルグリオキサル（MGO）の産生と炎症の発生

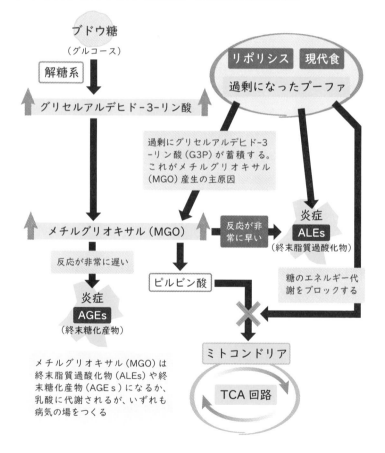

マヌカハニーをお勧めしない理由

　私たちの体内に入ると毒性を発揮するメチルグリオキサル（MGO）を擁するマヌカハニーは、過酸化水素を抗菌物質とするほかのハチミツやハニーデュー（昆虫が集めてきた木の樹液を、さらにミツバチが熟成した甘露蜜）と抗菌作用はほとんど変わらないばかりか、後者のほうが強い場合があるのです [948][949]。したがって、抗菌作用を取り立てて謳う高価なマヌカハニーを摂取する必要はありません。

　マヌカハニーを積極的に勧めない理由は、メチルグリオキサル（MGO）含有以外にもあります。**マヌカハニーは慢性病の原因となるエンドトキシンとまったく同じ作用を持つ**ことです。マヌカハニーには、マクロファージの Toll 様受容体4（TLR4）を刺激して炎症を引き起こす物質が存在しています [950]。この物質こそが、終末脂質過酸化物（ALEs）や終末糖化産物（AGEs）にほかなりません [951][952]。つまり、**マヌカハニーの中にすでに炎症性物質が存在している**ということです。

　大抵のマヌカハニーの抗菌効果を謳っている研究は、マヌカハニーの成分が「免疫を刺激する」という表現をしています [953]。これをもって抗菌作用というのは、サイエンスの基本ができていないとしかいいようがありません。なぜなら、「免疫を刺激する＝炎症を引き起こす」ということだからです。さらに、**メチルグリオキサル（MGO）の慢性摂取は、オメガ3と同様に毒性物質の排出機構である炎症さえも最終的に抑えてしまう結果になる**ことが示されています [954]。メチルグリオキサル（MGO）を慢性摂取すると、逆に免疫

力が低下（免疫抑制）してくるのです。そのメチルグリオキサル（MGO）の免疫抑制作用は、抗酸化物質と同じく Nrf2 経路（Chapter3-17「ハチミツの健康効果にポリフェノールは関係ない」ハチミツに含まれるポリフェノールは人体によい影響を与えるのか　図「ポリフェノールの抗酸化作用でガンが増大・転移する　参照）を活性化する作用によることが報告されています [955]。

　マヌカハニーの持つ「炎症を引き起こす作用」は、「抗菌作用」よりもより健康に甚大な悪影響を与えます。なぜなら、抗菌作用で排除しようとしているバクテリアは、糖のエネルギー代謝が回っていれば「問題なく共存する」か、「炎症を起こさずに生命場から自然に掃除されていく存在」だからです。バクテリアそのものが炎症を引き起こすわけではありません（病原体仮説の誤り）。バクテリアが炎症を引き起こすのは、細胞壁成分（エンドトキシンなど）などの炎症性物質を放出した場合のみです。したがって、バクテリアの存在そのものではなく、「炎症が起こる」あるいは「炎症さえも起こらない（免疫力低下、免疫抑制）」という私たちの体の状態（シックネス・フィールド）のほうが、危険信号なのです（炎症さえ起こらない免疫力低下が最も重症型）。

　マヌカハニーはその点で、炎症を加速させ、かつ長期的には免疫力を低下させる物質が入っています（エンドトキシンと同じ作用をする）。そのため、特に**糖のエネルギー代謝が低下している人、つまり甲状腺機能が低下している大多数の現代人には積極的にお勧めできないハチミツ**になります。

Chapter4

「糖悪玉説」をリアルサイエンスで紐解く

01 悪質な「糖悪玉説」を撃退する

関連団体からの献金まみれの論文

　一般的な健康ポップカルチャーでは、まだ繰り返し「砂糖悪玉説」が流布されています。ここでは、「健康になる技術大全」林英恵著（ダイヤモンド社刊）という書籍に書かれている内容について見ていきます。今回、ご紹介するこの書籍の内容は、無知がなせるものなのか故意のものか判然としませんが、結果的にはネット上で散見される人格攻撃の批判よりもはるかに悪質なものだといえるでしょう。

　この書籍の元論文は、ある人物の信念（ここでは事実やエビデンスと正反対のこと）を擁護させるために、その人物が資金を出して書かせたものです。記事の内容は、80：20の正義論（ある特定の要素2割が、全体の8割の成果を生み出すというパレートの法則）をかざして誘導するものですが、引用した元論文を詳細に見ていくことで勉強にもなります。

　元論文の内容は、英語がわかる人であれば誰でも読める平易なものなので、ぜひトライしてみてください。

　今回取りあげるのは、この書籍の第4章「食事」の中に書かれている「糖類に関する研究の不都合な真実：産業界との結びつきについて」です。誤解を招かないように、次頁からその部分を引用させていただきます。

――――――――――〈引用開始〉――――――――――

　科学の世界においては、企業が資金を提供する研究と、研究者の倫理についての問題がよく起こります。生活と密接しているパブリックヘルスの分野は特に、この点に注意が必要です。そしてこれは砂糖に関しても当てはまります。

　2016 年、著名な学術誌に衝撃的な記事が掲載されました。その内容は、アメリカの食生活のガイドラインなどをはじめとする、政策に影響を与えた論文の筆者が、業界団体から資金提供を受けて、論文の結果を操作していたというものです（＊36）。

　歴史的な背景を辿ってみましょう。まず、1943 年に、甘味料ビジネスのための業界団体として、SRF（Sugar Research Foundation）が設立されました。それから少し後の 1950 年代、アメリカでは心臓病による男性の死亡率が増加しました。当時、アイゼンハワー大統領自身も心臓発作で闘病していました。心臓病の予防が国を挙げての取り組みとなり、1960 年代、心臓病の原因に関する研究が進みます。結果、2 つの説が有力視されるようになりました。ひとつは、飽和脂肪酸やコレステロールのとりすぎ説（ミネソタ大学・アンセル・キーズ博士による）、もうひとつは糖のとりすぎ説（イギリス、クィーンエリザベス大学・ジョン・ユドキン博士による）です。

　1967 年に世界的にも権威のある医学の学術雑誌である NEJM（New England Journal of Medicine）に、キーズが唱える「飽和脂肪酸とコレステロールを減らし、不飽和脂肪酸を増

やすことが心臓疾患を防ぐ。炭水化物＝糖類による心臓病のリスクは少ない」という説を基にした論文が掲載されました（＊36, 37）。

　これにより、メディアをはじめとする世論は、心臓病予防のために食事で注目すべきは「脂肪とコレステロールである」との方向に傾き、糖類と心臓疾患の関連に関する議論は抑えられることになりました。ここから、アメリカの食生活ガイドラインや、低脂肪ダイエットへの流れが一気に作られることとなったのです（＊36）。低脂肪ダイエットに関しては、235ページにも書いた通り、現代では推奨されていません。

　この一件に関して、今回の論文は、当時何が起こったのかを歴史的な資料から明らかにしたのです。これによると、SRFは、論文に携わったハーバード大学の研究者3名それぞれに、現在の価格での約5万ドル（約650万円）を支払い、論文の結果を操作するよう依頼しました。出版前にSRFが原稿をチェックしたり、組織的な操作が行われたりしたことを明らかにしました。
　そのうちの一つの論文（＊37）の共著者のハーバード大学の研究者は、当時の同大学栄養学部の学部長で、政府組織の専門家としても意見を求められる、栄養学界の重鎮の1人でした（＊36）。政策の流れを決定づけるような論文執筆や、政策のアドバイスに関わる立場の人たちが、特定の食品団体から資金提供を受けていたこと、またそれを明らかにしていなかったことがわかり、大きく問題視されることとなりました。

現在では、学術誌においては、通常、利益相反（conflict of interest・コンフリクト オブ インタレスト）といって、関連団体からの資金提供の有無を明らかにすることが求められています。この論文では、他の研究資金については開示されているものの、SRF による研究資金については開示されていませんでした。実際、1984 年まで、NEJM は資金提供に関する開示を研究者らに求めてきませんでした（＊38）。これ以外にも、その後も SRF が後押しする製糖業界は、糖質と心臓疾患の関連性について糖類への注意を薄め、他の食べ物に焦点を当てるような研究を続けて行っていることがわかっています（＊36）。

この事例のように、たばこやアルコール、食品の業界団体による研究資金提供と、研究の結果が業界に有利なように結論づけられているという論文はいくつも出ています。例えば、飲料業界が資金提供した研究は、研究者が独自で資金を集めた研究よりも、業界に好ましいような結論が発表されていると報告されています（＊39, 40）。同様の結果は、複数の食品分野でも恒常的に見られており、ビジネスと研究の倫理観が問われています。

研究者が倫理観を持つのはもちろん重要なことですが、消費者も、研究の結果などが発表された際には、必ず、どこが資金提供をしているか、企業のお金が絡んでいるのかなどはチェックするポイントとして持っておいた方がいいでしょう。また、メディアは、こうした研究の発表を行う際は、研究資金の出所

も追記する、もしくは論文にリンクできるような形で発表する
などすべきだと感じます。

【参考文献】

36. Kearns CE, Schmidt LA, Glantz SA. Sugar industry and coronary heart disease research: a historical analysis of internal industry documents. JAMA Intern Med. 2016;176(11):1680-5.

37. McGandy RB, Heasted DM, Stare FJ. Dietary fats, carbohydrates and atherosclerotic vascular disease. N Engl J Med. 1967;277(4):186-92.

38. New England Journal of Medicine. Integrity safeguards. [cited 2021 Dec 17]. Available from: https://www.nejm.org/media-center/integrity-safeguards.

39. Lesser LI, Ebbeling CB, Goozner M, Wypij D, Ludwig DS. Relationship between funding source and conclusion among nutrition-related scientific articles. PLoS Med. 2007;4(1):e5.

40. Bes-Rastrollo M, Schulze M, Ruiz-Canela M, Martinez-GonzAlez MA. Financial conflicts of interest and reporting bias regarding the association between sugar-sweetened beverages and weight gain: a systematic review of systematic reviews. PLoS Med. 2013;10(12):e1001578.

―――――――――――〈引用終了〉―――――――――

引用 「健康になる技術 大全」林英恵著（ダイヤモンド社）[956]
※引用文中にある「235ページ」というのは、「健康になる技術 大全」の頁になる。

引用した論文を著者自身がしっかり読んでいない
という落とし穴

　ここでは、参考文献36の論文（以下「元論文」と表現します）の引用が中心となっています。この書籍の記述内容自体の偏りと、もとになった論文の偏りの2つに焦点をあてていきます。

　まず引用されている元論文を要約すると、「1965年に甘味料ビジネスのための業界団体なるものから、砂糖と心臓血管疾患に関する研究のレビュー論文（NEJM review manuscript）の著者たちに献金があった」ということになります。レビュー論文とは、今までの研究論文をまとめた批評のようなものです。

　しかし、元論文をよく読むと、「献金はあったが、業界団体が直接このレビュー論文を書いた、あるいは著者たちの意見を変えさせたという直接的な証拠はない」と記しています。ところが「健康になる技術 大全」には、「出版前にSRFが原稿をチェックしたり、組織的な操作が行われたりした」と書かれています。元論文には「そのような組織的な操作（レビュー論文の結果の操作）の直接的証拠はない」と書かれています。「健康になる技術 大全」を書かれたご本人が、しっかりともとになる論文を読んでいないことは明らかです。

　また「健康になる技術 大全」では、「甘味料の業界団体の献金によって、心臓疾患の死亡が飽和脂肪酸やコレステロールが原因という流れになった」ような書き方をしています。それ故に、低脂肪食が潮流になったとしています。元論文では、「脂質（飽和脂肪酸）やコレステロールが心臓疾患と関

連している（脂質仮説）と主張するほかの団体の献金を調べていない」とも書いてあります。ちなみに、この元論文を書かした人物は、脂質仮説を否定して「砂糖」だけが肥満の原因であると主張し続けています。

つまり、低脂肪が潮流になったのは、甘味料ビジネスのための業界団体以外の業界団体の影響も排除できないということです。具体的には、「健康になる技術 大全」にも出てくるアンセル・キーズたちのグループなどです。アンセル・キーズは、ロックフェラー財団の資金で「飽和脂肪酸悪玉説」を流布した張本人です（拙著「プーファフリーであなたはよみがえる」鉱脈社刊）。流石に、元論文を書いた研究者たちや書かせた輩ですら、ロックフェラー財団のバックアップのあるキーズを批判することはできなかったのでしょう。

本当のところ、元論文には何が書かれているのか

次に、「健康になる技術 大全」の「食の章」の根拠となる元論文 [957] をじっくり見ていきましょう。

この元論文では、砂糖と心臓疾患による死亡の関係を示唆するのに苦心しています。

元論文で砂糖と心臓疾患による死亡の相関関係（因果関係ではない）を示唆する論文として、血糖値上昇と動脈硬化の相関関係を調べた研究を挙げています [958][959]。

ここで、落ちついて考えてみましょう。

砂糖が血糖値（ブドウ糖濃度）の上昇を防ぐことは、多数のエビデンスに基づいた、基本的なファクトです。砂糖に含まれる果糖（フルクトース）が、細胞内の糖（ブドウ糖）の

利用を促進するために、血糖値（血液中のブドウ糖濃度）が低下するからです。血糖値上昇とは、実際はプーファによってもたらされるものであることは、Chapter2-12「なぜハチミツで糖尿病が治るのか？」でもお話ししましたが、拙著や私の過去のブログ記事投稿に複数のエビデンスがあるので、参考にしてください。

▷ 血糖値の上昇と砂糖の摂取による因果関係

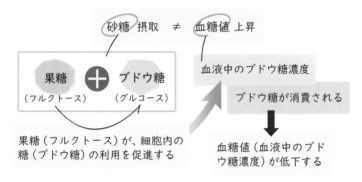

砂糖 摂取 ≠ 血糖値 上昇

果糖（フルクトース）＋ブドウ糖（グルコース）

血液中のブドウ糖濃度
ブドウ糖が消費される

果糖（フルクトース）が、細胞内の糖（ブドウ糖）の利用を促進する

血糖値（血液中のブドウ糖濃度）が低下する

つまり、**血糖値上昇は、砂糖の摂取量が多いことを意味するものではありません**。砂糖を摂取して血糖値が上昇するのは、すでにプーファ過剰の糖尿病の人にかぎられます。糖尿病の人は、プーファによって糖（ブドウ糖）の細胞内利用がブロックされているために、砂糖に含まれるブドウ糖が血液中に滞留することで、血糖値が高くなります。

さらに、この元論文では、**「砂糖はデンプン質よりも中性脂肪を増やすから、動脈硬化と相関関係（因果関係ではない）がある」** とする論文を引用しています [960]。

　中性脂肪になるのは、過剰な果糖の一部が飽和脂肪酸に転換されるという基本的な生理現象を示しています。したがって、砂糖のほうがデンプン質より中性脂肪を合成するのは当然です。ただし、この生理現象と動脈硬化とは何の関係もありません。

　なぜなら、**生理的（日常生活で摂取可能）な砂糖摂取量（大さじ1が9g）をはるかに超える過量（1日に500g以上）を毎日摂取しないと、血液中の中性脂肪は増えない**からです[961][962][963]。血液中の中性脂肪の増加は、最低でも果糖が1日に350gを超えないと起こりません[964]。

▷ 動脈硬化と砂糖の摂取による因果関係

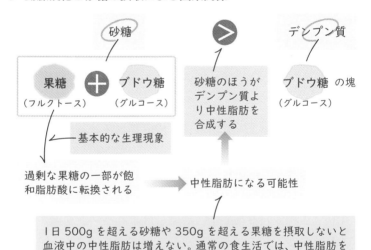

　いくら甘党の私でも、1日500gを超える砂糖や350gを

超える果糖の摂取は無理です。せいぜいその3分の1から2分の1量程度でしょう。ちなみに、心臓血管疾患に関係しているのは、中性脂肪からリポリシス（脂肪分解）によって産生される遊離脂肪酸（現代人ではプーファ）であることは、最新の研究でも再確認されています[965][966]。中性脂肪は、遊離脂肪酸が悪さをしないように抱え込む物質です。

元論文でも引用されているユドキンの論文を読み込んでみる

「健康になる技術 大全」および2016年の元論文（参考文献36）では、砂糖悪玉説を強化するために、ユドキン（イギリスの生理学者）の論文を引用しています。

ユドキンは、「Pure, White and Deadly: Problem of Sugar」John Yudkin（Viking）（邦題「純白,この恐ろしきもの」評論社刊）という一般的な健康ポップカルチャー本を出版して、砂糖悪玉説を流布した人物です。彼は相当な野心家で、研究や論文よりも実際は一般的な健康本で大衆をターゲットにした活動が中心でした[967]。

それでは早速、元論文で引用されているユドキンの1957年の論文を見ていきましょう。

この論文は、ほかの研究のデータを比較しただけの内容で、自分が臨床試験や動物実験をした訳ではありません。**ユドキンのこの論文では、心臓血管疾患による死亡と砂糖摂取の相関関係が否定されています（因果関係ではないことに留意。相関関係があっても因果関係があるわけではないが、因果関係がある場合には相関関係もある）。**心筋梗塞による死亡が、

単一の物質によるものとは証明できないと結論づけています[968]。この結論は、ユドキンが「あらゆる慢性病は、単一の砂糖が原因」という自分自身の主張と矛盾しています[969]。

　元論文で、もうひとつ引用されているユドキンの1964年のものは、「脂肪と砂糖の摂取は相関関係にある。したがって、脂肪の摂取が心臓血管疾患による死亡と関連しているのは、ひょっとしたら脂肪ではなく、砂糖が関係しているかもしれない」という"落第"論文です[970]。

　なぜ落第論文なのでしょうか？　このユドキンの論文は、先の論文と同じく、ほかの研究のデータを比較しただけのものですが、相関関係は因果関係ではありません。したがって、現在ではこの内容はどこの雑誌にも掲載されないレベルのものです（因果関係とは、砂糖が原因で心臓血管疾患による死亡率が高まるという関係。相関関係は、砂糖の摂取量の増加と心臓血管疾患による死亡の増加が見かけ上関連しているように見えるだけで、砂糖以外の原因で心臓血管疾患による死亡の増加が起こる可能性があるという関係）。

　臨床試験では、相関関係しか示せない疫学的調査と呼ばれるものが大半を占めます。これだけでは、因果関係がわからないので、細胞や動物実験などで因果関係を確かめます。よく、自分の引用論文が「動物実験だから、人にはあてはまらない」とうそぶく人もいますが、それは、臨床試験の大半が因果関係を示すことができないデザインになっているからです（Chapter4-04「砂糖悪玉説の根拠はない！」参照）。

　ユドキンの主張していることを詳しく見ていきましょう。彼が言っているのは、「脂肪の食事摂取量が増える（Ⓐ）と、

砂糖の摂取量が増えている（**Ⓑ**）。したがって、脂肪摂取量が増えて（**Ⓐ**）、心臓血管疾患による死亡者が増加（**Ⓒ**）するのは、本当は砂糖が原因（**Ⓑ**）ではないか？」ということです（次図）。

▷ **ユドキンの仮説は間違えている**

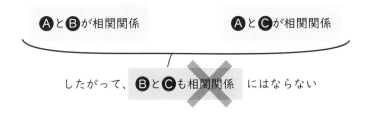

　相関関係は、あくまでも一方が増える（減る）と、他方も増える（減る）傾向にあるという"見かけ上の現象"を示しているにすぎません。一方が増えた（減った）ことが、他方が増えた（減った）原因であるという「因果関係」を示している訳ではないことがポイントです。

　それを踏まえたうえで、ユドキンの論文の趣旨をわかりやすく説明すると、次のようになります。たとえば、森林と日本の人口は、どちらも年々減少していく見かけ上の相関関係にあります。同様に、日本の人口と年賀はがきの数もどちらも年々減少していく見かけ上の相関関係にあります。そうすると、ユドキンの言っていることは「森林の減少と年賀はがきの減少が相関関係にあるから、森林減少の原因は、年賀はがきを書かないようになったことが原因かもしれない」という支離滅裂な主張になるのです（次頁図）。

249

▷ 相関関係（見かけ上）は因果関係（真の関係）ではない

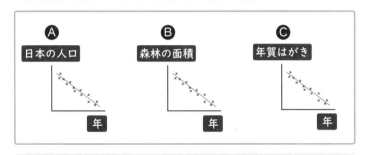

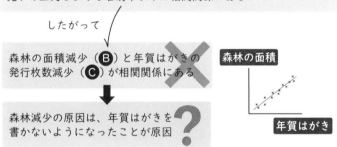

　これがいかにナンセンスなものか、おわかりになるでしょう。「砂糖悪玉説」を一般本にして流布したユドキンの元論文は、自分が研究したものではなく、ほかの研究データを集めて解析しただけの落第ものです。

　また引用したデータも、普通の食事をしていれば、砂糖（炭水化物）、脂肪、タンパク質の三大栄養素は相関して増加するのは当然ですが、それを砂糖と脂肪だけを切り取ってつくったグラフにすぎないというお粗末なものでした。

しかも、砂糖と心臓血管疾患による死亡の関係を証明した
わけでもありません。

▷ ユドキンの引用したデータは砂糖と脂肪だけを切り取った
お粗末なものだった

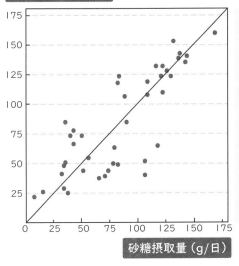

脂肪摂取量（g/日）

本来、普通の食事
をしていれば、砂
糖（炭水化物）、脂
肪、タンパク質の
三大栄養素は相関
して増加するのは
当然であるが、残
念ながらこのグラ
フにはタンパク質
のデータがない。
ユドキンが砂糖と
脂肪だけを切り
取ってつくったグ
ラフにすぎない

砂糖摂取量（g/日）

参考 DIETARY FAT AND DIETARY SUGAR IN RELATION TO ISCHAEMIC
HEART-DISEASE AND DIABETES. Lancet. 1964 Jul 4;2(7349):4-5[970]

「砂糖悪玉説」の始祖ともいえるユドキンの医学論文を詳
細に読むと、彼の一般本で主張しているような内容を示すエ
ビデンスは皆無であることがわかります。
　**医師や研究者たちが出版する一般的な健康本の類の大半
は、本のネーミングを含めたマーケティングが威力を発揮す
るのであり、エビデンスが重視されるわけではありません。**

砂糖摂取量の増加で心臓疾患による死亡が増加したとはいえない

　次に「健康になる技術 大全」における誘導文章を見ていきましょう。

　「1943年に、甘味料ビジネスのための業界団体として、SRF（Sugar Research Foundation）が設立されました。それから少し後の1950年代、アメリカでは心臓病による男性の死亡率が増加しました」と、砂糖と心臓疾患の関係を印象づける文章が出てきます。

▷ **砂糖および植物油脂摂取量と心臓血管疾患による死亡の関係**
（ユドキンの論文より）

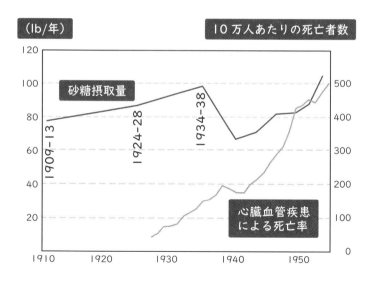

▷ 次頁図に続く

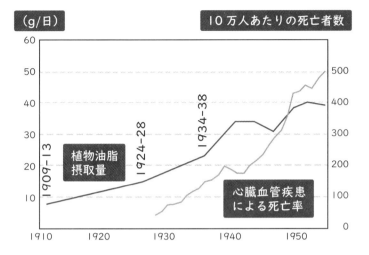

イギリスにおける砂糖および植物油脂摂取量と心臓血管疾患による死亡の関係。砂糖ではなく、植物油脂の摂取量増加と心臓血管疾患による死亡が相関していることが一目瞭然である

参考 Diet and coronary thrombosis hypothesis and fact. Lancet. 1957 Jul 27;273(6987):155-62[968]

　甘味料ビジネスのための業界団体なるものの設立で、実際に砂糖の消費量が心臓疾患と同じく近年まで右肩上がりになっているのでしょうか？

　ユドキンの1957年の論文では、砂糖よりも植物油脂の摂取増加と心臓血管疾患による死亡が相関しています（前頁図・上図）。

　米国農務省（USDA）のデータでは、いわゆる精製した砂糖摂取量は、1970年代と比較すると、減少傾向にあります[971][972]（次頁図）。上昇傾向にあるのは、果糖ブドウ糖液糖（HFCS）だけです。

▷ 1970年以降、砂糖の摂取量は減少傾向にある

米国農務省（USDA）のデータでは、精製した砂糖摂取量は、1970年代と比較すると減少傾向にある。上昇傾向にあるのは、果糖ブドウ糖液糖（HFCS）だけである

参考 The Dose Makes the Poison: Sugar and Obesity in the United States – a Review. Nutr Sci. 2019; 69(3): 219-233[971]

　業界団体の設立の年ではなく、砂糖摂取量の増加と心臓血管疾患による死亡の増加が一致しているのかを見なければ、相関関係（因果関係ではないことに注意！）はわかりません。

　しかも、この2016年の論文では、業界団体が砂糖の研究論文のために資金を提供したのは1965年です。心臓疾患が急増するのは、その15年以上も前です。そして、資金提供したあとは、砂糖の消費量そのものが減少しています。つまり、**研究への資金提供は事実としても、砂糖摂取量増加で心臓疾患による死亡が増加したとはいえない**のです（相関関係

すらない)。ここを明確にしないと、印象操作だけで事実が捻じ曲げられてしまいます。

過去 100 年で消費量が急増したのは、砂糖ではなく植物油脂

過去 100 年で最も消費量が急増したのは、まぎれもなく**植物油脂（オメガ 6 系のプーファ）**です。1900 年初頭と比較して、約 20 倍の摂取量となっています[973]。米国では、大豆油の消費は、1900 年初頭と比較して、約 1,000 倍になっています[974]（次頁図）。大豆油およびほかの植物油脂も 1950 年代から急増しています。拙著「プーファフリーであなたはよみがえる」（鉱脈社刊）でお伝えしたように、**相関関係でいうなら、1950 年代からの心臓血管疾患急増は、砂糖よりも植物油脂の摂取上昇と一致**しています。

現代人は砂糖ではなく、プーファと果糖ブドウ糖液糖（HFCS）の入った加工食品の摂取量が急増しているのです。肥満の急増に関しては、むしろ果糖ブドウ糖液糖（HFCS）入りのドリンクの摂取量増加と相関しています[975]。

この 100 年の間で消費量が急増している植物油脂や果糖ブドウ糖液糖（HFCS）は、いずれも遺伝子組換え作物（GMO）から人工合成される不自然なものです。これらの遺伝子組換え作物（GMO）は、特許技術に守られているため、それを所持する多国籍企業（および多国籍企業を所持する支配層）に莫大な利益を還元し続けています。しかも、この遺伝子組換え作物（GMO）の派生品によって、民衆を不健康に陥らせることができるという一石二鳥のしくみになっています。

▷ 1960 年代以降、大豆油の摂取量が急増した

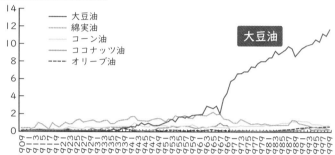

摂取量（kg／人／年）

過去 100 年で最も消費量が急増したのは、まぎれもなく植物油脂（オメガ 6 系のプーファ）。1900 年初頭と比較して、約 20 倍の摂取量となっている。その中でも大豆油の消費は、1900 年初頭と比較して、約 1,000 倍 になっている

参考 Changes in consumption of omega-3 and omega-6 fatty acids in the United States during the 20th century. Am J Clin Nutr. 2011 May; 93(5): 950-962[974]

グローバル企業の資金提供は砂糖業界の比ではない

「健康になる技術 大全」では、利益相反（利益の目的のために資金提供する）が医学の研究を歪めていることを、甘味料ビジネス団体の例を出して警告しています。この手の利益相反については、古くから、医薬品（ビッグ・ファーマ）、タバコ、医療機器産業などによって行われてきたことは複数の研究が明らかにしているところです [976][977]。

食品業界でいえば、利益相反を犯しているのは、果糖ブドウ糖液糖（HFCS）や人工甘味料入りのソーダドリンクを推奨する米国飲料協会のような団体だけではありません [978]。

▷ **グローバル食品企業の研究・教育機関への献金実態（2000 〜 2016 年）**

献金している会社名（年度）	資金供与先	献金額	献金理由	会社発表の詳細な献金理由
タイソン・フーズ（2016）	Arkansas Children's Northwest	$15,000,000	一般的な運用サポート	アーカンソー・チルドレンズ・ノースウェストの建設に 1,500 万ドル
モンサント（2013）	Texas A&M University AgriLife	$13,789,983	奨学金とフェローシップ	米と小麦の育種促進に取り組む次世代の科学的リーダーを支援するフェローシップ
ホーメルフーズ（2012）	University of Minnesota	$13,469,021	一般的な運用サポート	助成または援助の目的 − 運営の支援
ランドオレーク（2015）	University of Minnesota	$13,050,787	教育的取り組み	卓越した教育と学生育成プログラムを推進するためのパートナーシップ
ドクターペッパー・スナップル・グループ（2008）	Dr. Pepper Tuition Giveaway	$8,979,192	奨学金とフェローシップ	ドクターペッパー授業料プレゼントを通じて、勤勉な大学生に授業料 800 万ドルを寄付
ケロッグ（2011）	Academy for Ed Development	$7,926,354	有色人種のコミュニティを支援	南部アフリカの青少年エージェントの家族とコミュニティのリーダーシップを促進する
ペプシ（2008）	Columbia Univarsity	$6,688,443	さまざまなプログラムのサポート	2008 年に 600 万ドルの助成金がコロンビアウォーターセンターの設立に貢献した
コカ・コーラ（2014）	Georgetown University	$4,055,268	寄附講座や教授職	グローバル人間開発講座の修士課程に 400 万ドル

グローバル食品企業の献金は、1 回数十億円にものぼる。砂糖業界とは 2 桁も違う献金額である

参考 Food Industry Donations to Academic Programs: A Cross-Sectional Examination of the Extent of Publicly Available Data. Int J Environ Res Public Health. 2020 Mar; 17(5): 1624[979]

タイソン・フーズやケロッグ、コカ・コーラ、ペプシ、モンサント（遺伝子組換えの作物から抽出した植物油脂や遺伝子組換えの種子で世界の農業を支配しようとする企業）、ネスレ、マクドナルド、スターバックスなど、みなさんもよくご存知のモンスターカンパニー（ブラック・ロックやバンガー

ドが株式の過半数を所有）が、臨床試験や医学研究に「健康になる技術 大全」で取りあげられている砂糖業界とは比較にならない（2桁違う）多額の資金を提供しています[979]（前頁図）。

「健康になる技術 大全」が言及するような「組織的操作」とは、このような多国籍企業が政治や医学の世界に深く侵入していることをいうのです。

さて、「糖悪玉説」を印象づける2016年の元論文（参考文献36）には、資金提供先が記載されています。それを見ると、「健康になる技術 大全」で警鐘がなされている「利益相反（お金をもらって資金提供者の都合のよい記事を書くこと）」はない論文に見えます。ところが、ハーバード医学部の図書館（元論文の資料のソース）までの旅行代金をある人物に支給してもらった事実を後日になって追加しているのです[980]。

なぜ、この利益相反につながる事実を公開した最初の論文に書かなかったのでしょうか？ それは、この資金を提供した人物が、ゲアリー・タウブスだったからです。ゲアリー・タウブスは、「砂糖悪玉説」でベストセラーの一般的な健康ポップカルチャー本を書いているジャーナリストです。つまり、この元論文は、甘味料ビジネスが利益相反をしていると批判していますが、自らが利益相反（タウブスに資金提供してもらって、彼の糖悪玉説に有利な事柄を書くこと）を犯しているのです。

砂糖悪玉説のジャーナリスト
の主張と実際のエビデンス

02

日本で「糖悪玉説」や糖質制限を
無責任に垂れ流している犯人は誰だ?

　日本で「糖悪玉説」や糖質制限を無責任に垂れ流しているのは、このタウブス、ユドキン、アトキンズ、ロバート・ラスティグ(果糖悪玉説の主犯)らの健康本に影響を受けている人たちです。タウブスは、「インシュリン肥満説」なる仮説を自分の信念として、それを証明するためにクラウドファンディングで研究資金を集めました。そして、栄養学イニシアチブ(NuSI)なる団体を立ちあげています。彼の「インシュリン肥満説」とは、炭水化物がインシュリンを分泌させることで肥満になるという現代医学の生理学の本にさえ記述されていない奇妙奇天烈な発想でした [981]。

　彼のベストセラーになった本および論文では、要約すると次のようなことをいっています。

- ・近代の肥満やガンは炭水化物が原因である
- ・低脂肪食で太る(高脂肪食で痩せる)
- ・糖質制限食(アトキンスダイエット)で痩せる
- ・カロリー過多で太るわけではなく、カロリーが少ないから
  痩せるわけでもない

　さて、タウブスが自らの仮説を証明すべく、資金を出して

行った臨床試験の結果を見ていきましょう。肥満あるいは過体重の17人を対象に、4週間高炭水化物食を摂取してもらいました。その後、4週間は高脂肪食（ケトン食）を摂取してもらい、体重やエネルギー消費量などを測定しています（高炭水化物食もケトン食も同じ総カロリーに設定）[982]。

　その結果、高脂肪食に変えても、体重の変化やエネルギー消費に有意な差は出ませんでした。これは、同じカロリーであれば体重変化は短期間では出現しないことを意味しています。「高炭水化物で太る、高脂肪食で痩せる」と主張しているタウブスの仮説は、皮肉にも自ら資金を提供した臨床試験で否定されています。この臨床試験では、高脂肪食（ケトン食）によって筋肉量が減り、糖のエネルギー代謝の指標である「呼吸商（RQ）」も低下しています。呼吸商（RQ）は、エネルギーを産生する効率と考えてもらってよいです。

　タウブスが資金提供したもうひとつの臨床試験は、臨床試験ではエビデンスレベルが最も高い（信頼性が高い）とされる「ランダム化比較試験」です。609人の過体重の人を対象に、糖質制限および低脂肪食に振り分けて1年後の体重変化やインシュリン値を調べています[983]。糖質制限は炭水化物を1日20gカット、そして低脂肪食も脂肪を1日20gカットしたものです。その結果、糖質制限および低脂肪食との間に、体重減少の有意な差は認められませんでした。

　また、両タイプの食事によるインシュリン分泌量と体重変化の間にも関連性は認められませんでした。

　タウブスのインシュリンによる肥満説が、見事に否定されています。また、彼が主張しているように**低脂肪食で太るの**

ではなく、逆に痩せます。この結果も、タウブスの期待を裏切った結果に終わっています（彼は自分の栄養学イニシアチブ（NuSI）のサイトに、この結果をすぐに掲載しなかった）。

すでに 2010 年の健康人を対象とした 2 年間のランダム化比較試験では、低脂肪でも糖質制限でも、体重減少効果は同じだったという結果が出ています [984]。さらに、タウブスと契約を結んでいた研究者（Kevin D. Hall）が行ったほかの臨床試験では、体脂肪は糖質制限よりも低脂肪食で有意に減少した結果が示されています [985]。タウブスは低脂肪で太り、糖質制限で痩せると主張していますが、エビデンスはそれを真っ向から否定しています。

糖質制限をすると、緊急処置としてまず体内の脂肪を分解（リポリシス）してエネルギー源にあてます。一見、体内の脂肪が分解されるので、ほとんどの人が痩せるのではないかと勘違いします。しかし、**同じカロリーかつタンパク質量で、糖質制限と高炭水化物食を比較すると、糖質制限はインシュリンの分泌が低下するにも関わらず、実際は高炭水化物食よりも体脂肪の減少は少ないという臨床結果が出ている**のです [986]。

糖質制限では脂肪摂取量が増えるため、体脂肪分解による減少を相殺することがひとつの理由です。もうひとつの理由は、糖質制限によって現代人の体脂肪を分解すると、プーファが遊離して血液中にあふれ出ることと関係しています。そのプーファは基礎代謝（糖のエネルギー代謝、甲状腺機能）を落とすので、肝臓での脂肪のデトックスが止まるからです。ちなみに、糖質制限で脂肪をエネルギー源にしてしまう（メ

タボリック・スイッチ）と、エネルギー産生所であるミトコンドリアが死滅していくので、長期的に、ガンを含めたあらゆる慢性病を発症する危険性が高まることにも留意しなければなりません（拙著「慢性病の原因はメタボリック・スイッチにあった！」秀和システム刊）。

タウブスの仮説は完全にひっくり返された

インシュリン値が肥満の原因であるなら、インシュリン分泌量が高いグリセミック・インデックス（GI）食と低いグリセミック・インデックス（GI）食の比較試験をすれば、その仮説が証明できるはずです。高グリセミック・インデックス（GI）食はたくさんインシュリンが分泌されるので、タウブスの仮説が正しいならば、肥満になるはずです。逆に、低グリセミック・インデックス（GI）食はインシュリン分泌量が少ないので、痩せることになります。

2023 年のメタ解析では、高グリセミック・インデックス（GI）食と低グリセミック・インデックス（GI）食の比較臨床試験で、体重および脂肪量の変化に有意な差がない結果が出ています [987]。**インシュリン分泌が多くても少なくても、体重や体脂肪の変化が同じだったということは、インシュリンは肥満の原因とはいえない**ということになります。Chapter4-01「悪質な「糖悪玉説」を撃退する」本当のところ、元論文には何が書かれているのか でお話ししたように、糖質（砂糖）で中性脂肪に変換されるのは、1 日 500g 以上の摂取量を超えたときです。これは、私たちの日常生活では無理をしないかぎりは達成不可能な量です。

以上から、エビデンスは、糖質やインシュリン値が上昇することで脂肪が体内に蓄積するのではないことを示しています。それよりも、高脂肪食の摂取によって体脂肪がつくことがわかっています [988][989][990][991][992]。2020 年のランダム化臨床試験のメタ解析研究では、高炭水化物（55 〜 60％）と糖質制限（糖質 10％以下、アトキンスダイエット）の比較が報告されています。1 年後の平均体重減少効果は、高炭水化物食が糖質制限よりも有意に高い結果が出ています [993]。1 年後には、糖質制限よりも高炭水化物のほうが痩せるのです。

　炭水化物の摂取が肥満の原因であるというユドキンやアトキンス、タウブスらの主張は、確かな根拠のない "信念" になっています。そして、糖悪玉説を否定するものを激しく排斥する彼らの言動を見ると、彼らの信念はもはや "宗教" と化しているといって過言ではないでしょう。

　今回、タウブスらの「糖悪玉説」や糖質制限のゴリゴリの主張に対して、ここで紹介したエビデンスは臨床試験を中心としたほんのひと握りです。ほかにも、今回の臨床試験の結果を裏づける動物実験などの基礎研究がたくさんあります。2023 年のタウブスが資金をかき集めて設立した栄養学イニシアチブ（NuSI）なる団体は雲散霧消し、現在は団体のホームページにアクセスすらできなくなっています。しかし、彼は豊富なエビデンスを無視し、いまだに「インシュリン肥満説」なる砂糖悪玉説に固執しています。

　私はタウブスやユドキンのような信念だけに固執して、ファクト（事実）やエビデンス（証拠）を無視する自然の摂

理に背くタイプの人間（支配型、操作型）をたくさん見てき
ています。彼らは非常に口がうまく、大衆を誤誘導して資金
を調達する能力に長けています。その頂点は、歴史上最大の
ネズミ講事件を引き起こしたバーナード・マドフです。タウ
ブスを調べていて私が感じたのは、このマドフと同類だとい
うことでした。彼らは信念と自分が同一化しているので、信
念を曲げることは自分がなくなることと勘違いしています。
彼らは腹の底ではわかっていても、今さら「砂糖は悪くない」
とは口が裂けても言えないのです。

　日本人の場合は、信念よりも自分のプライドや金儲けに重
点がある"利己的"かつ"近視眼的"な人が多い印象があり
ます（タウブスとは違う支配型タイプ）。私が数々のエビデ
ンスを提示すると、「自分の商売があがったりになる」とい
う人たちです。**日本のこのタイプの人たちは、エビデンスを
捻じ曲げたり、無視したりするタウブスよりもタチが悪く、
人格攻撃しかしてこない印象があります。**これらの大衆を誤
誘導させる邪悪（自然の摂理に背く）で品位の低い人たちに
は、ファクトやエビデンスだけで撃退させるに十分ですが、
みなさんも同じような傾向（支配、操作あるいは利己的傾向）
のある煽動者に、足をすくわれないように留意してください。

「砂糖＝肥満」という
パラドックス

Chapter4

03

「砂糖によって肥満になる」は矛盾だらけ

　タウブスなどのジャーナリストたちが書き立てる「砂糖によって肥満になる」という言説は、一般に「砂糖－肥満パラドックス」と呼ばれる現象によっても否定されています。

　砂糖や砂糖入りのドリンクが肥満の原因であれば、その摂取量が減少すれば、肥満や糖尿病も減少していくはずです。ところが、**砂糖や砂糖入りのドリンクの摂取量が減少しているのにも関わらず、肥満や糖尿病といったメタボリック・シンドロームが増加しているという"パラドックス"（矛盾、逆説）が起こっています**。そのパラドックスの実例、エビデンスを見ていきましょう。

　オーストラリアでは、1961 〜 2013 年まで、砂糖摂取量が 13%低下しているにも関わらず、肥満が 450%（1960年代〜 2015 年）も急増しています [994][995]（次頁図）。

　イギリスでも、1961 〜 2016 年まで、砂糖摂取量が 20%低下しているにも関わらず、肥満が 400%（1960年代〜 2016 年）も急増しています [996][997]。

　米国においても同様で、1999 〜 2018 年まで、砂糖摂取量が 18.2%低下しているにも関わらず、肥満が 39%、重症の肥満が 95.7%、そして糖尿病も 36.8%も急増しています [998][999]（次々頁図）。

Chapter4　「糖悪玉説」をリアルサイエンスで紐解く

▷ オーストラリアにおける「砂糖＝肥満」パラドックス

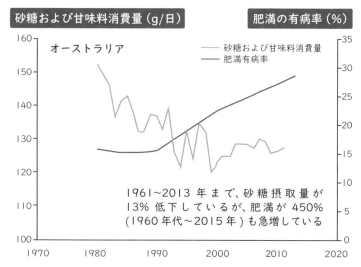

砂糖および甘味料消費量（g/日）　　　　　肥満の有病率（%）

オーストラリア
------ 砂糖および甘味料消費量
―― 肥満有病率

1961～2013 年まで、砂糖摂取量が 13% 低下しているが、肥満が 450%（1960 年代～2015 年）も急増している

参考 Declining consumption of added sugars and sugar-sweetened beverages in Australia:.a challenge for obesity prevention. Am J Clin Nutr. 2017 Apr;105(4):854-863[994]

　逆にスイスでは、1961 ～ 2013 年まで砂糖摂取量が13％アップしていますが、スイスはその間も世界で最も肥満が少ない状態をキープしています[1001][1002]。

　以上のエビデンスからも、**砂糖や砂糖入りのドリンクが肥満や糖尿病の原因であるという話は、ファクトやエビデンスとは正反対である**ことがおわかりになるはずです。またこのパラドックスの結果は、肥満の原因が砂糖ではなく、ほかの要因であることも同時に示唆していることになります。

▷ 米国における「砂糖＝肥満」パラドックス

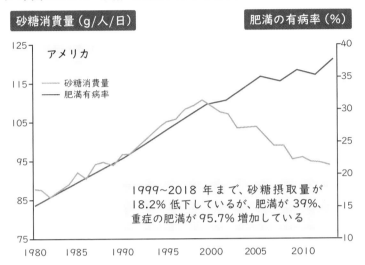

砂糖消費量（g/人/日）

肥満の有病率（%）

アメリカ

—— 砂糖消費量
—— 肥満有病率

1999〜2018 年まで、砂糖摂取量が
18.2% 低下しているが、肥満が 39%、
重症の肥満が 95.7% 増加している

参考 USDA Economic Research Servide, CDC NHANES surveys Prepared
by J, Guyenet[1000]

04 砂糖悪玉説の根拠はない！

医学論文には信頼に足るものと信頼に足らないものとがある

　これまで**砂糖悪玉説の根拠となる確固たるエビデンスは皆無**であり、かつエビデンスが都合よく捻じ曲げられていることをお話ししてきました。実は、一般の人は別にして、臨床をしている医師レベルでも、研究論文を読んだところでそれがエビデンスに足るものかどうか判断できない医者がたくさんいます。近視眼的に頭が凝り固まっている大多数の研究者も、その真偽はわかりません。なぜなら、今のサイエンスには「自然の摂理」や「叡智」というものが排除されてしまっていて、現代の高等教育では、虚偽を見抜く能力、すなわち叡智を磨くことが排除されているからです。

　さて、その近視眼的かつ要素還元主義（本質から遠ざかる手法）が本体の現代医学でも、エビデンスレベルというものを提唱しています。エビデンスレベルを簡単にいうと、信頼できる最上級の事実から、下級までランクづけされています。**臨床試験において、最上級のエビデンスは「二重盲検ランダム化比較試験（RCT）」**です。この最上級の二重盲検ランダム化比較試験（RCT）という研究方法以外は「観察研究」と呼ばれ、信頼に足るエビデンスではありません。二重盲検ランダム化比較試験（RCT）では、被験者を無作為（ランダム）に「被験薬を投与するグループ」と「偽薬を投与するグループ」

に分け、バイアスがかからないように被験者および実験者の両方に対してどちらが偽薬かわからないようにし、両グループ同時に、同じ期間、薬（調査したい対象物）を投与します。それぞれのグループで出た結果を比較評価することで、被験薬（調査したい対象物）の効果があるかを判断する方法です。

　もう少し正確にいうと、**複数の二重盲検ランダム化比較試験（RCT）の結果を系統的に解析（メタ解析）した研究が最上級のエビデンス**とされています [1003]。系統的解析は、一定の基準や方法論をもとに、質の高い臨床研究を調査しエビデンスを適切に分析・統合を行うことです。メタ解析は、過去に行われた複数の研究結果を統合するための統計解析です。

▷ **医学研究論文のエビデンスレベルの階級**

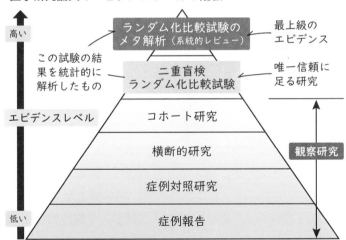

| 高い | ランダム化比較試験のメタ解析（系統的レビュー） | 最上級のエビデンス |

この試験の結果を統計的に解析したもの　→　二重盲検ランダム化比較試験　←　唯一信頼に足る研究

エビデンスレベル

コホート研究
横断的研究　｝観察研究
症例対照研究
低い　症例報告

参考 Hierarchy of Evidence Within the Medical Literature. Hosp Pediatr. 2022 Aug 1;12(8):745-750 [1003]

観察研究はバイアスがかけられるので、
自分たちの都合のよい結果を得られる

　それ以外の手法の臨床研究（すなわち観察研究）は、中級
であろうが、下級であろうが、バイアス（偏見、先入観）の
影響を受けているため信頼することができません。

　ちなみに、観察研究とは前図にあった次のものを指します
（前図とは順番が逆になっている）。

症例報告	臨床で経験した症例の報告
症例対照研究	調査時点で仮説として考えられる要因を持つ集団（暴露群）と持たない集団（非暴露群）を追跡し、両群の疾病の罹患率または死亡率を比較する方法
横断的研究	ある特定の集団に対して、ある一時点におけるデータを収集し、分析や検討をする研究方法
コホート研究	異なる特性を持つ複数の患者群（コホート）を時間の流れに沿って観察し、その特性と疾患との関係を調べようとする研究方法。疾病の罹患や死亡まで長期間の追跡を行う

　なぜ、ほとんどの医学研究は、エビデンスレベルの低い観
察研究ばかりしているのでしょうか？　ひとつには、二重盲
検ランダム化比較試験では膨大な時間とコストがかかること
が挙げられます（多国籍企業などからの多額の資金提供がな
いと実行が難しい）。もうひとつは、**観察研究ではバイアス
をかけられるので、自分（あるいは資金提供先）の信念に基
づいてエビデンスを曲げることができる**ことが挙げられま
す。本当のエビデンスではなく、自分（あるいは多国籍企業

などの資金提供先）の都合のよいデータだけがほしい場合は、観察研究はうってつけです。

「砂糖悪玉説」はもはや宗教化した擬似サイエンス

それでは、砂糖の摂取が肥満、糖尿病、心臓血管疾患などのメタボリック・シンドロームやガンなどと関連している（「相関関係であって、因果関係」ではないことに留意）という多数の研究論文のエビデンス（証拠）のレベルはどうなっているのでしょうか？

2023年の「砂糖悪玉説」を唱える臨床研究では、なんとひとつも最上級レベルのものがないことが明確にされています[1004]。2023年にかぎらず、「砂糖悪玉説」を唱える臨床研究のほとんどは信頼できない下級レベルの観察研究なのです。ちなみに、**ワクチンの効果や安全性についても最上級の臨床研究がほとんどなされていない**事実を、拙著「ウイルスは存在しない」（一般社団法人ホリスティックライブラリー刊）および「ワクチンの真実」（秀和システム刊）でお伝えしました。

そのことを明らかにしたのにも関わらず、この研究論文（[1004]）では、「砂糖の過剰摂取はメリットよりも弊害が勝る」という、結果とは関係のない"信念"を結論としています。

サイエンスは、人の"信念"とは正反対に位置する「自然の摂理」を発見するもののはずです。

本来、サイエンスは、信念（宗教）と決別して成立した学問のはずでしたが、残念ながら、**現代のサイエンスは、自然を謙虚に観察して法則を見出すのではなく、ファクト、エビ**

デンスやそれらから導かれるウィズダム（叡智）とは無縁の、
「自分が信じている」ことを他に強要する「信念の体系」となっ
ています。権力者が押しつけたことを信念とする研究者（た
とえば製薬会社の都合のよいデータを「エビデンス」と言い
張る医師たち）の擬似サイエンスとなっているのです。

　実体として存在している自然は、実体として存在しない人
の信念などとは正反対に位置します。人が死ねば、信念（宗
教）もなくなります。しかし、人が死んでも自然の法則は永
遠に続きます。

　今回の論文（[1004]）の「砂糖の過剰摂取はメリットより
も弊害が勝る」という非論理的な結論も、論文を書いた人間
の先入観（信念）の賜物といえるでしょう。

　今後、砂糖悪玉説を唱える臨床研究論文を見たときには、
それが二重盲検ランダム化比較試験かどうか、あるいはその
ランダム化試験の複数の結果を系統的に解析しているものか
どうかを確認するだけで十分です。それ以外は、取るに足り
ない研究です。**砂糖悪玉説の流布は、本来のサイエンス（自
然の摂理を紐解く）とは真逆の、もはや宗教化した信念に基
づいている**のです。

ハチミツ療法で悪化するという 誤解とデマ

「ガスライティング」という心理的虐待手法

　ハチミツ療法が浸透してくると、必ずそれに対する批判や中傷も大きくなってきます。重箱の隅を突くような悪意があるものもありますが、その中身はサイエンスの基礎ができてないことを証明しているような俯瞰力のない、残念な中傷があります。

　これらの悪意のある人間は、誤った情報を良識のある人に植えつける心理的コントロールによって「自分が悪い。相手が正しい」と罪悪感を刷り込み、自信を失わせます。自信を失った被害者は「正しいことをいう相手（加害者）」に依存するようになり、加害者から離れられない関係に陥ってしまいます。このような心理的虐待手法を「ガスライティング（gaslighting）」といいます。

　ガスライティングの語源は、1944年に制作された映画「ガス燈」に由来しています。この映画では、心理的虐待で周囲をコントロールする男性とそれに翻弄される女性の様子が描かれています。「ガスライティング」の目的は、些細な嫌がらせや意図的に誤った情報を提示し続けることで、被害者自身の認識・記憶・知覚・正気を疑うよう仕向けることです。

　当事者でもない人間が伝聞だけで、ハチミツ療法で少しでも健康を取り戻そうとしている人に対して、「ハチミツで症状が悪化した（実際には、体内の毒性物質の排出が開始され

たことによる症状)。お前の責任だ！」というガスライティ
ングを行い、罪悪感を刷り込みます。

　ほかには、悪意がなかったとしても基本的な体のしくみを
理解していないために起こる誤解によって、症状を長期的に
悪化させるケースもあります。その典型例が、次に紹介する
ハチミツ療法家が実際に受けた批判のケースです。

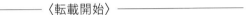

〈転載開始〉

　娘が2歳になろうとしています。最近アトピーが悪化して
いるので、友人の勧めもあってアトピーで有名な現代医学の医
師に診てもらいました。ご本人もアトピーを経験されているそ
うです。現在は、アトピーは出ていないのですが、ご自分の体
を人体実験にして、食事を変えてアトピーの症状を復活させた
実証実験もしている医師だそうです。

　診断結果は、ハチミツ水や黒糖などの甘いものを、まずはや
めるように勧められました。血糖値が乱高下すると細胞を傷つ
けるそうです。そのクリニックには、ハチミツ療法でよくなら
なかった人がよく訪れるそうです。みなさんハチミツをやめ
て、肌がよくなっているそうです。私は、肌は排泄器官であり、
いらないものを排出しているから、エネルギーを上げるために
ハチミツを摂っていることを伝えました。

　すると、それで改善した人は何割いるか？　という質問と、
体質的にあわない人もいることを聞かされました。1歳から1
年間ハチミツを摂って改善していないのであれば、やめてみて
もよいのでは？　とのお話でした。

　体質があわない人がいることをはじめて知ったのですが、ご

存知でしたか？　1度、ハチミツや黒糖をやめて様子を見てみようかなと思っています。

―――――――――――――――〈転載終了〉―――――――――――――――

　このクリニックの医師も含めて、基本的なことが理解できていません。まずプーファの蓄積が少ない乳幼児が、ハチミツや黒糖を摂取したことで血糖値が高くなることはありません。ハチミツや黒糖に含まれる果糖は、Chapter2-12「なぜハチミツで糖尿病が治るのか？」でお話ししたように血糖値を低下させる作用があるからです。

　何よりも、本書の読者の人たちも含めて、基本的な前提として知っておいてほしいのが、「ハチミツ療法」の定義です。

> **ハチミツ療法** 単純にハチミツを食べさせたらよいというものではなく、プーファやエストロゲンといったあらゆる病態をもたらす毒性物質を可能なかぎり摂取しないようにして、ハチミツのような、良質な糖質の摂取を中心とした食生活に切り替える療法

　残念ながら、この基本的事項をすっ飛ばして、「ハチミツを食べてもよくならない」と批判する人がいます。**毒性物質であるプーファを体内からデトックスするには、最低でも成人で5年はかかります。その地道な生活習慣の改善なしに、医薬品のようにハチミツだけ摂取したらよいというのがハチミツ療法ではありません。**私は、「ハチミツ療法によって症状が悪化した」と主張する人に対して、最初に、今までの食習慣を含めた生活習慣がどうだったのか？　どのくらいの期間徹底してプーファなどの毒性物質を排除したのか？　この

2つを尋ねます。

　そして、**ハチミツ療法を開始して、アトピーがひどくなったというのは、まさに毒物の排出がはじまったサイン**です。まず、皮膚は排出器官であるという基本的な事項を忘れてはいけません。アトピーというのは、プーファやエストロゲンなどの毒性物質の排出症状を誤って「病態」として捉えているものです。つまり、ハチミツで湿疹がひどくなったというのは、実際は体内の毒性物質の排出にエンジンがようやくかかったよいサインなのです。私自身がオメガ3（フィッシュオイル）というプーファの過剰摂取によって、かなりひどい湿疹で1年半ほど苦しみました。

　このときに、痒みと睡眠不足によるストレスで、現代医学や代替療法が用いるような湿疹を抑える方法（アロパシー、症状抑制治療）は、すべてがさらに症状が悪化する結果をもたらしただけでした。毒性物質が皮膚から排出されている期間は辛いですが、すべての毒性物質が皮膚から排出し切ったとき、湿疹や痒みがきれいに治まりました。

　今回のケースは、私ほどプーファやエストロゲン、鉄などのアトピー症状をもたらす毒性物質の蓄積が少ない乳幼児です。繰り返しますが、乳幼児がハチミツや黒糖を摂取したことで血糖値が高くなることはありません。

　ハチミツ療法で毒性物質を出し切った人が、速やかに自然治癒していきます。**ハチミツでアトピーが悪化したというのは、完全排出に向かって治癒速度を高めているという人体のしくみを示している**のです。

　人体の基本的なしくみに、個別の体質などありません。

Chapter5

奇跡のハチミツ選び

01 単花蜜が百花蜜より 優れている理由

単花蜜が百花蜜よりも抗菌作用が強い理由

　1種類の花の蜜からなるハチミツを単花蜜（モノフローラルハニー）、数種類の花の蜜からなるハチミツを百花蜜（マルチフローラルハニー）といいます。近年では、その希少価値と効能から単花蜜の需要が高まっています。

　単花蜜の定義は、ハチミツに含まれる花粉の 45％以上が単一の花蜜であることです[1005]。一部、ラベンダーハニーのように花粉がそもそも少ない花は例外で、ラベンダーであれば 15％の花粉量で単花蜜とされます。一方、花粉量が多いユーカリやチェスナッツ（セイヨウトチノキ）のハチミツでは、70 〜 90％にも達します。日本では土地が狭いこともあって、ほとんどが百花蜜です。ロシアやユーラシア大陸といった海外の土地の広大な地域では、単花蜜が採取できます。

　一般的に**単花蜜は、百花蜜よりも抗菌作用が強い**ことがわかっています[1006]。その理由として、まず単花蜜のほうが、水分活性が低いことが挙げられます。水分活性とは、微生物が利用できる水分（食品中に含まれる自由水：微生物はこの自由水を利用して増殖する）の指標です。水分活性が高いほど微生物が利用できる水分が多くなり、繁殖に有利に働きます。つまり、**単花蜜のように水分活性が低いほど、微生物の繁殖を抑えることができる**のです。

　それに加えて、**単花蜜の高い浸透圧（微生物から水を奪う）**、

高い酸性度、タンパク質含有量の低さといった多数の因子が、微生物の繁殖を抑制します。またガン細胞（白血病細胞）に対しても、百花蜜よりも、単花蜜（この実験では、ヘザーおよびローズマリー）のほうが、細胞増殖抑制効果が高いことも報告されています [1007]。

フェノール化合物およびフラボノイドの種類でハチミツはわかる

ハチミツのフェノール化合物およびフラボノイドの種類によって、ある程度どの単花蜜かを推定することができます（次図）。

▷ モノフローラルハニー（単花蜜）の同定

フェノール化合物および フラボノイドの種類	ハチミツ
ヘスペレチン（hesperetin）	シトラスハニー（citrus honey）
ホモゲンチジン酸 （homogentisic acid）	ストロベリーツリーハニー （strawberry tree honey）
メチルシリンゲイト （methyl syringate）	レイプシードハニー （rapeseed honey）
アブシジン酸（abscisic acid）	ヘザーハニー（heather honey）
p-ヒドロキシ安息香酸 （p-hydroxybenzoic acid）	バックウィートハニー （buckwheat honey）
ケセルチン、ケンペロール （quercetin、kaempferol）	サンフラワー、ローズマリー （sunflower、rosemary）
ミルセチン、トリセチン、ルテオリン （myricetin、tricetin、luteolin）	ユーカリプタスハニー （eucalyptus honey）

02 ハチミツの色による選び方

健康な人はお好きなものを、心身に不調がある人は白ハチミツから

　ハチミツもクリーム色から黒色まで、さまざまな色あいのものがあります。このハチミツの色は、フェノール化合物やフラボノイド（あるいはそれを反映する抗酸化作用）と相関していることが、多くの研究で報告されています[1008][1009][1010][1011]。ハチミツの水分量、糖質の量や花粉の量も色あいに影響してきますが、**ハチミツの色を決定する主要因はフェノール化合物やフラボノイド**です[1012]。これらの物質は植物の色を決定するファイトケミカル（植物に含まれる化学物質）だからです。**フェノール化合物やフラボノイドをたくさん含むハチミツほど、色が濃くなってきます**[1013][1014][1015]。つまり、抗酸化作用が高いものほど色が濃くなるのです[1016]。

　濃い色のハチミツの留意点は、色を濃くする不純物である亜硫酸アンモニウムを混ぜている商品があることです[1017]。亜硫酸塩は、アレルギーやアナフィラキシー反応を引き起こす物質です[1018]。**ハチミツでアレルギーがひどくなる場合は、この不純物が混入されている可能性があります。**

　Chapter3-18「抗酸化物質を摂取すると酸化ストレスになる！」でお話ししたように、そもそもハチミツに微量に含まれているフェノール化合物やフラボノイドは、小腸からはほ

とんど吸収されません。また吸収されてもその大半は肝臓でデトックスされてしまいます。しかし、肝臓のデトックスから逃れたフェノール化合物やフラボノイドが細胞内で抗酸化作用を起こせば、慢性病を加速させてしまいます。**ハチミツの色による選び方は、健康な人なら基本、色はあまり気にしなくても大丈夫**です（フェノール化合物は影響を与えない）。しかし、**現代人の多くのように、慢性的に心身の不調にある状態では、フェノール化合物やフラボノイドが少ない、色が薄いハチミツ（白ハチミツ）が安全**です。特にストレス反応が高まる夕方から夜に摂取するなら白ハチミツです。色の濃いハチミツ（黒ハチミツ）は、糖のエネルギー代謝が高い午前中に摂取するのがよいでしょう。糖のエネルギー代謝が高い状態であれば、フェノール化合物やフラボノイドをデトックスできるからです。

▷ **ハチミツの色による摂取時間**

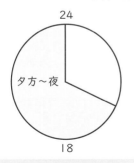

色の薄いハチミツ（白ハチミツ）
ストレス反応が高まる夕方から夜に摂取するのがよい

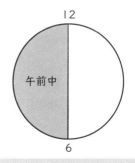

色の濃いハチミツ（黒ハチミツ）
糖のエネルギー代謝が高い午前中に摂取するのがよい

03　偽装ハチミツに注意せよ！

ハチミツは不純物が混入されている食品第3位

　現在、食品偽装が世界的に横行しています。ハチミツもその例外ではありません。ハチミツは、世界でも不純物が混入されている食品の第3位に挙げられているほどです。最近では100円ショップでもプラスチック容器に入ったハチミツが売られるようになりましたが、一般のマーケットには、本物の純粋ハチミツがほぼない状態となっています[1019]。ニュージーランドのマヌカハニーは、年間1万トン以上もマーケットに出ています。しかし、マヌカハニーの実際の年間生産量は、1,700トン程度で、その10倍近くが市場で売られていることになります[1020]。つまり、マーケットで売られている90％近くが純粋なマヌカハニーではないということです。

　ハチミツの偽装には2種類あります。ひとつ目は、**ほかの物質を混ぜる**もの。2つ目は、**産地や名称の偽装**です。中には、質のよい純粋ハチミツにほかの質の悪いハチミツを混ぜているものまで存在しています。ヨーロッパでも同様にハチミツの90％はニセモノで、ほかの甘味料が混入しています[1021][1022]。**ハチミツに混ぜる甘味料で1番多いのが、遺伝子組換えのコーンから化学合成された果糖ブドウ糖液糖（異性化糖：コーンシロップ：HFCS）**です[1023][1024]。果糖ブドウ糖液糖（HFCS）が使われる理由は、製造コストが安

価であるうえに、果糖（フルクトース）とブドウ糖（グルコース）の組成が純粋ハチミツに近いからです[1025]。これらの不純物が混ぜられたハチミツをハチミツとして販売するのは本来なら違法ですが、その違法がまかり通っているのが現状です[1026]。化学的に合成された甘味料が私たちの体内に入ると、ショ糖やハチミツとは違い、さまざまな悪影響をおよぼします。**ハチミツを食べてアレルギー反応が出たり、体調が悪くなったりしたというのは、このような人工甘味料（HFCS）などの不純物が混ざった偽装ハチミツを摂取している可能性が高い**のです。ハチミツはきちんと成分分析をした良質なものを選ぶ必要があります。

　水を添加した偽装ハチミツがよく出回っていますが、これは純粋ハチミツと比較すると、粘性が弱く、垂らしたときにすぐに落下するので容易に判断できます。あるいは、**舐めたときに、変な甘さが残って喉越しが悪いのも大抵は偽装ハチミツ**です。しかし、見た目、粘性や味覚だけでは見分けがつかない偽装ハチミツも出回っています。そういったものを、偽装ハチミツかどうか見分けるには、専門的な検査方法を用いるしかありません。

　純粋ハチミツとシロップ入りなどの偽装ハチミツとを見分ける主な方法として、炭素同位体比率解析、クロマトグラフィー分析、分光法、物理化学的特性分析といった分析法があります。最近では、果糖ブドウ糖液糖の混入を見分けるために、トウモロコシの遺伝子（DNA）をPCR検査で検出する方法まで開発されています[1027]。

04

純粋ハチミツとシロップの見分け方❶
炭素同位体比率解析

炭素同位体比率解析では、主にデンプン質のシロップの混入がわかる

まず、純粋ハチミツとシロップハチミツを見分ける際に使用される炭素同位体比率解析を簡単に説明していきます。

炭素同位体比率解析は、主にデンプン質のシロップの混入を検出するのに用いられています[1028][1029]。トウモロコシなどに由来するシロップの糖質の炭素は、光合成の過程で大気中の二酸化炭素から糖質をつくりますが、このときに、炭素が4つのものが最初の主要な産物になります（C4植物、単子葉植物）。一方の花蜜や花粉からできるハチミツでは、炭素が3つの花（C3植物、双子葉植物）から糖質がつくられます（C4植物のものはハチミツに含まれるC4植物由来の炭素量が少ない）。このように**糖質の炭素の数の違いに基づいて、純粋ハチミツか、シロップが混入しているシロップハチミツかを区別することができます**。国際食糧農業機関（FAO）と世界保健機関（WHO）が合同で作成した国際的な食品規格である、「コーデックス（CODEX）委員会（国際食品規格委員会）」でも推奨されている判別法です。

C3植物由来（純粋ハチミツ）とC4植物由来（シロップハチミツ）では、光合成によって合成される糖の炭素安定同位体比率（$^{13}C/^{12}C$ ratio=$\delta^{13}C$ と表記）に差が出ます。その差を利用して由来する植物を見分けることができます[1030]。

ミツバチが訪花するC3植物は、糖を合成するときに^{13}C よりも^{12}Cを優先して使います[1031]。したがって、C3植物ではつくられた糖は、^{12}Cが多くなります。一方、ハチミツに混ぜられるブドウ糖果糖液糖（HFCS）の原料になるコーンなどのC4植物は、糖を合成するときにC3植物よりも^{13}Cを取り込む傾向があります。その結果、C3植物に由来する純ハチミツは、C4植物のシロップハチミツより^{12}Cが多い傾向になります。

▷ **C4植物とC3植物の光合成によって合成される糖の炭素安定同位体比率**

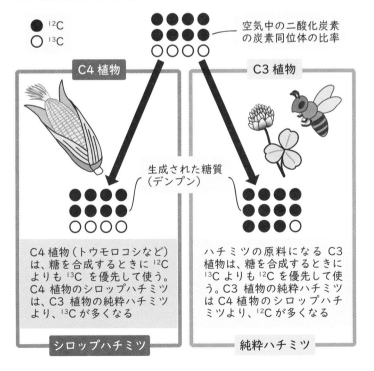

- ● ^{12}C
- ○ ^{13}C

空気中の二酸化炭素の炭素同位体の比率

C4植物

C3植物

生成された糖質（デンプン）

C4植物（トウモロコシなど）は、糖を合成するときに^{12}Cよりも^{13}Cを優先して使う。C4植物のシロップハチミツは、C3植物の純粋ハチミツより、^{13}Cが多くなる

ハチミツの原料になるC3植物は、糖を合成するときに^{13}Cよりも^{12}Cを優先して使う。C3植物の純粋ハチミツはC4植物のシロップハチミツより、^{12}Cが多くなる

シロップハチミツ

純粋ハチミツ

C4の糖の割合によって純粋ハチミツでないことを見分けられる

この炭素同位体（$^{13}C/^{12}C$ ratio=$\delta^{13}C$）の指標は、米国の公認分析化学者協会（AOAC）では、$\delta^{13}C$ values > -23.5‰でハチミツにシロップが混じっていると判断しています[1032]（次頁図）。$\delta^{13}C$の指標の単位である「‰」（パーミル）は千分率を表し、1‰ = 10^{-3} = 1/1000 = 0.001 = 0.1％になります。

また、C4の糖の割合が7％以上あるいはマイナス7％以下の場合も、純粋ハチミツでないことの指標となります[1033][1034]（次頁図）。「マイナス7％」の意味は、論文中には記載されていませんでしたが、おそらく本来純粋ハチミツにもC4の糖が少量含まれていて、その量よりも少ない（マイナスパーセントで表示）ことも本物とニセモノを見分けるには有用であると認識しています。

甜菜のショ糖やジャガイモ由来の果糖ブドウ糖液糖（HFCS）は、C3植物由来のためC4の糖の割合が低く出ます。これは本物のハチミツとして判定されることになります。

したがって、ハチミツ以外のC3植物由来の糖質と区別するためにも、C4の糖の割合があまりに低い（< -7%）ことも純粋ハチミツを見分けるには重要になるのです。

世界各国のマーケットで販売されているハチミツのうちシロップハチミツの割合

ハチミツは、食品の中でもオリーブオイル、牛乳に次いで不純物の添加という偽装が多い食品です。ハチミツの偽装で

▷ 純粋ハチミツを見分ける基準値

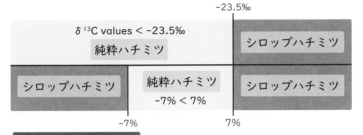

炭素同位体（¹³C/¹²C ratio＝δ¹³C）の指標

-23.5‰

δ¹³C values ＜ -23.5‰
純粋ハチミツ

シロップハチミツ

シロップハチミツ

純粋ハチミツ
-7% ＜ 7%

シロップハチミツ

-7%　　　　7%

C4の糖の割合の指標

参考 Association of Analytical Communities. AOAC Official Method 978.17. Corn and cane sugar products in honey. 27-29 (Arlington,1995)[1031]
Association of Analytical Communities. AOAC Official Method 998.12. C4 plant sugars in honey. Internal standard stable carbon isotope ratio. 27-30 (Gaithersburg, 2014).[1032]
Adulteration Identification of Commercial Honey with the C-4 Sugar Content of Negative Values by an Elemental Analyzer and Liquid Chromatography Coupled to Isotope Ratio Mass Spectroscopy. J Agric Food Chem. 2016 Oct 26;64(42):8071[1034]

Chapter5　奇跡のハチミツ選び

は、安価なシロップの添加によるかさ増しや産地偽装などが蔓延（はびこ）っています。安価なシロップの代表が、果糖ブドウ糖液糖（HFCS）であり、そのほかにもグルコース、サッカロースや転化糖のシロップも頻用されています。

　炭素同位体解析を用いて、世界19カ国のマーケットで販売されているハチミツ95個を調査した研究があります[1035]。この調査では、アジアのハチミツは52%（中国（3/7）、韓国（1/1）、インド（1/2）、インドネシア（2/2）、イラン（4/4））、ヨーロッパでは35%（マケドニア（2/3）、ルーマニア（1/2）、セルビア（1/1）、ギリシャ（1/5）、ハンガリー（1/3））、オセアニアでは、18.4%（オーストラリア本

土（5/29）、タスマニア（2/9）、ニュージーランド（2/2）がシロップハチミツでした（次図）。

▷ **世界 19 カ国のマーケットで販売されているハチミツ 95 個を調査した結果**

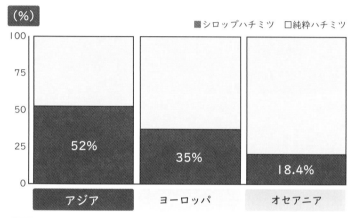

参考 Authenticity and geographic origin of global honeys determined using carbon isotope ratios and trace elements. Sci Rep. 2018 Oct 2;8(1):14639[1035]

　日本のハチミツも不純物を添加しているハチミツが大量に流通しています。ミツバチはハチミツをつくるときに、唾液腺からアミラーゼという酵素を分泌するため、それがハチミツに混ざります。このミツバチ由来のアミラーゼの活性は、ハチミツの「ジアスターゼ活性」として本物か偽装ものかを判断する際の1つの指標となっています。

　2023 年の研究では、日本に流通する安価なハチミツは、シロップで薄められているだけでなく、成分偽装のために外来のアミラーゼを添加されていることが報告されています。

純粋ハチミツとシロップの見分け方❷
クロマトグラフィー分析

05

クロマトグラフィー分析は、どの糖がどのくらいの割合で含まれているのかわかる

　クロマトグラフィー分析では、どの糖がどのくらいの割合で含まれているのかわかります。この方法では、ハチミツにブドウ糖（グルコース）や果糖（フルクトース）単体が混ぜられていたとしても検出できるメリットがあります。ガスクロマトグラフィー、高速液体クロマトグラフ（HPLC）、高性能薄層クロマトグラフィー（HPTLC）など複数の方法があります[1036][1037][1038][1039][1040]。高性能薄層クロマトグラフィー（HPTLC）の画像を見ると、純粋ハチミツとシロップや単糖を加えた偽装ハチミツの区別が明確です[1041]（次図）。

▷ **高性能薄層クロマトグラフィー分析による偽装ハチミツの検出**

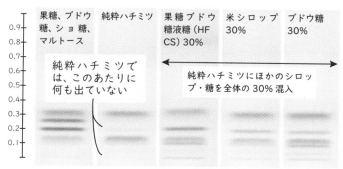

参考 Sugar Profiling of Honeys for Authentication and Detection of Adulterants Using High-Performance Thin Layer Chromatography. Molecules. 2020 Nov; 25(22):5289[1041]

06
純粋ハチミツとシロップの見分け方❸
分光法

分光法は、物質を構成する分子固有の
波長（スペクトル）から物質の成分がわかる

　分光法は、物質が放射または吸収する「光」を波長に分割し、物質を構成する分子固有の波長（スペクトル）を見つけることで、物質の成分を特定する方法です。純粋ハチミツの種類によってスペクトルの波形に微妙に違いが出ますが、これはハチミツの原材料となる花蜜のフラボノイド組成に起因します。近赤外線分光法、ラマン分光法、蛍光分光法、磁気共鳴分析などの検査法があります[1042][1043][1044]。**分光法では、純粋ハチミツとシロップ偽装ハチミツの違いは、波形の違いとなって表れます**[1045]。

▷ 蛍光分光法による偽装ハチミツの検出

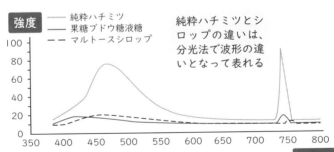

純粋ハチミツとシロップの違いは、分光法で波形の違いとなって表れる

参考 A Novel, Rapid Screening Technique for Sugar Syrup Adulteration in Honey Using Fluorescence Spectroscopy. Foods. 2022 Aug; 11(15): 2316[1044]

純粋ハチミツとシロップの見分け方❹
物理化学的分析

物理化学的分析は、含有物の指標を比較する方法

物理化学的分析は、ハチミツの水分量、pH、有機酸による電気伝導性（EC）、総溶解固形、ショ糖の量、色の強さ、ヒドロキシメチルフルアルデヒド含有量やアミノ酸含有量などの指標を比較するものです [1046][1047]。

純粋ハチミツの水分含有量は、16.4 ～ 20%です [1048]。これに転化糖(酸または酵素(インベルターゼ)によって、ショ糖を果糖（フルクトース）およびブドウ糖（グルコース）に加水分解した甘味料で、「ブドウ糖（グルコース）と果糖（フルクトース)の混合物」のこと)や砂糖シロップを混入すると、水分含有量がアップします。ちなみに、**ハチミツが結晶化するのは、この水分に溶ける量以上のブドウ糖（グルコース）あるいはショ糖が存在する場合**です [1049][1050]。果糖（フルクトース）はブドウ糖（グルコース）より水に溶けやすいため、ブドウ糖（グルコース）の濃度が高く、水分が少ないハチミツほど、より結晶化が起きやすくなるのです [1051][1052]。したがって、ハチミツに果糖（フルクトース）の濃度が高い果糖ブドウ糖液糖（HFCS）を混ぜると、結晶化が起きにくくなります（ハチミツがサラサラした感じになる）。また**保存中にコンスタントにハチミツを動かすと、静置しているものよりも 5 ～ 6 倍の速さで結晶化が起こります** [1053]。

ハチミツの電気伝導性（EC）は、ハチミツに含まれるミ

ネラル、有機酸、タンパク質濃度に依存しています [1054]。2021 年の研究では、純粋ハチミツの電気伝導性が 0.28 mS/cm だったのに対し、ハチミツとショ糖を 1：1 で混ぜたものは 0.17 mS/cm まで低下したことが示されています [1055]。

　肉眼でわかるハチミツの粘性（粘り気）は、ハチミツの物理化学特性分析で最も信頼できる指標になっています。 ハチミツの粘性は、5％以上のシロップを混入させると低下するとされています [1056][1057]。**シロップの混入量が多くなるほど、ハチミツの粘り気が低下します** [1058]。

▷ **偽装ハチミツは粘り気が低下する**

粘性（mPa・s）

□転化糖シロップ　■砂糖シロップ

シロップ混入量が多いほど、ハチミツの粘り気が低下する

シロップ混入割合（%）

参考 Tracking of Thermal, Physicochemical, and Biological Parameters of a Long-Term Stored Honey Artificially Adulterated with Sugar Syrups. Molecules. 2023 Feb; 28(4): 1736[1058]

純粋ハチミツとシロップの見分け方❺
そのほか

ヒドロキシメチルフルアルデヒドは、偽装ハチミツの特定の指標にはならない

　ヒドロキシメチルフルアルデヒドについては、Chapter5-09「加熱・長期保存の加工ハチミツの特徴」で詳しくお話ししますが、偽装ハチミツを特定するうえでは、あまり役に立ちません。なぜなら、純粋ハチミツを加熱処理あるいは、長期保存すると増加する物質だからです[1059]。

さまざまな統計分析によって、より詳細なことがわかるようになってきた

　最近ではこれらの分析法に加えて、さまざまな統計分析（線形判別分析、主成分分析、階層的クラスター分析など）を用いた計量化学（ケモメトリックス）を組みあわせることで、純粋ハチミツに何%の果糖ブドウ糖液糖（HFCS）が混入されているかまで判別できるようになっています[1060][1061][1062]。

ハチミツの国際基準を知っておく

　最後にハチミツの国際基準を掲載します（次頁図）。ハチミツの国際基準としてEUおよびコーデックス委員会（国連食糧農業機関（FAO）と世界保健機関（WHO）が設立した国際的な政府間機関）の2つがありますが、ほぼ同じです。

そのほか、各国に独自の基準（規制）があります。

▷ ハチミツの国際基準

Directive 2001/110 EU　ハチミツ（花蜜）					
構成基準	一般的な指標	例外的な指標		ハニーデューの指標※	CODEX 2001 改訂版
湿度 %	<20	Calluna and baker's honey<23 Baker's honey from Calluna <25		<20	同じ。ベイカーズハニーに対する表示なし
フルクトース＋グルコース %	>60	–		>45	同じ
ショ糖 %	<5	Robinia, Medicago, Banksia, Hedysarum, Eucalyptus, Eucryphiaspp, and Citrus<10 Lavandula & Borago <15		<5	同じ
水不溶性成分 %	<0.1	Pressed honey <0.5		<0.1	同じ
電気伝導性 mS/cm	<0.8	Chestnut, Arbutus, Erica, Eucalyptus, Tilia, Calluna, Manuka and Melaleuca		>0.8	同じ
遊離酸 meq/kg	<50	Baker's honey <80		<50	同じ
ジアスターゼ活性 DN※※	>8	Baker's honey and honey with low natural enzyme content: >3 when HMF is less than 15 mg.kg⁻		>8	天然酵素含有量の少ないハチミツ >3DN
ヒドロキシメチルフルアルデヒド mg/kg※※	<40	Baker's honey, Honeys of tropical climate and blends of these honey <80		<40	熱帯気候のハチミツとブレンド <80

※ ハニーデュー、ハニーデューと花ハチミツのブレンド。
※※ 加工およびブレンド後に測定される。

ハニーデュー 昆虫が集めてきた木の樹液を、さらにミツバチが熟成した甘露蜜

参考 Legislation of honey criteria and standards. Journal of Apicultural
Research 2018, 57(1):88-96[1063]

加熱・長期保存の加工ハチミツの特徴

09

純粋ハチミツの質は加熱で低下する

ハチミツの加熱は、殺菌、固体の液体化や色を濃くするなどの目的で広く行われています。もちろん、**純粋ハチミツの質は加熱で低下していきます。**

ハチミツを加熱すると変化する指標があります。まず減少するものとして、ジアスターゼ活性、プロリン（アミノ酸）、フェノール化合物です。一方、増加するのは、ヒドロキシメチルフルフラール（HMF）、ハチミツの色の濃さ、抗酸化活性、pH などです。

ヒドロキシメチルフルフラール（HMF）は、ハチミツに含まれる果糖（フルクトース）やブドウ糖（グルコース）が脱水を受けて形成されます[1064]。フレッシュな純粋ハチミツには、ヒドロキシメチルフルフラール（HMF）はほとんど含まれません[1065]。温度が適切（40℃以下）で保管期間がそれほど長くなければ、フレッシュな純粋ハチミツにヒドロキシメチルフルフラール（HMF）が形成されてもごく微量になります[1066]。

ちなみに、ハチミツに含まれるヒドロキシメチルフルフラール（HMF）量は 40 mg/kg 以下です。

ハチミツ内で加熱によってヒドロキシメチルフルフラール（HMF）が形成される度あいは、ハチミツの水分量が多いほど高くなります。ハチミツに転化糖を混ぜている偽装ハチミ

ツがあります。転化糖とは、Chapter5-07「純粋ハチミツとシロップハチミツの見分け方❹　物理化学的分析・物理化学的分析は、含有物の指標を比較する方法」でお話ししたように、ショ糖を加水分解して果糖（フルクトース）とブドウ糖（グルコース）にしたものです。この転化糖をハチミツに混ぜることによっても、加熱と同じようにヒドロキシメチルフルフラール（HMF）が増加します[1067]。**ヒドロキシメチルフルフラール（HMF）は、人体にとってもハチたちにとっても発がん性のある毒性物質**です[1068]。果糖ブドウ糖液糖（HFCS）を働きバチに与えると問題になるのは、果糖ブドウ糖液糖（HFCS）に含まれるヒドロキシメチルフルフラール（HMF）による悪影響も関係しています。

ヒドロキシメチルフルフラール（HMF）がハチミツに多いと、過剰な加熱処理や不適切に長期保存されていて、ハチミツの質や新鮮度が低下している証拠となります。ヒドロキシメチルフルフラール（HMF）は、果糖がいわゆるメイラード反応によって分解されて産生されるアルデヒドの一種です。ハチミツ内でメイラード反応が起きているということは、同時にハチミツ内のアミノ酸が変性していることも意味します。

ちなみに、熱帯地方で採集されたハチミツでは、ヒドロキシメチルフルフラールの量はヨーロッパなどの温暖〜寒冷地域で採集されたものよりも多くなります。熱帯地方のハチミツの国際食品規格委員会（コーデックス委員会）の許容上限値は、寒冷地のものの倍に設定されています。

ハチミツの長期保存は発酵が進む

　長期保存で問題になるのは、ハチミツに含まれる水分量です。なぜなら、水分量が多いとハチミツ内で発酵が進むからです。これも EU の基準では、ハチミツの水分含有量は20％以下と定められています。ヘザーハニーだけはその例外で、23％以下と決められています [1069]。

　ハチミツの水分量が多いとイースト菌による発酵が進みます。その結果、ハチミツ内にアルコールが産生され、さらにそれが酸化すると酢酸になるため、苦みと酸味を感じるようになります [1070]。

遠心分離やろ過処理はすべての成分が低下する

　ほかにも、ハチミツを遠心分離やろ過処理するものもあります。ハチミツにこのようなフィルタリングをかけることもラベル表示するように指導されています [1071]。この場合は、ジアスターゼ活性、プロリン、フェノール化合物量、ヒドロキシメチルフルフラール（HMF）、ハチミツの色の濃さ、ショ糖、果糖（フルクトース）、ブドウ糖（グルコース）、pH、ミネラル成分（ヒ素、ホウ素、カドミウム、クロム、鉄、カリウム、マグネシウム、ナトリウム、リン、硫黄、亜鉛）のすべての成分量が低下します。

10 ハチミツは環境汚染の指標

ハチミツはいろいろな環境汚染の指標になる❶ 多環芳香族炭化水素（PAHs）汚染

　ミツバチは、花蜜や花粉を巣の半径4km（$50km^2$の範囲をカバーする）から集めてくるため、その地域の環境汚染源を同定しやすくなります[1072][1073]。ミツバチは花蜜・花粉を収集するだけではなく、その地域の水を飲みます[1074]。ということは、ビーワックス、ミツバチの体内やハチミツそのものを調べることで、地域の土壌、空気、水質汚染の程度を知ることができます。したがって、ハチミツは環境汚染の指標のひとつになるといえます。

　現代社会の環境中には、絶え間なく多環芳香族炭化水素（PAHs）、重金属、プラスチック製剤（ビスフェノールA、フタレート）といった環境中で分解されずに蓄積する汚染物質が放出され続けています。多環芳香族炭化水素（PAHs）は、有機物の不完全燃焼によって環境中に排出される毒性物質です。多環芳香族炭化水素（PAHs）は、強いエストロゲン作用を持つため、発ガン性物質として知られています[1075][1076][1077]。ミツバチが集まる花の近くに焼却場、車の往来（排気ガス）、石油の精錬所などがあると、多環芳香族炭化水素（PAHs）の汚染がハチミツにも認められます。山や郊外で採取したハチミツでは、街で採取されたハチミツより多環芳香族炭化水素（PAHs）の汚染が少ないことが報告されて

います [1078][1079] （次図）。

▷ 多環芳香族炭化水素 (PAHs) とは

- PAHs は強いエストロゲン作用を持つ発ガン性物質である
- 花の近くに焼却場、車（排気ガス）、石油の精錬所などがあると PAHs のコンタミ※が認められる
  → 山や郊外では、街で採取されたハチミツより PAHs の汚染が少ない
- PAHs は脂溶性でありハチミツには蓄積しにくいとされているが、実際は汚染が認められる

> コンタミ コンタミネーション (contamination) の略。原材料に使用していない異物が混入してしまうこと

　2023 年には、ヨーロッパ各国においてハチミツの多環芳香族炭化水素（PAHs）や農薬汚染が調査されました。その結果、ヨーロッパ各国で採取されたハチミツは、すべて多環芳香族炭化水素（PAHs）汚染が認められています [1080]（次頁図）。2015 年の EU の規制では、ロイヤルゼリーに含まれる発ガン性の環芳香族炭化水素（PAHs）の上限値は、10μg/kg とされています [1081]。今回のヨーロッパ全土の調査では、発がん性多環芳香族炭化水素（PAHs：次頁図において PAH4 で表記）は、すべてのハチミツで 10μg/kg 以下でしたが、芳香族炭化水素（PAHs）の総量ではそれを超えるハチミツが検出されています。

　芳香族炭化水素（PAHs）はどのような種類であってもエストロゲン作用を持つため、これらのハチミツが安全であるとは言い切れません。

▷ ヨーロッパにおけるハチミツの多環芳香族炭化水素 (PAHs) 汚染

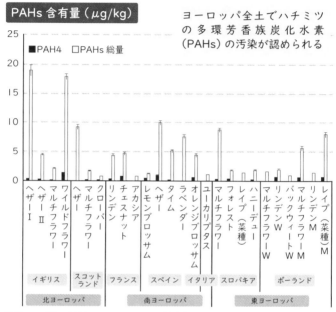

PAHs 含有量（μg/kg）

ヨーロッパ全土でハチミツの多環芳香族炭化水素（PAHs）の汚染が認められる

■PAH4　□PAHs 総量

※ M：マロポルスカ地方。W：ワルミアとマズリ地方。

参考 Levels of Contamination by Pesticide Residues, Polycyclic Aromatic Hydrocarbons (PAHs), and 5-Hydroxymethylfurfural (HMF) in Honeys Retailed in Europe. Arch Environ Contam Toxicol. 2023 Feb;84(2):165-178[1080]

ハチミツはいろいろな環境汚染の指標になる❷ 重金属汚染

　ハチミツは重金属汚染の指標にもなります。PAHs と同様に、郊外よりも都会、そして郊外でも工場による汚染地域がある所ではハチミツの重金属汚染が認められています[1082][1083][1084]。

　鉱山などの採掘、火山の近くで採取されたハチミツはヒ素

で汚染されます [1085]。鉄・鉄鋼工場や皮なめし工場の近傍では、鉛、クロム、亜鉛のハチミツ汚染が認められます [1086]。

ハチミツを購入する際には、その採取地の環境も知っておくとよいでしょう。

ハチミツはいろいろな環境汚染の指標になる❸ 農薬（殺虫剤）汚染

PAHs や重金属も危険ですが、**ハチミツが最も汚染されているのは農薬（殺虫剤）です**（農薬には、殺虫剤、除草剤、防カビ剤の 3 種類がありますが、ここでは殺虫剤を取りあげます）[1087]。有機リン系、カルバメート系、ピレスロイド系（合成除虫菊）、ネオニコチノイドなどの農薬がハチミツから検出されています。

2023 年のヨーロッパ各国でのハチミツの農薬汚染を見ていきましょう。まずは、有機リン系農薬汚染です。

私の母方の実家が九州の田舎にあったため、夏休みにはよく帰省していました。家の前に川が流れ、周囲は山に囲まれています。夕暮れには家から眺める対岸の畑の上空一面が夕陽でオレンジになり、とてもきれいだった思い出があります。ところが、その美しい光景に突如と煙が立ち込めるときがありました。よく見ると、トンボがあちこちに飛散しています。あとから祖父母に教えてもらったのですが、この煙は畑に散布している有機リン系の農薬だったのです。トンボも慌てて逃げていたのでしょう。

有機リン系の農薬は戦後、日本の農薬の主流でした。もともとは戦争のときに神経毒として開発された化学兵器が有機

リン系の農薬です。アセチルコリンエステラーゼという、主に副交感神経の伝達物質であるアセチルコリンを分解する酵素をブロックします[1088]。さらに、生命体の脳神経系に深刻なダメージを与えます[1089][1090]。妊婦が有機リン系農薬に暴露すると、子どもの脳・神経発達異常が起こることに警告を鳴らす研究も報告されています[1091]。子どものIQ、注意力、記憶力などの低下と有機リン暴露との間に相関関係があったというものです。いわゆる子どもの多動症や集中力の欠如といった現代病は、有機リンによる脳のダメージも関与しているということです。**日本でもいまだに有機リン系の農薬をゴルフ場、公園、農場などで散布しています。**

　ヨーロッパでは、2008年に欧州委員会でハチミツの残留農薬上限値（MRLs）を0.01 mg/kgと定めています。この値を超えると、「農薬に汚染されているハチミツ」とみなしています。この指標は、私たちが農薬に汚染されたハチミツを食べたときの安全基準ではありません。たとえ、この残留農薬上限値以下であっても、体内にすでに農薬が蓄積している場合は、安全とはいえないからです。

　2023年のヨーロッパの調査では、すべてのハチミツに有機リン系の農薬汚染が認められ（次頁図）、かつ検体全ハチミツ26個中4つのハチミツに残留有機リン系農薬上限値を超える汚染が見つかりました（次々頁図）。

　クロルピリホスメチルは、世界でも最も使用頻度の高い有機リン系農薬です。この農薬は、催奇形性、発達障害、自己免疫疾患、不妊や発ガンなど、多岐にわたる健康被害をもたらします[1092][1093]。クロルピリホスメチルについては、検

▷ ヨーロッパにおけるハチミツの有機リン系農薬汚染

(mg/kg)

原産地域	原産国	ハチミツ	ダイアジノン	ジスルホトン	クロルピリホスメチル	パラチオンメチル	マラチオン	クロルピリホス	パラオチンエチル	エチオン
北ヨーロッパ	イギリス	ヘザーI	n.d	0.091±0.007	n.d	0.178±0.006	n.d	n.d	n.d	n.d
		ヘザーII	0.017±0.003	0.016±0.001	0.043±0.004	0.028±0.006	n.d	n.d	n.d	n.d
		マルチフラワー	n.d	n.d	n.d	0.047±0.005	n.d	0.022±0.002	n.d	n.d
		ワイルドフラワー	0.018±0.002	n.d	n.d	n.d	n.d	0.032±0.004	n.d	n.d
	スコットランド	ヘザー	n.d	n.d	0.09±0.002	n.d	n.d	0.004±0.001	n.d	n.d
		マルチフラワー	n.d	0.019±0.002	0.078±0.004	0.024±0.003	n.d	0.007±0.001	n.d	n.d
		クローバー	n.d	0.025±0.006	0.096±0.01	n.d	n.d	0.061±0.006	n.d	n.d
南ヨーロッパ	フランス	リンデン	0.016±0.001	n.d	0.008±0.001	0.045±0.004	n.d	0.007±0.001	n.d	n.d
		チェスナット	0.008±0.001	n.d	n.d	n.d	n.d	0.053±0.008	n.d	n.d
		アカシア	0.014±0.002	n.d	0.042±0.002	0.023±0.003	n.d	n.d	n.d	n.d
	スペイン	ヘザー	0.006±0.001	0.014±0.001	n.d	0.007±0.001	n.d	n.d	n.d	n.d
		タイム	0.014±0.003	n.d	0.1±0.001	n.d	n.d	n.d	n.d	n.d
		ラベンダー	0.033±0.007	n.d	n.d	n.d	n.d	n.d	n.d	n.d
		オレンジブロッサム	0.019±0.003	n.d	0.071±0.008	n.d	n.d	0.044±0.005	n.d	n.d
	リィアタ	ユーカリプタス	0.019±0.003	n.d	n.d	n.d	n.d	0.027±0.003	n.d	n.d
東ヨーロッパ	スロバキア	マルチフラワー	n.d	n.d	0.013±0.002	n.d	n.d	0.009±0.001	n.d	n.d
		フォレスト	0.014±0.003	0.026±0.002	0.11±0.004	n.d	n.d	n.d	n.d	n.d
		レイプ（菜種）	0.024±0.003	n.d	0.065±0.007	n.d	n.d	0.04±0.004	n.d	n.d
		ハニーデュー	0.023±0.002	0.021±0.002	0.077±0.008	0.026±0.001	n.d	0.081±0.009	n.d	n.d
	ポーランド	マルチフラワー W	0.026±0.004	n.d	0.02±0.002	n.d	n.d	0.07±0.005	n.d	n.d
		リンデン W	n.d	n.d	0.053+0.003	n.d	n.d	n.d	n.d	n.d
		バックウィート W	n.d	0.02±0.005	n.d	0.025±0.004	n.d	0.009±0.001	n.d	n.d
		バックウィート（フォレスト）W	0.019±0.002	0.033±0.002	0.038±0.003	0.018±0.001	n.d	0.09±0.009	n.d	n.d
		マルチフラワー M	n.d	n.d	0.05±0.005	n.d	n.d	0.012±0.002	n.d	n.d
		リンデン M	0.016±0.002	0.023±0.005	n.d	0.023±0.003	n.d	n.d	n.d	n.d
		レイプ（菜種）M	n.d	n.d	0.018±0.002	n.d	n.d	0.02±0.002	n.d	n.d

※ M ：マロポルスカ地方。
　 W ：ワルミアとマズリ地方。
　 □ ：最大残留レベル（MRLs）を超えている。
　 n.d：不検出。

参考 Levels of Contamination by Pesticide Residues, Polycyclic Aromatic Hydrocarbons (PAHs), and 5-Hydroxymethylfurfural (HMF) in Honeys Retailed in Europe. Arch Environ Contam Toxicol. 2023 Feb;84(2):165-178[1080]

▷ 次頁図に続く

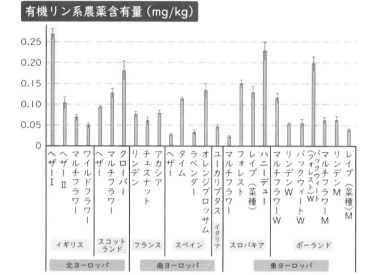

有機リン系農薬含有量（mg/kg）

※ M：マロポルスカ地方。W：ワルミアとマズリ地方。□：最大残留レベル（MRLs）を超えている。

参考 Levels of Contamination by Pesticide Residues, Polycyclic Aromatic Hydrocarbons (PAHs), and 5-Hydroxymethylfurfural (HMF) in Honeys Retailed in Europe. Arch Environ Contam Toxicol. 2023 Feb;84(2):165-178[1080]

体全ハチミツ 26 個中 12 個のハチミツに残留農薬上限値を超える汚染が見つかっています。

　この有機リン系と同じ毒性を持つ農薬がカルバメート系のものです。現在、日本でも農作物や果樹に広く殺虫剤として使用されています。**カルバメート系農薬も、発ガン、免疫不全（免疫力低下）、自己免疫疾患、アレルギーを引き起こす毒性物質**です[1094][1095]。2023 年のヨーロッパの調査では、検体全ハチミツ 26 個中 24 個のハチミツにカルバメート系農薬汚染が認められ（次頁図）、そのうち 4 つのハチミツに残留農薬上限値を超える汚染が見つかりました（次々頁図）。

▷ ヨーロッパにおけるハチミツのカルバメート系農薬汚染

(mg/kg)

地域原産	原産国	ハチミツ	オキサミル	プロポキサー	カーボフラン	カーバリル	メチオカーブ
北ヨーロッパ	イギリス	ヘザー I	n.d	0.034±0.007	0.303±0.005	0.027±0.003	n.d
		ヘザー II	n.d	n.d	n.d	n.d	0.014±0.002
		マルチフラワー	n.d	0.011±0.002	n.d	n.d	n.d
		ワイルドフラワー	n.d	n.d	n.d	0.012±0.003	0.014±0.003
	スコットランド	ヘザー	n.d	0.003±0.001	n.d	n.d	n.d
		マルチフラワー	n.d	n.d	n.d	n.d	0.028±0.003
		クローバー	0.195±0.001	n.d	n.d	0.027±0.006	n.d
南ヨーロッパ	フランス	リンデン	0.022±0.005	0.032±0.003	0.054±0.004	0.021±0.005	n.d
		チェスナット	0.009±0.001	0.016±0.001	n.d	n.d	n.d
		アカシア	0.008±0.002	n.d	n.d	0.018±0.004	n.d
	スペイン	ヘザー	n.d	n.d	n.d	0.026±0.006	0.018±0.006
		タイム	n.d	n.d	n.d	n.d	n.d
		ラベンダー	n.d	0.03±0.006	0.021±0.005	n.d	n.d
		オレンジブロッサム	n.d	0.011±0.003	n.d	n.d	n.d
	リアタ	ユーカリプタス	n.d	n.d	n.d	0.019±0.002	n.d
東ヨーロッパ	スロバキア	マルチフラワー	n.d	0.014±0.003	n.d	0.02±0.001	n.d
		フォレスト	n.d	0.007±0.002	n.d	n.d	0.012±0.001
		レイプ（菜種）	n.d	n.d	n.d	0.017±0.004	0.015±0.006
		ハニーデュー	n.d	n.d	n.d	n.d	n.d
	ポーランド	マルチフラワー W	n.d	n.d	n.d	n.d	0.078±0.002
		リンデン W	n.d	0.005±0.002	n.d	0.018±0.004	0.013±0.002
		バックウィート W	n.d	n.d	0.017±0.004	n.d	n.d
		バックウィート（フォレスト）W	n.d	0.008±0.002	n.d	n.d	n.d
		マルチフラワー M	n.d	n.d	n.d	n.d	0.025±0.006
		リンデン M	n.d	0.006±0.002	0.016±0.002	n.d	n.d
		レイプ（菜種）M	n.d	0.008±0.002	0.011±0.001	n.d	n.d

※ M：マロポルスカ地方。
W：ワルミアとマズリ地方。
□：最大残留レベル（MRLs）を超えている。
n.d：不検出。

参考 Levels of Contamination by Pesticide Residues, Polycyclic Aromatic Hydrocarbons (PAHs), and 5-Hydroxymethylfurfural (HMF) in Honeys Retailed in Europe. Arch Environ Contam Toxicol. 2023 Fevb;84 (2):165-178[1080]

▷ 次頁図に続く

Chapter5　奇跡のハチミツ選び

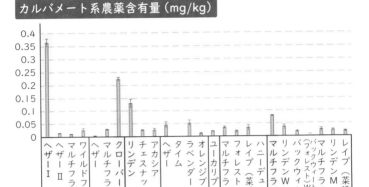

カルバメート系農薬含有量（mg/kg）

※ M：マロポルスカ地方。W：ワルミアとマズリ地方。
　□：最大残留レベル（MRLs）を超えている。

参考 Levels of Contamination by Pesticide Residues, Polycyclic Aromatic
Hydrocarbons (PAHs), and 5-Hydroxymethylfurfural (HMF) in
Honeys Retailed in Europe. Arch Environ Contam Toxicol. 2023
Feb;84(2):165-178[1080]

　有機リン系やカルバメート系といった神経系に作用する農
薬の抵抗性害虫にも高い効果を示すのが、同じ神経毒のピレ
スロイド系農薬（合成除虫菊）です。**ピレスロイド系農薬
は、エストロゲン作用を持つために、不妊や変形性関節症の
原因になることが近年報告されるようになっています**[1096]
[1097]。2023年のヨーロッパの調査では、検体全ハチミツ
26個中18個のハチミツにピレスロイド系農薬汚染が認め
られ（次頁図）、そのうち3個のハチミツに残留農薬上限値
を超える汚染が見つかりました（次々頁図）。

▷ ヨーロッパにおけるハチミツのピレスロイド系（合成除虫菊）農薬汚染

原産地域	原産国	ハチミツ	シフルトリン	シペルメトリン	フルメトリン
北ヨーロッパ	イギリス	ヘザーI	0.062±0.004	n.d	0.047±0.006
		ヘザーII	0.011±0.002	0.049±0.008	0.015±0.003
		マルチフラワー	0.031±0.007	0.008±0.001	0.012±0.001
		ワイルドフラワー	0.031±0.004	n.d	0.013±0.002
	ラスンコドット	ヘザー	0.005±0.002	0.012±0.001	0.016±0.001
		マルチフラワー	0.011±0.001	0.013±0.002	n.d
		クローバー	n.d	n.d	0.075±0.008
南ヨーロッパ	フランス	リンデン	0.063±0.001	n.d	0.036±0.002
		チェスナット	0.009±0.002	n.d	0.027±0.003
		アカシア	0.025±0.004	n.d	0.017±0.005
	スペイン	ヘザー	n.d	n.d	n.d
		タイム	n.d	n.d	n.d
		ラベンダー	0.011±0.003	n.d	n.d
		オレンジブロッサム	n.d	n.d	n.d
	リイアタ	ユーカリプタス	n.d	n.d	n.d
東ヨーロッパ	スロバキア	マルチフラワー	0.018±0.001	0.045±0.002	n.d
		フォレスト	n.d	n.d	n.d
		レイプ（菜種）	n.d	n.d	n.d
		ハニーデュー	n.d	n.d	n.d
	ポーランド	マルチフラワーW	n.d	n.d	n.d
		リンデンW	0.008±0.001	n.d	0.02±0.001
		バックウィートW	n.d	0.008±0.001	n.d
		バックウィート（フォレスト）W	0.091±0.003	0.033±0.007	0.05±0.006
		マルチフラワーM	0.007±0.002	0.035±0.002	0.037±0.006
		リンデンM	0.013±0.001	0.041±0.006	0.018±0.004
		レイプ（菜種）M	0.01±0.001	n.d	n.d

(mg/kg)

※ M：マロポルスカ地方。W：ワルミアとマズリ地方。
　□：最大残留レベル（MRLs）を超えている。
　n.d：不検出。

参考 Levels of Contamination by Pesticide Residues, Polycyclic Aromatic Hydrocarbons (PAHs), and 5-Hydroxymethylfurfural (HMF) in Honeys Retailed in Europe. Arch Environ Contam Toxicol. 2023 Feb;84 (2):165-178[1080]

▷ 次頁図に続く

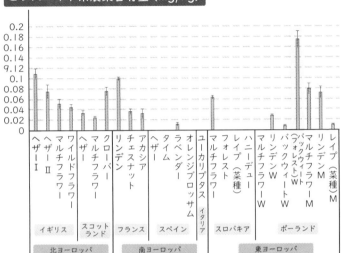

ピレスロイド系農薬含有量（mg/kg）

※ M：マロポルスカ地方。W：ワルミアとマズリ地方。
　□：最大残留レベル（MRLs）を超えている。

参考 Levels of Contamination by Pesticide Residues, Polycyclic Aromatic
Hydrocarbons (PAHs), and 5-Hydroxymethylfurfural (HMF) in
Honeys Retailed in Europe. Arch Environ Contam Toxicol. 2023
Feb;84(2):165-178[1080]

　ほかの農薬が持つ神経毒性に加えて、洗っても落ちない「浸
透性」と長期に残留する「残効性」で人を含めた生態系に悪
影響を与えているのが、ネオニコチノイド系農薬です。
　ネオニコチノイド系は、神経系のアセチルコリン受容体
（シナプス後膜）に結合して、神経の電気の流れをブロック
します[1098]。この神経の電気の流れをブロックすることで、
感覚の統合や学習という高次脳機能がダメージを受けます
[1099][1100][1101][1102]。ミツバチもネオニコチノイド系農薬
に暴露するとナビゲーション能力が低下します[1103][1104]。

近年になって、このネオニコチノイド系農薬は、昆虫だけでなく人を含めた哺乳類にも甚大な悪影響をおよぼすことが報告されるようになりました。ラットの実験では、ネオニコチノイド系農薬によって認知機能低下や不安障害など脳の機能障害が起こることが複数報告されています[1105][1106][1107][1108]。ラットの実験では、脳神経系だけではなく、免疫系、肝臓、腎臓、精巣、卵巣などにも炎症を引き起こしてダメージを与えることが判明しています[1109][1110][1111][1112][1113]。

　このネオニコチノイド系農薬が全身の臓器に悪影響をおよぼす理由は、ひとつ目は、エストロゲン作用を持つことです。ネオニコチノイド系農薬は、体内でエストロゲンを合成する触媒であるアロマターゼという酵素を活性化して、エストロゲンの体内産生を高めます[1114][1115]。2つ目は、ネオニコチノイド系農薬のプーファの脂質過酸化反応を促す（＝酸化ストレス）作用です[1116][1117][1118]。また人への影響も、長期暴露によって肝臓ガンのリスク上昇と関連していることが報告されるようになりました[1119]。今後は、人へのネオニコチノイド系農薬長期暴露のデータが集積されていくと、より広範囲な悪影響が明確になっていくでしょう。2023年のヨーロッパの調査では、検体全ハチミツ26個中23個のハチミツにネオニコチノイド系農薬汚染が認められ（次頁図）、ネオニコチノイド系農薬のクロチアニジンが検出された15個のハチミツのうち、9個に残留農薬上限値を超える汚染が見つかりました（次頁図）。ネオニコチノイド系農薬のチアメトキサムも、検出された15個のハチミツのうち7個に残留農薬上限値を超える汚染が見つかっています（次頁図）。

▷ ヨーロッパにおけるハチミツのネオニコチノイド系農薬汚染

(mg/kg)

原産地域	原産国	ハチミツ	クロチアニジン	チアメトキサム
北ヨーロッパ	イギリス	ヘザー I	0.137±0.01	n.d
		ヘザー II	0.092±0.007	n.d
		マルチフラワー	0.051±0.004	n.d
		ワイルドフラワー	n.d	0.058±0.007
	スコットランド	ヘザー	n.d	0.081±0.008
		マルチフラワー	n.d	0.065±0.007
		クローバー	n.d	0.041±0.004
南ヨーロッパ	フランス	リンデン	n.d	n.d
		チェスナット	0.042±0.005	0.047±0.005
		アカシア	0.034±0.002	n.d
	スペイン	ヘザー	n.d	0.021±0.001
		タイム	n.d	n.d
		ラベンダー	0.043±0.003	n.d
		オレンジブロッサム	0.075±0.006	0.024±0.002
	イタリア	ユーカリプタス	n.d	n.d
東ヨーロッパ	スロバキア	マルチフラワー	0.028±0.003	0.102±0.007
		フォレスト	0.08±0.006	0.084±0.007
		レイプ（菜種）	0.091±0.007	n.d
		ハニーデュー	0.04±0.003	0.043±0.005
	ポーランド	マルチフラワー W	0.08±0.008	0.06±0.006
		リンデン W	0.067±0.005	0.071±0.006
		バックウィート W	0.075±0.007	n.d
		バックウィート（フォレスト）W	n.d	0.04±0.003
		マルチフラワー M	n.d	0.016±0.002
		リンデン M	n.d	0.067±0.004
		レイプ（菜種）M	0.045±0.005	n.d

※ M：マロポルスカ地方。
W：ワルミアとマズリ地方。
□：最大残留レベル（MRLs）を超えている。
n.d：不検出。

参考 Levels of Contamination by Pesticide Residues, Polycyclic Aromatic Hydrocarbons (PAHs), and 5-Hydroxymethylfurfural (HMF) in Honeys Retailed in Europe. Arch Environ Contam Toxicol. 2023 Feb;84 (2):165-178[1080]

▷ 次頁図に続く

　今回ご紹介したヨーロッパのハチミツの解析では、有機リン系農薬およびネオニコチノイド系農薬で汚染されていたサンプルハチミツは、残留農薬の上限値を超えているものが複数存在しました。このことから、ヨーロッパでは、有機リン系およびネオニコチノイド系が最も使用されている農薬であることがわかります。

　遺伝子組換え作物の栽培を禁止しているポーランドの研究では、グリホサートは検出されないまでも、ほかの農業に使

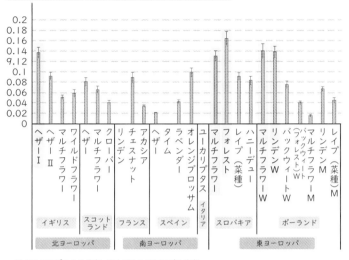

ネオニコチノイド系農薬含有量（mg/kg）

※ M：マロポルスカ地方。W：ワルミアとマズリ地方。
　□：最大残留レベル（MRLs）を超えている。

参考 Levels of Contamination by Pesticide Residues, Polycyclic Aromatic Hydrocarbons (PAHs), and 5-Hydroxymethylfurfural (HMF) in Honeys Retailed in Europe. Arch Environ Contam Toxicol. 2023 Feb;84(2):165-178[1080]

用される農薬、殺虫剤、ダニ駆除剤、防カビ剤（抗真菌剤）がハチミツに高率に検出されています[1120]。**なんと調査した155個のハチミツのうちの85%に、少なくとも何らかの農薬、殺虫剤、ダニ駆除剤が検出されています。そしてその検出された薬剤の種類は、200以上にものぼります。**

　ハチミツの健康増進効果は絶大ですが、このように、上限値を超える農薬などに汚染されているものを摂取すると逆効果になりかねません。ハチミツにかぎらず、食品はその質も厳しく問われなければいけません。

11 看過できないハチミツの グリホサート汚染

グリホサートは洗浄や高温調理でも分解されない

現在、農地を含めて、地球上で殺虫剤よりも広く使用され
ているものが除草剤と呼ばれている毒性物質です [1121]。そ
の中で最も使用量の多い除草剤が、グリホサートおよびグリ
ホシネートです [1122]（次頁上図）。

グリホサートは、米国のモンサント社が 1974 年に「ラウ
ンドアップ」という商品名で特許を取得した除草剤です。主
に遺伝子組換え作物に使用されていましたが、現在では幅広
く除草剤として使用されています。2001 年にモンサントの
特許が失効してからは、主にドイツのバイエルという会社が
グリホサートを生産しています。ちなみに、モンサントはそ
の後、バイエルに吸収された形になっています。

グリホサートも農薬同様に環境に蓄積していく毒物で
す。洗浄や高温調理でも分解されないことがわかっています
[1123][1124]。世界のハチミツのグリホサート汚染を調べると、
ヨーロッパが 59% と最多で、オセアニア 22%、北米 15%
と続きます [1125]（次頁下図）。

カナダでは、このグリホサートが主成分として入っている
害虫駆除製品（殺虫剤）は、私たちがよく知っている「ラウ
ンドアップ」以外にも 180 種類以上もあります [1126]。実際
にカナダのハチミツは、世界でもトップレベルのグリホサー
ト（およびグリホサートの代謝産物）残留量が高いことが報

▷ 農薬より使用量が多い除草剤グリホサートとグリホシネートの
化学式

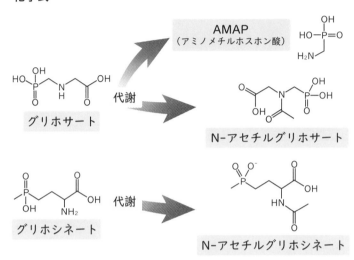

▷ 世界のハチミツのグリホサート汚染

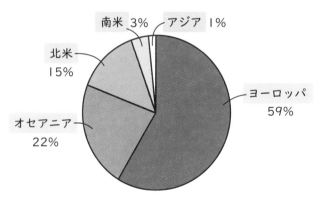

参考 Glyphosate and Glufosinate Residues in Honey and Other
Hive Products. Foods. 2023 Mar 9;12(6):1155[1125]

告されています [1127]。グリホサートの食品の残留を調べる場合は、その代謝産物まで追跡しないといけません。グリホサートの残留だけでは、すでに代謝・分解されている場合には検出されないことになるからです。グリホサートの代謝産物まで検出すると、もっと多くのハチミツがグリホサートに汚染されていることが明確になるでしょう。

▷ 世界のハチミツのグリホサート農薬汚染

調査対象国	米国	米国	エストニア	スイス	米国	カナダ
分析方法	ELISA	LC-MS/MS	LC-MS/MS	LC-MS/MS	ELISA	LC-MS/MS
調査ハチミツ	いろいろな原産国	主に米国産	エストニア産	指定なし	主にハワイ産	主にカナダ西部産
サンプル数	69	28	33	16	85	200
残留数(%)	41(59.4%)	17(60.7%)	3(9.1%)	15(93.8%)	24(28.2%)	197(98.5%)
LOQ(μg/kg)	15	10 to 16	50(LOD=10)	1	15	1
最大残留(μg/kg)	163	653	62	15.9	342	49.8

※ LOQ（limit of quantitation）：グリホサート検出可能の最小値。

世界各国のハチミツにグリホサート（およびその代謝産物）の残留が認められている。特にカナダのハチミツのグリホサート残留率が高い

参考 Determination of glyphosate, AMPA, and glufosinate in honey by online solid-phase extraction-liquid chromatography-tandem mass spectrometry. Food Addit Contam Part A Chem Anal Control Expo Risk Assess. 2019 Mar;36(3):434-446[1127]

　グリホサートの代謝産物は、アミノメチルホスホン酸（AMPA）という物質です。この物質が動物や人の尿中にも同定されています [1128][1129][1130]。このグリホサートの代謝産物AMPAは、1年近く土壌でも分解されずに存在する（半

減期 151 日）ので、環境中ではグリホサートより毒性が強いと考えられています [1131][1132][1133]。

グリホサートは、ハチミツ以外でも農作物や汚染された食品、飲料水を通じて人体に蓄積していきます [1134][1135][1136][1137][1138][1139]。近年では、**グリホサートの大気汚染が注目されていますが、その汚染空気を吸い込むことでも、体内にグリホサートは蓄積していきます** [1140][1141]。

私たちの体内に日夜蓄積しているグリホサートやグリホシネートおよびその代謝産物（AMPA）は、どんな悪影響をもたらすのでしょうか？

では、グリホサートや AMPA の主作用を見ていきます。**私たちの細胞のエネルギー産生所であるミトコンドリアで、過剰な活性酸素種の発生からプーファの過酸化脂質を増加させ、最終的にミトコンドリア障害（糖のエネルギー代謝を低下させる）を引き起こす**ことが、複数の研究で明らかになっています [1142][1143][1144][1145][1146][1147][1148]。つまり**グリホサートは、ハチミツとは正反対の作用を持っている**ということです。臨床試験でも、尿中グリホサートとその代謝産物の AMPA が増加するほど、尿中のプーファの過酸化脂質も増加することが報告されています [1149][1150]。グリホサートによる発ガン性や遺伝子（DNA）へのダメージがさまざまな実験で認められているのは、この主作用によるものです。具体的には、プーファの過酸化脂質が DNA に結合して、ガン、動脈硬化、自己免疫疾患などの慢性病や老化を引き起こすのです [1151][1152][1153][1154]。

またグリホサートは、私たちの肝臓のデトックス酵素（サ

イトクローム P450）の働きを低下させます[1155]。そのことによって、グリホサート、エストロゲン、プーファといった毒性物質がデトックスされずに体内に蓄積することになります[1156]。

さらに、2009 年の細胞実験で、グリホサートにエストロゲン作用があることが明らかにされました[1157]。乳ガン細胞にグリホサートを作用させると、エストロゲン作用によってガン細胞が分裂・増殖します[1158]。ラットの実験では、「ラウンドアップ」を人への 1 日許容量（ADI）の 1.75 mg/kg（体重）を作用させると、エストロゲン作用によって生殖器の発達異常が認められています[1159]。

細胞実験および動物実験レベルでは、すでに複数の研究でグリホサートの発ガン性も確かめられています[1160][1161][1162][1163]。世界保健機構（WHO）の国際ガン研究機関（IARC）では、**グリホサートはグループ 2A の「人への発ガンリスクが高い」**と評価されています[1164]。

人で見ると、リンパ腫との高い関連が報告されています[1165][1166]。2018 年には、米国のカリフォルニアで、グリホサート暴露によるリンパ腫発生の因果関係が裁判所で認められ、モンサントが賠償金を支払っています[1167]。なぜモンサントは、"ガンの発生が否定されているはず"の自社の製品によるリンパ腫の発生に賠償金を支払ったのでしょうか？　また、高容量のグリホサート暴露は、急性骨髄性白血病（AML）のリスクと相関関係にあることも示されています[1168]。

2021 年の臨床研究では、尿中のグリホサートの代謝産物

▷ グリホサートの主な作用

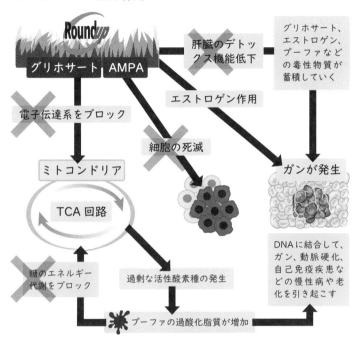

AMPA の量と乳がんのリスク上昇に相関関係が認められました [1169]。このような多数のエビデンスが出ているにも関わらず、欧州食品安全機関（EFSA）および米国環境保護庁（EPA）はグリホサートの人への発ガン性を否定しています [1170][1171][1172]。その理由のひとつに、**欧州食品安全機関（EFSA）および米国環境保護庁（EPA）による評価には、モンサントをはじめとしたグリホサートを販売している会社による、いわゆる利益相反研究が含まれています** [1173]。加えて、これらの組織に対するモンサントなどの企業の金に物をいわ

Chapter5 奇跡のハチミツ選び

せたロビー活動が盛んであることも、大きな理由のひとつに
なります[1174]。**モンサントが資金を出して、研究者の名前
を借りて勝手にでっちあげた研究論文（Monsanto-sponsored
ghostwriting of articles）も指摘され、問題となっています**
[1175]。

　現在のところ、人の疫学的調査では、グリホサートとガン
の関係に一定した結果が出ていません。人では、細胞実験や
動物実験のようにグリホサートを与えた実験ができないの
で、グリホサートの暴露と発ガンの関係を観察研究という形
で追跡調査するしかありません。実は、このような人の疫学
的調査は、交絡因子（実際の研究で調べている要因以外の結
果に影響する要因のこと）が多いため、エビデンスレベルが
低い研究です。簡単にいうと、人の疫学的調査はバイアスが
多く、ダイレクトに因果関係を証明できるものではありませ
ん（**疫学的調査におけるグリホサートとガンの関連性がない
という結果では、グリホサートとガンに因果関係がないとこ
とを証明できない**）。したがって、あくまでも人の疫学的調
査の結果は、ほかの細胞実験や動物実験などを含めた基礎的
な研究と併せて解釈すべきものです。

　最後に最新の世界のハチミツのグリホサート＆グリホシ
ネート残留上限値を掲載しておきます[1176]（次頁図）。**世界
でも有数のグリホサート大国である日本では、残念ながらグ
リホサートの代謝産物である AMPA やグリホシネートに関
する上限値がないザル基準になっています**[1177]。「日本の基
準値」以下のハチミツが、安全だというわけではないことを
知っておきましょう。

▷ 世界のハチミツのグリホサート＆グリホシネート残留上限値

国・地域	調査対象	検体	MRL (µg/kg)
ヨーロッパ	ハチミツと ほかの養蜂製品	グリホサート	50
ヨーロッパ	ハチミツと ほかの養蜂製品	グリホシネート （グルホシネート異性体、含まれる塩、 MPP、N-アセチルグルホシネート）	50
日本	ハチミツ （ロイヤルゼリーを 含む）	グリホサート （グリホサート、N-アセチルグリホサー ト）	50
オーストラリア	ハチミツ	グリホサート （グリホサート、N-アセチルグリホサー ト、AMPA）	200
ニュージーランド	ハチミツ	グリホサート （グリホサート、N-アセチルグリホサー ト、AMPA）	200

※ MRLs：maximum residue limits（ハチミツ内での残留上限）。

日本には、AMPAやグリホシネートに関する上限値がない！

参考 Glyphosate and Glufosinate Residues in Honey and Other Hive Products. Foods 2023 Mar 9;12(6):1155[1176]
Japan Food Chemical Research Foundation Search Engine for MRLs. [(accessed on 6 April 2023)]. Available online: http://db.ffcr.or.jp/front/food_group_detail?id=20600[1177]

　ヨーロッパでも2033年12月15日までグリホサートの使用許可が出ています。

　グリホサートは、それに汚染されたハチミツや穀物などの食品の摂取だけでなく、日常的に飲料水や大気からの吸入という形でも私たちの人体に蓄積しています。グリホサートは、遺伝子ワクチンのスパイクタンパク質と同じく、ミトコンドリアにダメージを与えて、糖のエネルギー代謝をブロックします。グリホサートの多臓器に渡る毒性を考えると、**グリホサートの使用を許可している国のハチミツを購入する場合は、成分検査が必須**です。

12 農薬に潜む添加物の恐ろしさ

農薬以上に怖いアジュバントという存在

　グリホサートをはじめとした農薬には、主成分以外にもさまざまな添加物質が入っています。添加物の例を挙げると、浸透促進剤、消臭剤、染料、保存料、安定剤、希釈剤、界面活性剤、乳化剤、高圧ガス、溶媒、消泡剤、輸送体など枚挙に暇（いとま）がありません。このうち、浸透剤と呼ばれる植物の細胞壁および動物の粘膜や表皮細胞を壊す役割をする物質には、特に植物油脂が用いられています。さらに、消泡剤にも植物油脂が用いられています。

　ワクチンには、抗原と呼ばれる主成分以外に、炎症を引き起こす目的で水銀やアルミニウムが添加されています。 水銀やアルミニウムのことを「アジュバント」と呼びます。ラウンドアップなどのグリホサート商品に含まれる添加物でも、主成分のグリホサートの毒性をさらに高める役割をするのが、水銀やアルミニウムと同じアジュバントです。

「グリホサート＋アジュバント」になるとより危険なものへと変わる

　実際にラウンドアップの細胞毒性実験では、主成分であるグリホサート単独よりも、「グリホサート＋アジュバント」の細胞毒性が 1,000 倍も強い結果が出ています[1178]。動物実験でも、有効成分とされるグリホサート単独よりも「グリ

ホサート＋アジュバント」のほうが、毒性が強いことが確認されています[1179][1180][1181][1182]。グリホサート製品の中には、アジュバントの量に比例して毒性が高まるものもあるくらいです[1183]。

さらに、リーキーガットを引き起こすのは、やはりグリホサート単独よりも「グリホサート＋アジュバント」でした[1184]。**アジュバントの中には、プーファなどの界面活性剤、乳化剤が入っているため、腸粘膜が溶かされる**からです。ちなみに、グリホサート単独でもリーキーガットを引き起こします。

▷ グリホサート単体でも危険だが、グリホサート＋アジュバンドはもっと危険になる

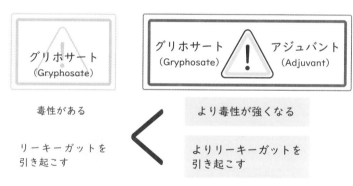

ネオニコチノイド系農薬についても、ネオニコチノイド単独よりも、界面活性剤（有機シリコン）などのアジュバントとのコンビネーション（ネオニコ＋アジュバント）のほうが、ミツバチの幼虫に与えるダメージが大きいことも判明してい

ます [1185]。

農薬には主成分以外のアジュバントを掲載するような規制がない

　農薬には、殺虫剤、除草剤、抗カビ剤などがありますが、本節の冒頭でお話ししたように、ラウンドアップ同様、そのほとんどは有効成分よりも「有効成分＋アジュバント」のほうが、少なくとも細胞実験においては1,000倍毒性が強いことが報告されています [1186]。

　2020年の研究でも、一般の商品として販売されているアジュバント入りの農薬と農薬の主成分単独では、前者のほうが毒性が強いことが細胞実験や動物実験で確認されています [1187]。グリホサートを発ガン性物質と認めなかったヨーロッパ食品安全局（EFSA）でさえ、POEAという界面活性作用を持つアジュバントを含んだグリホサート製品の使用を禁止しています [1188]。

　農薬を開発・販売している多国籍企業は、商品に主成分以外のアジュバントを掲載するような規制がないため、詳しい成分を表示していません。つまり、殺虫剤、除草剤や防カビ剤の類については、主成分以外に何が入っているのかもわからないものがホームセンターで山積みにされているのです。これらのアジュバント（石油化学合成製品）は、実は多国籍企業のドル箱でもあります。農薬のアジュバントだけでも、2019年には4,000億円のマーケットになっています [1189]。ハチミツにも主成分以外の毒性の強いアジュバントが混入している可能性があるということです。

なぜ安全性の試験は「安全」といえないのか？

ラウンドアップは子や孫の代ほど強く悪影響が出る

　グリホサートをはじめとした多国籍企業が独占販売する農薬や医薬品には、「**安全性試験**」というものがあります。この試験は、細胞実験あるいは動物実験が主体となりますが、何らかの障害が出る摂取上限値を恣意的に定めています。残念ながら、こういった農薬などの安全性試験は、多国籍企業が資金を出して行ったものが大半であるため、独立した機関が行うべきであると指摘されてきました [1190]。こういった企業が資金を出して、自分たちの都合のよい結果だけを公表する手法を「**利益相反**」と呼びます。このような研究が信頼に値しないということは、誰にでもわかると思います。

　安全性の研究では、農薬の主成分だけの毒性を見ていますが、一般に販売されている商品には、前述したようにアジュバントが入っています。**このアジュバントと主成分のコンビネーションの毒性は、安全性試験で調べられていない**のです [1191]。グリホサート単体の動物実験では安全基準値以内であっても、ほかのアジュバントを添加しているグリホサート商品に暴露すると、肝臓毒性を発揮することが認められています [1192][1193]。

　安全性の試験に関しては、それ以外の問題としてさらに重要なことを指摘しておきたいと思います。2019年の研究で、**ラウンドアップに暴露したマウスは、子そして孫の代へと下**

がるほど、強く悪影響が出ることが報告されました[1194]。具体的には、ラウンドアップに暴露した妊娠マウスには明らかな異常が見つからなかったようですが（本当は見えないだけで影響がある）、その子どもおよび孫はラウンドアップの暴露がないにも関わらず、多数の異常が発生しました。

▷ ラウンドアップ（グリホサート）の子孫への影響

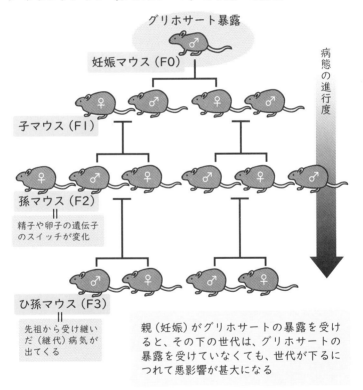

親（妊娠）がグリホサートの暴露を受けると、その下の世代は、グリホサートの暴露を受けていなくても、世代が下るにつれて悪影響が甚大になる

参考 Assessment of Glyphosate Induced Epigenetic Transgenerational Inheritance of Pathologies and Sperm Epimutations: Generational Toxicology. Sci Rep. 2019 Apr 23;9(1):6372[1194]

具体的には、その子どもには卵巣、乳腺に異常が認められただけでなく、肥満になりました。そしてメスの子マウスでは３分の１以上が不妊になっています。さらにその孫では、オスで前立腺の異常（暴露なしの孫より３倍）、メスで腎臓の異常（暴露なしの孫より３倍）も認められたのです。孫マウスはオスとメスいずれも肥満率（５分の２以上）が子マウス世代より高まりました。

▷ グリホサートのオスの子孫への影響

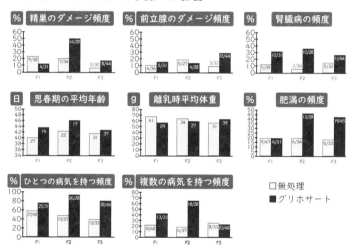

オスの場合、親（妊娠）がグリホサートの暴露を受けると、前立腺のダメージは孫が最も問題を抱えている

参考 Assessment of Glyphosate Induced Epigenetic Transgenerational Inheritance of Pathologies and Sperm Epimutations: Generational Toxicology. Sci Rep. 2019 Apr 23;9(1):6372[1194]

▷ グリホサートのメスの子孫+「オスとメスの発ガン」への影響

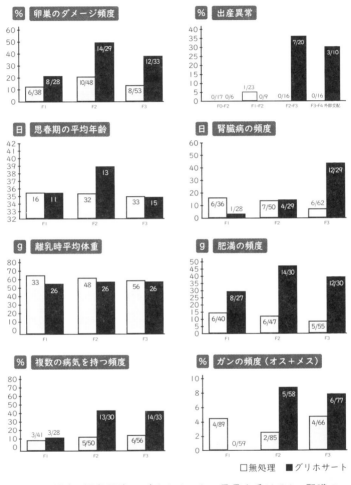

メスの場合、親（妊娠）がグリホサートの暴露を受けると、腎臓の
ダメージは孫が最も問題を抱えている

参考 Assessment of Glyphosate Induced Epigenetic Transgenerational
Inheritance of Pathologies and Sperm Epimutations: Generational
Toxicology. Sci Rep. 2019 Apr 23;9(1):6372[1194]

グリホサートは、遺伝子の変異を引き起こさなくても（遺伝子配列を変えなくても）、遺伝子のスイッチのオン／オフを変化させる作用があることがこの実験で明確にされています。**遺伝子のスイッチのオン／オフを変化する現象をエピジェネティックス、あるいは環境遺伝と呼びます**。環境遺伝とは、祖父母や親の代に暴露した毒物によって、遺伝子のスイッチのオン／オフの変化が、子孫に引き継がれることをいいます。近年では、遺伝子のスイッチのオン／オフの変化によってガンや自己免疫疾患などの慢性病が発生することがわかっています [1195][1196][1197][1198]。

　このように**毒性の影響というのは、たとえ子孫の世代で暴露がなくても、世代が下がるにつれてシビアに表れます**（このマウスの実験では孫世代に最も深刻な問題が生じている）。実験室の 1 代かぎりかつ短期間の毒性実験では、安全性の評価は不十分なのです。以上から、**恣意的に決定された安全基準値を下回っているから大丈夫とはいえない**ことは自明の理です。純粋ハチミツも、グリホサートをはじめとした毒性物質がフリーのものを選ぶ必要があります。

14 ミツバチに砂糖水を与えた ハチミツは何が違う？

働きバチはシロップをうまく代謝できないので ハチミツに残ってしまう

　乾季や冬がある場所では、その時期には花蜜がありません。そこで、養蜂家たちは、働きバチに果糖ブドウ糖液糖や砂糖水を与えています（養蜂場の中では、ハチミツの生産量を上げるために、年中ミツバチにハニーシロップを与えているところもある）。また砂糖水によって花粉の受粉行動が高まるため、穀物やフルーツの収穫量を高めるのに利用されるミツバチにも、砂糖水を与えることが慣例化しています[1199]。

　砂糖水だと働きバチの低血糖を防ぐことはできるのですが、花粉成分のタンパク質が不足します。さて、この砂糖水を与えた働きバチからできたハチミツの質は、純粋ハチミツと何が違うのでしょうか？

　働きバチに砂糖水を与えたハチミツを分析した貴重な研究があります[1200]。5種類の砂糖水を与えた実験です。未精製のショ糖と水を2：1の割合で与えたものからできたハチミツは、ショ糖の量がハチミツの国際基準より多く含有されていました。サトウキビのショ糖シロップを働きバチに与えた実験でも、シロップの投与をやめてからも2回目のハチミツの収穫時に、まだシロップがハチミツに残っていることが報告されています[1201]。

　一般的に、ハチミツのショ糖含有量が多い場合は、ハチミ

ツの収穫が速すぎる（果糖（フルクトース）とブドウ糖（グルコース）に分解される前に収穫している）か、働きバチに過剰に砂糖水やシロップ（果糖ブドウ糖液糖：HFCS）を与えた場合にかぎります[1202]。ちなみに、果糖（フルクトース）とブドウ糖（グルコース）に分解される前に収穫している未成熟のハチミツは、成熟したハチミツよりも抗菌作用や活性酸素除去能力などの生物活性が弱い結果が出ています[1203]。このエビデンスからも、いかにハチミツの果糖（フルクトース）の力が大きいかがわかります。

　働きバチが花蜜だけを摂取した場合と果糖ブドウ糖液糖（HFCS）やショ糖シロップを摂取した場合とでは、代謝が違うことが明らかになっています[1204]。働きバチは、果糖ブドウ糖液糖（HFCS）やショ糖シロップをうまく代謝できないために、ハチミツにシロップが残存してしまいます。特に果糖ブドウ糖液糖（HFCS）は、働きバチの解糖系をブロックしてエネルギー代謝を止めることが報告されています[1205]。**花蜜のない冬場、ミツバチに果糖ブドウ糖液糖（HFCS）を与え続けると、ハチミツの質が落ちるだけではなく、ミツバチの生命力が奪われていくことで（＝糖のエネルギー代謝の低下）、長期的にはハチミツの収穫量も低下していくこと**になるのです。

ミツバチには良質のタンパク質が必要

　冬場に与えられるこれらのシロップには、良質のタンパク質が欠損しています。ミツバチは、タンパク質を主に花粉から摂取します。この花粉から摂取するタンパク質がないとミ

ツバチはどうなるのでしょうか？

　ミツバチにウイルスを感染させて、シロップとともに花粉を与えたグループとシロップだけのグループを比較した研究があります[1206]（次図）。その結果、花粉を与えないシロップだけのグループのミツバチは、より高い死亡率を示しました。つまり、タンパク質（花粉）がないとウイルス感染で死亡する確率が高くなるということです。同様の結果が2020年にも報告されています[1207]。

▷ ミツバチのタンパク質（花粉）の必要性

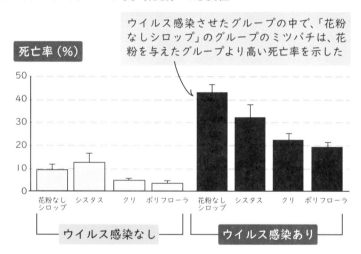

ウイルス感染させたグループの中で、「花粉なしシロップ」のグループのミツバチは、花粉を与えたグループより高い死亡率を示した

ウイルス感染させたグループは、感染なしのグループよりも有意に死亡率が増加した

参考 Interacting stressors matter: diet quality and virus infection in honeybee health. R Soc Open Sci. 2019 Feb 6;6(2):181803[1206]

したがって、砂糖水やシロップだけを与えるのは、ハチミツのコロニーを維持するには十分ではありません。これらの実験から推測するに、長期的にはハチミツの質と生産量が低下してくるのは必至でしょう（まだ長期的なデータが不足している）。

　さらに、この実験では、シスタスとクリ、それぞれだけの単花蜜（モノフローラル）と百花蜜（ポリフローラル）の花粉の影響を調べています。**ミツバチの死亡率は、百花蜜の花粉の摂取のほうが、いずれの単花蜜の花粉摂取よりも低い**結果でした。実際にミツバチは、ひとつの種類の花粉よりも、多種類の花粉をタンパク質源とすることをより好みます[1208][1209]。

　ミツバチにとって、1種類の作物の花粉だけでは栄養素が不足してしまい、成長障害が出ることが報告されています[1210][1211]。これは、働きバチが花蜜と花粉をそれぞれ別の種類の花から摂取するという習性によります[1212][1213]。

　花蜜は1種類で大丈夫なのですが、花粉には多様性が必要となります。これは、花蜜を主にエサにするのは成体のミツバチですが、花粉をエサにするのが幼虫だからです。幼虫の成長には、さまざまな花粉に含まれるタンパク質（アミノ酸）が必要になります[1214][1215]。養育ミツバチは、幼虫が遺伝的に自分たちに近いかどうかよりも、幼虫の栄養状態に気を配っています[1216]。幼虫の成長こそが、ハチのコロニーを持続させる最大のファクターだからです。

15 ミツバチのコロニーが消失する蜂群崩壊症候群（CCD）

農薬がミツバチを狂わせる

2006年に突如として米国の全土でミツバチの集団（コロニー）の消失が拡がっている現象が発見されました[1217]。**ミツバチのコロニーが維持不可能なレベルになって消滅していく現象を「蜂群崩壊症候群（CCD）」と呼ぶようになりました。** その後も米国はじめ世界各国で毎年ミツバチのコロニーの調査が行われています[1218][1219][1220][1221][1221][1223]。ヨーロッパでは、2003年以降、冬越えのあと、最大で30%のミツバチのコロニーが消滅しています[1224][1225][1226]。米国では、最大で53.3%と半数以上が消滅する危機に瀕しています[1227][1228]。

養蜂のやり方はどの国でも大差はないので、それ以外の要因が蜂群崩壊症候群（CCD）を引き起こしているのは間違いありません。ミツバチも人と同じく糖のエネルギー代謝で生命がフローしているので、その存亡には環境が大きく作用しています[1229][1230][1231]。**蜂群崩壊症候群（CCD）に関わる環境因子としては、農薬などの環境汚染や近年の携帯電話やWi-Fiなどの電磁波汚染が報告されています。**

農薬では、ミツバチそのものがダメージを受けます。農薬のミツバチへの悪影響は、寿命低下、発達異常、免疫力低下（感染症）、学習能力低下、行動異常など多岐に渡ります[1232][1233][1234][1235]。2018年の研究では、ミツバチの体内

に蓄積する最大の農薬は、有機リン系塩素化合物（クロルピリホス）でした[1236]。以下に農薬によるミツバチへのダメージの例を挙げてみましょう。ネオニコチノイド系の殺虫剤の致死量に至らない暴露では、ミツバチのナビゲーション能力、採蜜活動やコミュニケーション能力が低下します[1237][1238]。2018年にネオニコチノイド系殺虫剤に暴露したマルハナバチの実験が報告されています[1239]。ハチの餌（ショ糖）にネオニコチノイド系殺虫剤（チアメトキサム）を混ぜて10日間与える実験を行いました。10日目には、純粋なショ糖よりも、ネオニコチノイドで汚染されたショ糖を好むようになったのです。今回ショ糖に混ぜたネオニコチノイド系殺虫剤（チアメトキサム）の濃度は、一般の畑で散布され、検出される濃度に設定されています。つまり、実際のフィールドでも、**ハチたちはネオニコチノイド汚染されている花蜜のほうを好む**ようになるということです。採集されるハチミツには、もちろんネオニコチノイドが蓄積していきます。農業に使用する通常量のグリホサートにミツバチが暴露しても、脳の機能障害が起こり、ナビゲーション能力に障害が出ます[1240]。2021年の研究では、グリホサートは、ミツバチの脳に致死的なダメージを与えることが示されました[1241]。

　ミツバチのメスは、1カ月余りの短い寿命の間の約18日間は女王蜂の世話をしますが（養育バチ）、その後は巣の外へ出て花蜜を採集する働きバチになります[1242][1243]。ピレスロイド系のシペルメトリンは、このメスバチの働きバチへの変態をストップする作用があることが報告されています[1244]。

　ネオニコチノイド系殺虫剤やグリホサートなど多くの農薬に、エストロゲン作用があることはChapter5-10「ハチミツは環境汚染の指標」でお話ししたとおりです[1245][1246]。このことによって、女王バチの妊娠率やオスバチの精子の質・量ともに低下します。また、先ほどのピレスロイド系のシペルメトリン同様、養育バチから花蜜を探して採取する働きバチへの変化にも影響をおよぼします[1247]。

防カビ剤がミツバチの寿命を縮める

　養蜂家の不適切な防カビ剤やダニ駆除剤の投与などの処置も、同じくミツバチのコロニーを減少させます[1248][1249][1250][1251]。防カビ剤も、ハチミツに高確率で検出される危険物質です。ピラクロストロビン、クロロタロニル、アゾキシストロビン、フォルペットなどの**防カビ剤は、ミツバチの体内でミトコンドリアの糖のエネルギー代謝や肝臓のデトックス機能をブロックすることで、寿命を縮めるなど甚大な影響を与えます**[1252][1253]。ミツバチも私たちと同じ、ミトコンドリアにおける糖のエネルギー代謝（糖の完全燃焼）が生命の鍵を握っています。

　興味深いことに、バイオ農薬（バイオペスティサイド）と呼ばれる微生物や天敵を利用した農薬でも、防カビ剤とまったく同じ作用をミツバチに与えることが報告されています[1254]。この防カビ剤やバイオ農薬がミツバチに与える影響は、プーファ（多価不飽和脂肪酸）やエストロゲンが私たち人に与える影響（糖のエネルギー代謝の低下、肝機能障害など）とまったく同じということです。**農薬といわれるものは、**

化学合成（化学農薬）であろうが、自然の微生物を利用したもの（バイオ農薬）であろうが、ミツバチたちに深刻なダメージを与えるのです。

Wi-Fi や携帯電話などの電磁波もミツバチに悪さする

　もうひとつ注意しなければならないのが、Wi-Fi や携帯電話などの電磁波です。1981 年にミツバチ、鳩、サメなどのある種の動物に磁場を感じるセンサーが備わっているという仮説が提唱されました[1255]。近年では、人も地球の磁場を感じ取っていることが明らかにされています[1256]。

　さて、ミツバチもこの人工的な電磁波や地球の磁場の変化で、働きバチが死亡したりナビゲーション能力が低下したりすることがわかっています[1257]。高周波あるいは低周波の電磁波のいずれに暴露しても、ミツバチの採蜜能力低下、生殖能力低下や死亡率の上昇などが認められています[1258][1259][1260][1261]。第二世代の携帯電話（GSM band at 900 MHz）の電磁波でさえ、ミツバチにプーファの脂質過酸化反応などのストレス反応を引き起こし、卵からのふ化率や幼虫の成長を妨げることがわかっています[1262][1263][1264]。

ミツバチのコロニーの崩壊を防ぐには どうしたらいいのか

　コロニーの崩壊を防ぐためには、幼虫の成長に十分な栄養環境があることも必要になります。そのためには、ミツバチの周囲に多様な花の種類（もちろん農薬がかかっていない野

生のもの）があることが必須です [1265]。**花蜜や花粉の「量」よりも、花粉の多様性や無農薬という「質」が大切**になってきます（花粉の多様性の大切さに関しては、拙著「自然治癒はハチミツから」鉱脈社刊）。人類には食べものの量より質が大切（「原始人食」の本幹）と、私がお伝えしていることとまったく同じです。

蜂群崩壊症候群（CCD）には、ウイルスなどの病原体の感染が関与していると憶測している研究も散見されます。しかし、**実際はミツバチも人と同じく、本節でお話ししてきたような人工的な環境汚染によって糖のエネルギー代謝が低下し、免疫力が弱っていることが原因**なのです。つまり、蜂群崩壊症候群（CCD）の原因も、「病原体仮説」ではなく、「宿主説」からアプローチしないとその本質は見えてきません。

ミツバチを保護するためには、もうこれ以上環境を破壊してはいけません。ミツバチの生存も、私たち人類と同じく環境に依存しているからです。蜂群崩壊症候群（CCD）を防ぐためには、単一の病原体や毒性物質にだけ注目する近視眼的な視点ではなく、私たちを取り巻く環境といかに共存していくかを総合的に考えないといけないという臨界点まで来ています。**蜂群崩壊症候群（CCD）と私たちの生命力の低下（糖のエネルギー代謝低下）とは、切っても切り離すことのできない同じ現象**なのです。

おわりに

ハチミツは世界のサバイバル食材である

　もうすぐ食糧危機が到来します。これは、私の思いつきや信念ではなく、世界で起きている事象を時系列に並べるだけで、論理的に矛盾のない結論が得られます。

　そのときに1番大切なのは、「水」です。世界中で、飲める「水」を確保するための方法が模索されています。

　2番目に大切なのが食糧です。サバイバルに必要な食糧といえば、まずは生命の根幹をなす糖質です。日本では、米やサツマイモがその代表になりますが、世界ではハチミツがトップにきます。米を備蓄するには専用の冷蔵庫が必要になります。しかし、ハチミツは室温で長期間保存が可能です。諸外国のプレッパー（戦争、内乱、食糧危機などの世界崩壊に備えて準備する人）たちが、ハチミツを備蓄しています。まさにハチミツはサバイバル食材の代表です。

糖質は生命の根幹をなす

　私たち人間だけでなく、ほかの動物、バクテリアも含めたあらゆる生命体は、植物に依存しています。その植物は、太陽光を砂糖（あるいは砂糖のポリマー（重合体）である炭水化物）に変換する光合成という営みに依存しています。

　そして、**あらゆる生命体が、この光合成によって産み出された砂糖あるいはそのポリマーである炭水化物に依存してい**ます。実際に、植物、バクテリアから動物に至るまで、あら

337

ゆる生命体が糖質を代謝して生きています。

生命を支える基本的な機能「糖のエネルギー代謝」

　ハチミツ（ブドウ糖＋果糖）や砂糖（ショ糖、ブドウ糖と果糖の結合体）は、生命の基本構造と基本的な機能の両輪を担う最も重要な栄養素です。生命を支える基本的な機能として、本書でもお話しした「糖のエネルギー代謝」があります。糖質をエネルギー源にすることで、生命体が必要とするエネルギーと構造を安定化させることが可能になります。一方、脂肪やタンパク質をエネルギー源にすると、私たちの構造が細胞レベルから破壊されていきます。

　近年、遺伝子ワクチンが登場し、「遺伝子（DNA、RNA）」という言葉を広く一般の人も知ることとなりました。この遺伝子もハチミツや砂糖などの糖質からできることを、専門家も含めて多くの人が認識していません。ハチミツや砂糖に含まれるブドウ糖は、遺伝子やアミノ酸、抗酸化物質をつくる源なのです [1266]。私たちは、肝臓などの組織にブドウ糖をポリマーにして貯蔵しています。このブドウ糖の貯蔵形態を「グリコーゲン」といいます。これは、外部からの十分な糖質の供給がなくなったときに、バックアップとして使用するために蓄えられています。私たちは、血液中にいつもブドウ糖が 4g あるようにキープしています（体重 70kg の人）。

　私たちが外部から糖質（ハチミツ、砂糖や炭水化物）を十分摂取できなかったり、あるいは糖質をポリマーにして貯蔵できなかったりしたらどうなるでしょうか？

　糖質に依存している脳神経や赤血球などにエネルギー源を

338

供給できなくなり、急死してしまいます [1267]。

　ハチミツ、ショ糖、母乳、乳製品、フルーツ、米、芋、穀物といった私たち人類の歴史的な主要な食べものには、必ず砂糖かそのポリマーが含まれています。現代の私たちの摂取カロリーおよびエネルギー源の 45 ～ 75％は、この糖質なのです [1268][1269]。世界のプレッパーたちが、迫り来る危機に対してハチミツを備蓄する理由がここにあります。

不都合という真実が不合理な偽りを生む

　生命体の基本および人類の歴史から見ても最重要だった栄養素が、現代になって急に肥満や糖尿病、ガンなどの慢性病の「犯人」にされるのは、いかに不合理なことかがおわかりになると思います。**現代に蔓延しているさまざまな病は、むしろ歴史的な文脈を無視した糖質摂取不足および毒性物質（プーファ、エストロゲンなど）の過剰によって引き起こされているの**です。

　私たちは、残念ながら「正しいことが悪になり、邪悪なことが称賛される」という完全に倒錯した社会に生きています。砂糖やハチミツを悪玉化する現代の「倒錯」も、本来は人類の歴史および生命の基本といった「文脈」を無視することから発生するエモーショナルで不合理なものです。

　危機に備える人たちにとっては、一般大衆が「糖悪玉論」に洗脳されていることは、むしろプラスに働きます。一般大衆が糖質を避けている間に、ハチミツやショ糖、米などを十分に備蓄できるからです。

　うたかた（泡沫）の個人・集団の信念（糖質制限など）や

感情・欲望（保身・権威・権力欲）ではなく、ファクトやエビデンスに根づいた確固たる本質だけが叡智（人類の本当の知恵）につながります。

　個人や集団の信念をいくら理論武装しようとしても、そのような "偽り" は歴史の重みに耐えることができません。そのような "偽り" は、せいぜい思考能力を著しく低下させられた現代人を軽く洗脳できる程度で終わります。

　本書を通じて、みなさんが歴史という文脈で息づいてきた健康の本質をつかんでいただければ幸甚です。

　今回は、もっと一般の人たちにも読んでいただきたいという強い願いがあり、福田編集長との二人三脚でこの本が誕生しました。私の難しい言い回しを噛み砕いて非常にわかりやすい文章と図版に変えていただきました。また、ハチミツ療法協会の創始者である有馬ようこ先生には執筆にあたって、陰になり日向になり励ましを受けました。そして、北野元美さん、是川理江子さん、山岡真希江さん、赤石知子さんに全体の文章を校正していただきました。いつものごとく、娘とワンちゃんにもたくさんのエネルギーをもらうことで、本書を完成させることができました。

　最後に、糖悪玉説に凝り固まった人たちからの執拗な攻撃をもろともせず、地道に活動されているハチミツ療法家の方々や生命の本質について謙虚に日々学ばれている方々も、私の力の源泉になっております。

　この場を借りてみなさんに深謝いたします。

崎谷博征

ハチミツに関するお勧め情報源

厳選したハチミツを購入する

◉ KOSMOTROPIC オンラインショップ

  https://kosmotropicshop.com/

◉ HOLISTETIQUE 直営オンラインショップ

  https://holistetiqueshop.com/

◉ HOLISTETIQUE 蜂蜜代理店マップ

  https://honeysecret.jp/ht-list

ハチミツについてのオンライン講座

◉ 崎谷博征医師『ハチミツの真実講座』

  https://kosmotropic.com/shop/other_courses/truth-honey/

◉ 代替医療師 Vanilla「ハニーセラピスト講座」

  https://holistetique-vanilla.com/honey_therapist_course/

◉ HOLISTETIQUE 蜂蜜代理店・蜂蜜療法協会会員主催の試食・お話し会

  https://honeysecret.jp/category/news

食とライフスタイルについて・リアルサイエンスの学びを深める

◉ パレオ協会

  https://paleo.or.jp/

エネルギー・波動・水・鉱石・宇宙・自然の法則を包括的に学びたい人

◉ エーテルエネルギー（TUEET）学会

  https://kosmotropic.com/

ハチミツや糖質に関する優れた情報発信

◉ 蜂蜜療法協会

  https://www.h-therapy.jp/

参考情報

参考・引用文献

[Chapter1] 奇跡のハチミツの効用

[001] Honey--a remedy rediscovered and its therapeutic utility. Kathmandu Univ Med J 2005; 3:305-309.
[002] Honey, milk and antibiotics. Afr J Biotechnol 2005; 4:1580-1587.
[003] Traditional and Modern Uses of Natural Honey in Human Diseases: A Review. Iran J Basic Med Sci. 2013 Jun; 16(6): 731-742.
[004] Dioscorides, P., Goodyer, J., Gunther, R.T., 1934. The Greek Herbal of Dioscorides. University Press.
[005] Honey--a remedy rediscovered. J Royal Soc Med 1989; 82:384-385.
[006] Why honey is effective as a medicine. 1. Its use in modern medicine. Bee World 1999; 80:80-92.
[007] Review of BP Oldroyd & S Wongsiri, Asian Honey Bees: Biology, Conservation, and Human Interactions . Animal Behaviour 2007, 73(3):553-554.
[008] Medicinal and cosmetic uses of Bee's Honey - A review. Ayu. 2012 Apr-Jun; 33(2): 178-182.
[009] Traditional and Modern Uses of Natural Honey in Human Diseases: A Review. Iran J Basic Med Sci. 2013 Jun; 16(6): 731-742.
[010] Ingestion of honey improves the symptoms of allergic rhinitis: evidence from a randomized placebo-controlled trial in the East Coast of Peninsular Malaysia. Ann Saudi Med. 2013 Sep-Oct; 33(5): 469-475.
[011] A review on the protective effects of honey against metabolic syndrome. Nutrients. (2018) 10:1009.
[012] Effect of honey on cardiometabolic risk factors: a systematic review and meta-analysis. Nutr Rev. 2023 Jun 9;81(7):758-774.
[013] Comparable Benefits of Stingless Bee Honey and Caffeic Acid in Mitigating the Negative Effects of Metabolic Syndrome on the Brain.　Antioxidants (Basel). 2022 Oct 31;11(11):2154.
[014] Honey and cancer: a mechanistic review. Clin Nutr. 2019;38(6):2499-503.
[015] Uses of Natural Honey in Cancer: An Updated Review. Adv Pharm Bull. 2022 Mar;12(2):248-261.
[016] Role of honey in modern medicine. Saudi J Biol Sci. 2017;24(5):975-8.
[017] The effects of honey compared to silver sulfadiazine for the treatment of burns: a systematic review of randomized controlled trials. Burns. (2017) 43:50-57.
[018] A systematic review and meta-analysis of dressings used for wound healing: the efficiency of honey compared to silver on burns. Contemp Nurse. (2015) 51:121-34.
[019] Topical application of honey in the management of chemo/radiotherapy-induced oral mucositis: a systematic review and network meta-analysis. Int J Nurs Stud. (2018) 89:80-7.
[020] Role of honey in modern medicine. Saudi J Biol Sci. 2017;24(5):975-8.
[021] Feeding Kinematics and Nectar Intake of the Honey Bee Tongue. J Insect Behav 29, 325-339 (2016).
[022] Bees get a head start on honey production. Biol Lett. 2008 Jun 23;4(3):299-301.
[023] The effects of carbohydrate variation in isocaloric diets on glycogenolysis and gluconeogenesis in healthy men. J Clin Endocrinol Metab. (2000) 85:1963-7.
[024] Selectivity of fatty acids on lipid metabolism and gene expression. Proc Nutr Soc. 1999 Aug;58(3):633-46.
[025] Molecular mechanisms of human lipodystrophies: from adipocyte lipid droplet to oxidative stress and lipotoxicity. Int J Biochem Cell Biol. (2011) 43:862-76.
[026] Free Fatty Acids Rewire Cancer Metabolism in Obesity-Associated Breast Cancer via Estrogen Receptor and mTOR Signaling. Cancer Res. 2019 May 15;79(10):2494-2510.
[027] FGF1 and insulin control lipolysis by convergent pathways. Cell Metab. 2022 Jan 4;34(1):171-183.e6.
[028] Mitochondrial reactive oxygen species reduce insulin secretion by pancreatic beta-cells. Biochem Biophys Res Commun. (2003) 300:216-22.
[029] High plasma concentration of non-esterified polyunsaturated fatty acids is a specific feature of severe COVID-19 pneumonia. Sci Rep 11, 10824 (2021).
[030] Oxidation of fatty acids is the source of increased mitochondrial reactive oxygen species production in kidney cortical tubules in early diabetes. Diabetes. 2012 Aug;61(8):2074-83.
[031] Extracellular vesicle-based interorgan transport of mitochondria from energetically stressed adipocytes. Cell Metab. 2021 Sep 7;33(9):1853-1868.e11.
[032] Thyroid hormone-dependent regulation of metabolism and heart regeneration. J Endocrinol. 2022 Jan 20; 252(3): R73-R84.
[033] Various Possible Toxicants Involved in Thyroid Dysfunction: A Review.　J Clin Diagn Res. 2016 Jan; 10(1): FE01-FE03.

342

[034] Evidence for an inhibitor of extrathyroidal conversion of thyroxine to 3,5,3'-triiodothyronine in sera of patients with nonthyroidal illnesses. J Clin Endocrinol Metab. 1985 Apr;60(4):666-72.

[035] Effect of Free Fatty Acids on the Concentration of Free Thyroxine in Human Serum: The Role of Albumin. J. Clin. Endocr. Metab. 63 (1986) 1394-1399.

[036] The influence of free fatty acids on the free fraction of thyroid hormones in serum as estimated by ultrafiltration. Acta Endocrinol (Copenh). 1987 Sep;116(1):102-7.

[037] Fatty acid-induced increase in serum dialyzable free thyroxine after physical exercise: implication fornonthyroidal illness. J Clin Endocrinol Metab. 1992 Jun;74(6):1361-5.

[038] Effect of free fatty acids and nonlipid inhibitors of thyroid hormone binding in the immunoradiometric assay of thyroxin-binding globulin. Clin. Chem. 33 (1987) 1752-1755.

[039] Effect of fatty acid administration on plasma thyroid hormones in the domestic fowl. Gen Comp Endocrinol. 1988 Jun;70(3):395-400.

[040] Inhibition of nuclear T3 binding by fatty acids: dependence on chain length, unsaturated bonds, cis-trans configuration and esterification. Int J Biochem. 1990;22(3):269-73.

[041] Competitive inhibition of T3 binding to alpha 1 and beta 1 thyroid hormone receptors by fatty acids. Biochem Biophys Res Commun. 1991 Sep 16;179(2):1011-6.

[042] Membrane fatty acid composition of tissues is related to body mass of mammals. J Membr Biol. 1995 Nov;148(1):27-39.

[043] Metabolism and longevity: is there a role for membrane fatty acids? Integr Comp Biol. 2010 Nov;50(5):808-17.

[044] On the importance of fatty acid composition of membranes for aging. J Theor Biol. 2005 May 21;234(2):277-88.

[045] Life and death: metabolic rate, membrane composition, and life span of animals. Physiol Rev. 2007 Oct;87(4):1175-213.

[046] Mitochondrial membrane peroxidizability index is inversely related to maximum life span in mammals. J Lipid Res. 1998 Oct;39(10):1989-94.

[047] Fatty acids as modulators of the cellular production of reactive oxygen species. Free Radic Biol Med. 2008 Aug 1;45(3):231-41.

[048] The role of docosahexaenoic acid in mediating mitochondrial membrane lipid oxidation and apoptosis in colonocytes. Carcinogenesis. 2005;26:1914-1921.

[049] Docosahexaenoic acid lowers cardiac mitochondrial enzyme activity by replacing linoleic acid in the phospholipidome. J Biol Chem. 2018 Jan 12; 293(2): 466-483.

[050] Perspectives on the membrane fatty acid unsaturation/pacemaker hypotheses of metabolism and aging. Chem Phys Lipids. 2015 Oct;191:48-60.

[051] Membrane phospholipids, lipoxidative damage and molecular integrity: A causal role in aging and longevity. Biochim. Biophys. Acta. 2008;1777:1249-1262.

[052] Membrane fatty acid unsaturation, protection against oxidative stress, and maximum life span: A homeoviscous-longevity adaptation? Ann. N. Y. Acad. Sci. 2002;959:475-490.

[053] An evolutionary comparative scan for longevity-related oxidative stress resistance mechanisms in homeotherms. Biogerontology. 2011;12:409-435.

[054] Dietary fatty acids modulate liver mitochondrial cardiolipin content and its fatty acid composition in rats with non alcoholic fatty liver disease. J Bioenerg Biomembr. 2012 Aug;44(4):439-52.

[055] Role of cardiolipin alterations in mitochondrial dysfunction and disease. Am J Physiol Cell Physiol. 2007 Jan;292(1):C33-44.

[056] Cardiolipins and biomembrane function. Biochim Biophys Acta. 1992 Mar 26;1113(1):71-133.

[057] Metabolism and longevity: is there a role for membrane fatty acids?. Integr Comp Biol. 2010 Nov;50(5):808-17.

[058] Oxidative stress, mitochondrial bioenergetics, and cardiolipin in aging. Free Radic Biol Med. 2010 May 15;48(10):1286-95.

[059] Melatonin, cardiolipin and mitochondrial bioenergetics in health and disease. J Pineal Res. 2010.

[060] Thyroid peroxidase activity is inhibited by amino acids. Braz J Med Biol Res. 2000 Mar;33(3):355-61.

[061] Ammonia inhibits energy metabolism in astrocytes in a rapid and glutamate dehydrogenase 2-dependent manner. Dis Model Mech. 2020 Nov 4;13(10):dmm047134.

[062] Effects of acute hyperammonemia in vivo on oxidative metabolism in nonsynaptic rat brain mitochondria. Metab Brain Dis. 1997 Mar;12(1):69-82.

[063] Activities of pyruvate dehydrogenase, enzymes of citric acid cycle, and aminotransferases in the subcellular fractions of cerebral cortex in normal and hyperammonemic rats.Neurochem Res. 1989 Mar;14(3):221-8.

参考文献

[064] Ammonia mediates mitochondrial uncoupling and promotes glycolysis via HIF-1 activation in human breast cancer MDA-MB-231 cells. Biochem Biophys Res Commun. 2019 Oct 29;519(1):153-159.

[065] Refractory hepatic encephalopathy in a patient with hypothyroidism: Another element in ammonia metabolism. World J Gastroenterol. 2017 Jul 28; 23(28): 5246-5252.

[066] Portal-systemic encephalopathy and hypothalamic hypothyroidism: effect of thyroid hormone on ammonia metabolism. Intern Med. 1993 Aug;32(8):655-8.

[067] Pathogenesis of hepatic encephalopathy and brain edema in acute liver failure: role of glutamine redefined. Neurochem Int. 2012 Jun;60(7):690-6.

[068] Inhibition of brain glutamine accumulation prevents cerebral edema in hyperammonemic rats. Am J Physiol. 1991 Sep;261(3 Pt 2):H825-9.

[069] Ammonia inhibits energy metabolism in astrocytes in a rapid and glutamate dehydrogenase 2-dependent manner. Dis Model Mech. 2020 Oct 1; 13(10): dmm047134.

[070] BRAIN ENERGY METABOLISM AND MITOCHONDRIAL DYSFUNCTION IN ACUTE AND CHRONIC HEPATIC ENCEPHALOPATHY. Neurochem Int. 2012 Jun; 60(7): 697-706.

[071] Metabolic recycling of ammonia via glutamate dehydrogenase supports breast cancer biomass Science. 2017 Nov 17; 358(6365): 941-946.

[072] A dietary pattern that is associated with C-peptide and risk of colorectal cancer in women. Cancer Causes Control. (2012) 23:959-65.

[073] Biological activities and chemical composition of three honeys of different types from Anatolia. Food Chem 2007, 100:526-534.

[074] Honey and cancer: current status and future directions. Diseases. 2016;4(4):30.

[075] Honey and cancer: a mechanistic review. Clin Nutr. 2019;38(6):2499-503.

[076] Honey in oral health and care: a mini review. Int J Food Prop 2017;2(1):254-69.

[077] Honey as a potential natural antioxidant medicine: an insight into its molecular mechanisms of action. Oxid Med Cell Longev. 2018;2018:8367846.

[078] Honey: Single food stuff comprises many drugs. Saudi J Biol Sci. 2018 Feb; 25(2): 320-325.

[079] Discrimination of high altitude Indian honey by chemometric approach according to their antioxidant properties and macro minerals. Journal of the Saudi Society of Agricultural Sciences 2018; 17: 200-207.

[080] Honey moisture reduction and its quality. J Food Sci Technol. 2018 Oct;55(10):3861-3871.

[081] Honey and obesity-related dysfunctions: a summary on health benefits. J Nutr Biochem. 2020 Aug;82:108401.

[082] Mechanisms of fructose-induced hypertriglyceridaemia in the rat. Activation of hepatic pyruvate dehydrogenase through inhibition of pyruvate dehydrogenase kinase. Biochem J. 1992 Mar 15; 282(Pt 3): 753-757.

[083] Fructose Alters Intermediary Metabolism of Glucose in Human Adipocytes and Diverts Glucose to Serine Oxidation in the One-Carbon Cycle Energy Producing Pathway Metabolites. 2015 Jun; 5(2): 364-385.

[084] Fructose and Sucrose Intake Increase Exogenous Carbohydrate Oxidation during Exercise. Nutrients. 2017 Feb; 9(2): 167.

[085] Fructose-1,6-bisphosphate preserves glucose metabolism integrity and reduces reactive oxygen species in the brain during experimental sepsis. Brain Res. 2018 Nov 1;1698:54-61.

[086] Metabolic responses to fructose-1,6-diphosphate in healthy subjects. Metabolism. 2000 Jun;49(6):698-703.

[087] Oxidation of combined ingestion of glucose and fructose during exercise. J Appl Physiol (1985). 2004 Apr;96(4):1277-84.

[088] Carbohydrate and exercise performance: the role of multiple transportable carbohydrates. Curr Opin Clin Nutr Metab Care. 2010 Jul;13(4):452-7.

[089] Honey on Basketball Players' Physical Recovery and Nutritional Supplement. Comput Intell Neurosci. 2022; 2022:6953568.

[090] Acute Ketone Monoester Supplementation Impairs 20-min Time-Trial Performance in Trained Cyclists: A Randomized, Crossover Trial. International Journal of Sport Nutrition and Exercise Metabolism, 2023; 33 (4): 181.

[091] Bhutta ZA. In: Nelson textbook of pediatrics. 20th ed. Kliegman RM, Stanton BF, St Geme III JW, Schor NF, Behrman RE, editors. Philadelphia (PA): Elsevier Saunders; 2016. Acute gastroenteritis in children; pp. 1854-74.

[092] Acute diarrhea in children. Srp Arh Celok Lek. 2015;143:755-62.

[093] Honey, an Adjuvant Therapy in Acute Infantile Diarrhea. Pediatr Res 70 (Suppl 5), 95 (2011).

[094] Honey in the treatment of infantile gastroenteritis. Br Med J (Clin Res Ed) 1985;290:1866-7.

[095] Bee honey added to the oral rehydration solution in treatment of gastroenteritis in infants and children. J Med Food. 2010 Jun;13(3):605-9.

[096] The Effect of Honey with ORS and a Honey Solution in ORS on Reducing the Frequency of Diarrhea and Length of Stay for Toddlers. Compr Child Adolesc Nurs. 2019;42(sup1):21-28.

[097] The Effect of Adding Honey to Zinc in the Treatment of Diarrhea in Children. Korean J Fam Med. 2022 May; 43(3): 188-192.

[098] Effects of Post-Exercise Honey Drink Ingestion on Blood Glucose and Subsequent Running Performance in the Heat. Asian J Sports Med. 2015 Sep; 6(3): e24044.

[099] Honey: its medicinal property and antibacterial activity. Asian Pac J Trop Biomed. 2011;1:154-60.

[100] Bee honey added to the oral rehydration solution in treatment of gastroenteritis in infants and children. J Med Food. 2010;13:605-9.

[101] Ten steps to recovery . Child Health Dialogue. 1996:(3-4):10-2.

[102] A simple recipe for saving lives. Science. 2017;355:57.

[103] The antimycobacterial effect of honey: an in vitro study. Riv Biol. 2003 Sep-Dec;96(3):491-5.

[104] Manuka Honey: A Potent Cariostatic Agent- An in vitro Study. Int J Clin Pediatr Dent. 2018 Mar-Apr;11(2):105-109.

[105] Medical Microbiology. 4th edition Chapter 99Microbiology of Dental Decay and Periodontal Disease.

[106] A STUDY ON THE MECHANISM OF PAIN ELICITED FROM THE DENTIN. J Dent Res. 1964 Jul-Aug;43:619-25.

[107] Experimental dental caries. I. The effect of orchiectomy and ovariectomy on dental caries in immature rats. J Dent Res. 1952 Dec;31(6):798-804.

[108] [Evaluation of salivary gland function in women with autoimmune thyroid diseases] Wiad Lek. 2003;56(9-10):412-8.

[109] Oral manifestations of Sj_gren's syndrome. J Dent Res. 2008 Apr;87(4):308-18.

[110] Association between Sj_gren's Syndrome and Periodontitis: Epidemiological, Fundamental and Clinical Data: A Systematic Review. Diagnostics (Basel). 2023 Apr 12;13(8):1401.

[111] Type of sweet flavour carrier affects thyroid axis activity in male rats. Eur J Nutr. 2018 Mar;57(2):773-782.

[112] Overnutrition in spiny mice (Acomys cahirinus): beta-cell expansion leading to rupture and overt diabetes on fat-rich diet and protective energy-wasting elevation in thyroid hormone on sucrose-rich diet. Diabetes Metab Res Rev. 2000 Mar-Apr;16(2):94-105.

[113] Effect of dietary composition on fasting-induced changes in serum thyroid hormones and thyrotropin. Metabolism. 1978 Aug;27(8):935-42.

[114] Isocaloric carbohydrate deprivation induces protein catabolism despite a low T3-syndrome in healthy men. Clin Endocrinol (Oxf). 2001 Jan;54(1):75-80.

[115] Could the ketogenic diet induce a shift in thyroid function and support a metabolic advantage in healthy participants? A pilot randomized-controlled-crossover trial. PLOS One. 2022 Jun 3;17(6):e0269440.

[116] Effects of modified Atkins diet on thyroid function in adult patients with pharmacoresistant epilepsy. Epilepsy Behav. 2020 Oct;111:107285.

[117] Nutrition, evolution and thyroid hormone levels - a link to iodine deficiency disorders? Med Hypotheses. 2004;62(6):871-5.

[118] Effects of honey use on the management of radio/chemotherapy-induced mucositis: a meta-analysis of randomized controlled trials. Int J Oral Maxillofac Surg. 2016;45(12):1618-1625.

[119] Effectiveness of honey on radiation-induced oral mucositis, time to mucositis, weight loss, and treatment interruptions among patients with head and neck malignancies: A meta-analysis and systematic review of literature. Eur J OncolNurs.2017;27:1-8.

[120] Radiation-induced xerostomia: pathophysiology, clinical course and supportive treatment. Support Care Cancer 1997;5:281-8.

[121] Effectiveness of honey on radiation-induced oral mucositis, time to mucositis, weight loss, and treatment interruptions among patients with head and neck malignancies: A meta-analysis and systematic review of literature. Head Neck. 2016;38(7):1119-28.

[122] The effect of the use of thyme honey in minimizing radiation - induced oral mucositis in head and neck cancer patients: A randomized controlled trial. Eur J OncolNurs.2018;34:89-97.

[123] In surprise, tooth decay afflicts hunter-gatherers. Science. 2017 Apr 28;356(6336):362.

[124] Honey and Wound Healing: An Update. Am J Clin Dermatol. 2017 Apr;18(2):237-251.

[125] The benefits of honey in wound management.Nurs Stand. 2005 Nov 16-22;20(10):57-64; quiz 66.

[126] Biological properties and therapeutic activities of honey in wound healing: A narrative review and meta-analysis.J Tissue Viability. 2016 May;25(2):98-118.

参考文献

[127] HONEY DRESSING IN WOUND TREATMENT: A SYSTEMATIC REVIEW. Complement Ther Med. 2020 Jun;51:102388.

[128] Antibacterial and wound-healing action of Ulmo honey (Eucryphia cordifolia) of differing degrees of purity. Front Vet Sci. 2023 May 12;10:1172025.

[129] The antibacterial activity of honey against coagulase-negative staphylococci. J Antimicrob Chemother. 2005 Jul; 56(1):228-31.

[130] Revolutionizing non-conventional wound healing using honey by simultaneously targeting multiple molecular mechanisms. Drug Resist Updat. 2022 May;62:100834.

[131] Using leptospermum honey to manage wounds impaired by radiotherapy: a case series. Ostomy Wound Manage. 2009 Jan;55(1):38-47.

[132] The effect of manuka honey on the structure of Pseudomonas aeruginosa. Eur J Clin Microbiol Infect Dis. 2011 Feb;30(2):167-71.

[133] Mixture of honey, beeswax and olive oil inhibits growth of Staphylococcus aureus and Candida albicans. Arch Med Res 2005; 36:10-13.

[134] Clinical observations on the wound healing properties of honey. Br J Surg 1988; 75:679-681.

[135] Study of anaphylactoid inflammation. Rev Can Biol. 1956 Oct;15(2):107-85.

[136] Recent acquisitions on anaphylactoid inflammation. II. Rev Can Biol. 1955 Sep;14(2):118-22.

[137] HPA axis dampening by limited sucrose intake: reward frequency vs. caloric consumption. Physiol Behav. 2011 Apr 18; 103(1): 104-110.

[138] Inhibiting effect of fructose 1,6 diphosphate on rat mast cell histamine release. Int J Tissue React. 1983;5(1):55-9.

[139] Mast cell histamine release induced by doxorubicin and the inhibitory effect of fructose 1, 6-diphosphate. Arzneimittelforschung. 1983;33(6):834-6.

[140] Fructose-Rich Diet Attenuates Stress-Induced Metabolic Disturbances in the Liver of Adult Female Rats. J Nutr. 2021 Sep 11;nxab294.

[141] Oxidized dietary oils enhance immediate- and/or delayed-type allergic reactions in BALB/c mice. Allergol Int. 2015 Jan;64(1):66-72.

[142] Naturally Oxidized Olive Oil Promotes Active Cutaneous Anaphylaxis and Th2 Cytokine Production. Biol Pharm Bull. 2021;44(6):838-843.

[143] Dietary oxidized oil influences the levels of type 2 T-helper cell-related antibody and inflammatory mediators in mice. Br J Nutr. 2000 Dec;84(6):911-7.

[144] Lipid Nutrition in Asthma. Cell Biochem Biophys. 2021 Jul 9. doi: 10.1007/s12013-021-01020-w.

[145] Experimental food allergy leads to adipose tissue inflammation, systemic metabolic alterations and weight loss in mice. Cell Immunol. 2011;270(2):198-20.

[146] Mitochondrial Function in Allergic Disease. Curr Allergy Asthma Rep. 2017 May;17(5):29.

[147] Mitochondrial dysfunction increases allergic airway inflammation. J Immunol. 2009 Oct 15; 183(8): 5379-5387.

[148] Uncovering the Role of Oxidative Imbalance in the Development and Progression of Bronchial Asthma. Oxid Med Cell Longev. 2021; 2021: 6692110.

[149] Prolonged ingestion of ovalbumin diet by sensitized mice improves the metabolic consequences induced by experimental food allergy. Clin Exp Immunol. 2014 Dec; 178(3): 416-427.

[150] Carbohydrate intake attenuates post-exercise plasma levels of cytochrome P450-generated oxylipins. PLOS One. 2019; 14(3): e0213676.

[151] Persistent metabolic adaptation 6 years after ""The Biggest Loser"" competition. Obesity (Silver Spring). 2016 Aug;24(8):1612-9.

[152] Metabolic adaptation is an illusion, only present when participants are in negative energy balance. Am J Clin Nutr. 2020 Nov 11;112(5):1212-1218.

[153] Metabolic adaptation: is it really an illusion? Am J Clin Nutr. 2020 Dec; 112(6): 1653-1654.

[154] Metabolic adaptation delays time to reach weight loss goals. Obesity (Silver Spring). 2022 Feb; 30(2): 400-406.

[155] Pineapple honey inhibits adipocytes proliferation and reduces lipid droplet accumulation in 3T3-L1 adipocytes. Malaysian Appl. Biol. 2019;48:21-26.

[156] Four-Week Consumption of Malaysian Honey Reduces Excess Weight Gain and Improves Obesity-Related Parameters in High Fat Diet Induced Obese Rats. Evid. Based Complement. Altern. Med. 2017;2017:9.

[157] Supplementation of Stingless Bee Honey from Heterotrigona itama Improves Antiobesity Parameters in High-Fat Diet Induced Obese Rat Model. Evidence-based Complement. Altern. Med. 2018;2018:1-10.

[158] The Beneficial Effects of Stingless Bee Honey from Heterotrigona itama against Metabolic Changes in Rats Fed with High-Carbohydrate and High-Fat Diet. Int. J. Environ. Res. Public Health. 2019;16:4987.

[159] The long-term effects of feeding honey compared with sucrose and a sugar-free diet on weight gain, lipid profiles, and DEXA measurements in rats. J Food Sci. 2008 Jan;73(1):H1-7.

[160] Honey promotes lower weight gain, adiposity, and triglycerides than sucrose in rats. Nutr Res. 2011 Jan;31(1):55-60.

[161] The effect of honey compared to sucrose, mixed sugars, and a sugar-free diet on weight gain in young rats. J Food Sci. 2007 Apr;72(3):S224-9.

[162] Dietary carbohydrates: effects on self-selection, plasma glucose and insulin, and brain indoleaminergic systems in rat. Appetite. 1994 Dec;23(3):275-86.

[163] Metabolic effects of the ingestion of different fructose sources in rats. Exp Clin Endocrinol Diabetes. 2011 Apr;119(4):218-20.

[164] Evidence-based review on the effect of normal dietary consumption of fructose on blood lipids and body weight of overweight and obese individuals. Crit Rev Food Sci Nutr. 2010 Nov;50(10):889-918.

[165] The effect of two energy-restricted diets, a low-fructose diet versus a moderate natural fructose diet, on weight loss and metabolic syndrome parameters: a randomized controlled trial. Metabolism. 2011 Nov;60(11):1551-9.

[166] The effect of two energy-restricted diets, a low-fructose diet versus a moderate natural fructose diet, on weight loss and metabolic syndrome parameters: a randomized controlled trial. Metabolism. 2011 Nov;60(11):1551-9.

[167] Effect of honey versus sucrose on appetite, appetite-regulating hormones, and postmeal thermogenesis. J Am Coll Nutr. 2010 Oct;29(5):482-93.

[168] Dietary fructose reduces circulating insulin and leptin, attenuates postprandial suppression of ghrelin, and increases triglycerides in women. J Clin Endocrinol Metab. 2004 Jun;89(6):2963-72.

[169] Natural Honey and Cardiovascular Risk Factors; Effects on Blood Glucose, Cholesterol, Triacylglycerole, CRP, and Body Weight Compared with Sucrose. ScientificWorldJournal. 2008; 8: 463-469.

[170] Anti-obesity and Anti-hyperlipidemic activity of Processed Honey A Randomised, Open labeled, Controlled Clinical Study. J. Res. Tradit. Med. 2018;4:40-48.

[171] Effects of natural honey consumption in diabetic patients: An 8-week randomized clinical trial. Int. J. Food Sci. Nutr. 2009;60:618-626.

[172] Oligosaccharides might contribute to the antidiabetic effect of honey: A review of the literature. Molecules. 2011;17:248-266.

[173] Fructooligosaccharides Reduces Hepatic Steatosis Associated with Insulin Resistance in Obese Zucker Rats. Funct. Foods Health Dis. 2011;1:199-213.

[174] Biochemical and Molecular Roles of Nutrients Plasma Lipids and Fatty Acid Synthase Activity Are Regulated by Short- J. Nutr. 1998;128:1283-1288.

[175] Nutritional and Health Benefits of Inulin and Oligofructose. J. Nutr. 1999;129:1402S-1406S.

[176] Ketogenesis activates metabolically protective γδT cells in visceral adipose tissue. Nat Metab 2, 50-61 (2020).

[177] Rasayan-The ayurvedic perspective. Journal of Pharmaceutical, Biological and Chemical Sciences. 2011;2(4):269-282.

[178] The effects of long-term honey, sucrose or sugar-free diets on memory and anxiety in rats. Physiol Behav. 2009 Jun 22; 97(3-4):359-68.

[179] Stingless Bee Honey Reduces Anxiety and Improves Memory of the Metabolic Disease-induced Rats. CNS Neurol Disord Drug Targets. 2020;19(2):115-126.

[180] Neuropharmacological effects of honey in lipopolysaccharide-induced neuroinflammation, cognitive impairment, anxiety and motor impairment. Nutr Neurosci. 2023 Jun;26(6):511-524.

[181] Nutr Metab (Lond). 2019 Feb 27;16:15.

[182] Food Chem Toxicol. 2018 Nov;121:203-213.

[183] Food Chem Toxicol. 2018 Oct;120:578-587.

[184] CNS Spectr. 2016 Apr;21(2):184-98.

[185] Cerebral blood flow response to hypoglycemia is altered in patients with type 1 diabetes and impaired awareness of hypoglycemia. J Cereb Blood Flow Metab. 2017 Jun;37(6):1994-2001.

[186] Tualang honey supplementation as cognitive enhancer in patients with schizophrenia. Heliyon. 2020 May; 6(5): e03948.

[187] Insulin Resistance in Alzheimer Disease: p53 and MicroRNAs as Important Players. Curr Top Med Chem. 2017;17(12):1429-1437.

参考文献

347

[188] Is Alzheimer's disease a Type 3 Diabetes? A critical appraisal Biochim Biophys Acta Mol Basis Dis. 2017 May;1863(5):1078-1089.

[189] Reductive Stress: A New Concept in Alzheimer's Disease Curr Alzheimer Res. 2016;13(2):206-11.

[190] Metabolic Dysregulation in Amyotrophic Lateral Sclerosis: Challenges and Opportunities. Curr Genet Med Rep. 2017 Jun;5(2):108-114.

[191] CNS glucose metabolism in Amyotrophic Lateral Sclerosis: a therapeutic target? Cell Biosci. 2021 Jan 11;11(1):14.

[192] Honey on brain health: A promising brain booster. Front Aging Neurosci. 2022; 14: 1092596.

[193] Protective effects of tualang honey against oxidative stress and anxiety-like behaviour in stressed ovariectomized rats. Int Sch Res Notices. 2014;2014(521065).

[194] Dose-Response effect of tualang honey on postprandial antioxidant activity and oxidative stress in female athletes: A pilot study. J Altern Complement Med. 2017;23:989-995.

[195] Sucrose intake and corticosterone interact with cold to modulate ingestive behaviour, energy balance, autonomic outflow and neuroendocrine responses during chronic stress. J Neuroendocrinol. 2002 Apr;14(4):330-42.

[196] HPA axis dampening by limited sucrose intake: reward frequency vs. caloric consumption. Physiol Behav. 2011 Apr 18; 103(1): 104-110.

[197] Antidiabetic effect of honey feeding in noise induced hyperglycemic rat: involvement of oxidative stress. Iran J Basic Med Sci. 2015 Aug; 18(8): 745-751.

[198] Glucocorticoid and cortisol hormone in response to honey and honey propolis supplementation in mild stress women. Enfermer_a Cl_nica,Volume 30, Supplement 2,2020,Pages 1-4.

[199] Tualang Honey Improves Memory and Prevents Hippocampal Changes in Prenatally Stressed Rats. Turk J Pharm Sci. 2020 Dec; 17(6): 620-625.

[200] Effect of tualang honey against KA-induced oxidative stress and neurodegeneration in the cortex of rats. BMC Complement Altern Med. 2017; 17: 31.

[201] Tualang Honey Reduced Neuroinflammation and Caspase-3 Activity in Rat Brain after Kainic Acid-Induced Status Epilepticus. Evid Based Complement Alternat Med. 2018; 2018: 7287820.

[202] High D-glucose concentrations increase GABA release but inhibit release of norepinephrine and 5-hydroxytryptamine in rat cerebral cortex. Brain Res. 1993 Aug 6;618(2):220-6.

[203] Roundup and glyphosate's impact on GABA to elicit extended proconvulsant behavior in Caenorhabditis elegans. Sci Rep. 2022 Aug 23;12(1):13655.

[204] Effects of bee products on pentylenetetrazole-induced seizures in the rat. Proc West Pharmacol Soc. 2011;54:33-40.

[205] Does neuroinflammation fan the flame in neurodegenerative diseases? Mol Neurodegener. 2009 Nov 16;4:47.

[206] Potential Therapeutic Benefits of Honey in Neurological Disorders: The Role of Polyphenols. Molecules. 2022 May; 27(10): 3297.

[207] Improvement in immediate memory after 16 weeks of tualang honey (Agro Mas) supplement in healthy postmenopausal women. Menopause. 2011 Nov;18(11):1219-24.

[208] Tualang honey supplementation as cognitive enhancer in patients with schizophrenia. Heliyon. 2020 May; 6(5): e03948.

[209] Impaired bone health and asymptomatic vertebral compressions in fracture-prone children: a case-control study. J Bone Miner Res. 2012;27(6):1413-1424.

[210] Early-Onset Osteoporosis. Calcif Tissue Int. 2022; 110(5): 546-561.

[211] Mortality outcomes after osteoporotic fractures in men and women. J Insur Med. 2001;33(4):316-20.

[212] The Increase of Osteoporotic Hip Fractures and Associated One-Year Mortality in Poland: 2008-2015. J Clin Med. 2019 Sep 18;8(9):1487.

[213] A real-world study of treatment patterns among patients with osteoporotic fracture: analysis of a Japanese hospital database. Logo of springeropen Archives of OsteoporosisArch Osteoporos. 2023;18(1): 23.

[214] Primary hyperparathyroidism in young patients is associated with metabolic disorders: a prospective comparative study. BMC Endocr Disord. 2023 Mar 9;23(1):57.

[215] Improvement of sleep disturbance and insomnia following parathyroidectomy for primary hyperparathyroidism. World J Surg. 2014 Mar;38(3):542-8.

[216] Primary Hyperparathyroidism Causing Psychosis: A Case Report. Cureus. 2022 Nov 27;14(11):e31935.

[217] Endocrine abnormalities in primary hyperparathyroidism. Postgrad Med J. 1981 Mar;57(665):167-71.

[218] Peripheral insulin resistance in primary hyperparathyroidism. Metabolism. 1983 Aug;32(8):800-5.

[219] Dementia as presenting symptom of primary hyperparathyroidism: favourable outcome after surgery. Clin Neurol Neurosurg. 2008 Dec;110(10):1038-40.

[220] Primary hyperparathyroidism, hypercalcemic crisis and subsequent seizures occurring during pregnancy: a case report. J Matern Fetal Neonatal Med. 2002 Nov;12(5):349-52.

[221] Bone disease in primary hyperparathyroidism. Metabolism. 2018 Mar;80:57-65.

[222] Effects of Parathyroid Hormone on Immune Function. Clin Dev Immunol. 2010;2010:418695.

[223] Parathyroid hormone induces adipocyte lipolysis via PKA-mediated phosphorylation of hormone-sensitive lipase. Cell Signal. 2016 Mar;28(3):204-213.

[224] Protective effects of Tualang honey on bone structure in experimental postmenopausal rats. Clinics (Sao Paulo). 2012 Jul;67(7):779-784.

[225] The effects of tualang honey on female reproductive organs, tibia bone and hormonal profile in ovariectomised rats - animal model for menopause. BMC Complement Altern Med. 2010;10:82.

[226] The effects of honey (Apis dorsata) supplements on increased bone strength in ovariectomized rat as animal model of osteoporosis. AIP Conf. Proc. 2018;1945:020004.

[227] Selective increases of bifidobacteria in gut microflora improve high-fat-diet-induced diabetes in mice through a mechanism associated with endotoxaemia. Diabetologia. (2007) 50:2374-83.

[228] Human experimental endotoxemia in modeling the pathophysiology, genomics, and therapeutics of innate immunity in complex cardiometabolic diseases. Arterioscler Thromb Vasc Biol. (2015) 35:525-34.

[229] Experimental endotoxemia induces adipose inflammation and insulin resistance in humans. Diabetes. (2010) 59:172-81.

[230] All disease begins in the (leaky) gut: role of zonulin-mediated gut permeability in the pathogenesis of some chronic inflammatory diseases. Version 1. F1000Res. 2020; 9: F1000 Faculty Rev-69.

[231] Leaky Gut Syndrome Is Associated with Endotoxemia and Serum $(1 \rightarrow 3)$- β -D-Glucan in Severe Dengue Infection. Microorganisms. 2021 Nov; 9(11): 2390.

[232] Endotoxins and Non-Alcoholic Fatty Liver Disease. Front Endocrinol (Lausanne). 2021 Oct 29;12:770986.

[233] Role of Metabolic Endotoxemia in Systemic Inflammation and Potential Interventions.Front Immunol. 2021 Jan 11;11:594150.

[234] Dietary wheat gluten induces astro- and microgliosis in the hypothalamus of male mice. Journal of Neuroendocrinology, 2023; DOI: 10.1111/jne.13326.

[235] Chronic Consumption of Sweeteners and Its Effect on Glycaemia, Cytokines, Hormones, and Lymphocytes of GALT in CD1 Mice. BioMed Res. Int. 2018;2018:1345282.

[236] Acesulfame potassium induces dysbiosis and intestinal injury with enhanced lymphocyte migration to intestinal mucosa. J. Gastroenterol. Hepatol. 2021;36:3140-3148.

[237] Effects of Low-Dose Non-Caloric Sweetener Consumption on Gut Microbiota in Mice. Nutrients. 2017;9:560.

[238] The Artificial Sweetener Splenda Promotes Gut Proteobacteria, Dysbiosis, and Myeloperoxidase Reactivity in Crohn's Disease-Like Ileitis. Inflamm. Bowel Dis. 2018;24:1005-1020.

[239] Sucralose Promotes Colitis-Associated Colorectal Cancer Risk in a Murine Model Along with Changes in Microbiota. Front. Oncol. 2020;10:710.

[240] Chronic consumption of sweeteners in mice and its effect on the immune system and the small intestine microbiota. Biom_dica. 2021;41:504-530.

[241] Sucralose enhances the susceptibility of dextran sulfate sodium (DSS) induced colitis in mice with changes in gut microbiota. Food Funct. 2021;12:9380-9390 Low-Dose Aspartame Consumption Differentially Affects Gut Microbiota-Host Metabolic Interactions in the Diet-Induced Obese Rat. PLOS ONE. 2014;9:e109841.

[242] Effects of the Artificial Sweetener Neotame on the Gut Microbiome and Fecal Metabolites in Mice. Molecules. 2018;23:367.

[243] Saccharin induced liver inflammation in mice by altering the gut microbiota and its metabolic functions. Food Chem. Toxicol. 2017;107:530-53.

[244] Artificial sweetener saccharin disrupts intestinal epithelial cells' barrier function in vitro. Food Funct. 2018;9:3815-3822.

[245] Oral intake of silica nanoparticles exacerbates intestinal inflammation. Biochem Biophys Res Commun. 2021 Jan 1;534:540-546.

[246] Gut epithelial barrier damage caused by dishwasher detergents and rinse aids. J Allergy Clin Immunol. 2023 Feb;151(2):469-484.

[247] Alhagi honey polysaccharides attenuate intestinal injury and immune suppression in cyclophosphamide-induced mice. Food Funct. 2021 Aug 2;12(15):6863-6877.

[248] Honey protects against chronic unpredictable mild stress induced- intestinal barrier disintegration and hepatic inflammation. Mol Biol Rep. 2020 Nov;47(11):8475-8484.

[249] Effect of honey on bacterial translocation and intestinal morphology in obstructive jaundice. World J Gastroenterol. 2008 Jun 7; 14(21): 3410-3415.

[250] Combined Effectiveness of Honey and Immunonutrition on Bacterial Translocation Secondary to Obstructive Jaundice in Rats: Experimental Study. Med Sci Monit. 2018; 24: 3374-3381.

[251] Gelam Honey Has a Protective Effect against Lipopolysaccharide (LPS)-Induced Organ Failure. Int J Mol Sci. 2012; 13(5): 6370-6381.

[252] Sepsis-Associated Disseminated Intravascular Coagulation and Thromboembolic Disease. Mediterr J Hematol Infect Dis. 2010; 2(3): e2010024.

[253] Pathophysiology of disseminated intravascular coagulation (DIC) progresses at a different rate in tissue factor-induced and lipopolysaccharide-induced DIC models in rats. Blood Coagul Fibrinolysis. 2003 Apr;14(3):221-8.

[254] Paeoniflorin alleviates lipopolysaccharide-induced disseminated intravascular coagulation by inhibiting inflammation and coagulation activation. Drug Dev Res. 2020 Jun;81(4):517-525.

[255] The molecular pathogenesis of endotoxic shock and organ failure. Mol Med Today. 1999 Mar;5(3):123-32.

[256] Prevention and treatment of multiple organ dysfunction syndrome: lessons learned and future prospects. Surg Infect (Larchmt). Fall 2000;1(3):227-36.

[257] microRNA-103a-3p confers protection against lipopolysaccharide-induced sepsis and consequent multiple organ dysfunction syndrome by targeting HMGB1. Infect Genet Evol. 2021 Apr;89:104681.

[258] The Leaky Gut: Mechanisms, Measurement and Clinical Implications in Humans. Gut. 2019 Aug; 68(8): 1516-1526.

[259] Milk-derived extracellular vesicles protect intestinal barrier integrity in the gut-liver axis. Science Advances, 2023; 9 (15).

[260] The WHO estimates of excess mortality associated with the COVID-19 pandemic. Nature. 2023 Jan;613(7942);130-137.

[261] Estimation of Excess Mortality in Germany During 2020-2022. Cureus. 2023 May 23;15(5):e39371.

[262] Changes in the cause of death in Japan before and during the COVID-19 pandemic. Arch Gerontol Geriatr. 2023 Aug; 111: 104993.

[263] Annual All-Cause Mortality Rate in Germany and Japan (2005 to 2022) With Focus on TheCovid-19 Pandemic: Hypotheses And Trend Analyses Medicine and Clinical Science. 2023; 5(2):1-7.

[264] A, Dang TD, Axelrad C, Burrell E, Germano S, Elia S, Burgner D, Perrett KP, Curtis N and Messina NL(2023) BNT162b2 COVID-19 vaccination in children alters cytokine responses to heterologous pathogens and Toll-like receptor agonists. Front. Immunol. 14:1242380.doi: 10.3389/fimmu. 2023. 1242380.

[265] The anti-tumor effect of bee honey in Ehrlich ascite tumor model of mice is coincided with stimulation of the immune cells. Egypt J Immunol. 2008;15(2):169-83.

[266] The Effects of Honey Compared With Sucrose and a Sugar-free Diet on Neutrophil Phagocytosis and Lymphocyte Numbers after Long-term Feeding in Rats. Journal of Complementary and Integrative Medicine, Vol. 4 [2007], Iss. 1, Art. 8.

[267] Immunoadjuvant activity of honey against bacterial antigens: In vivo study. Int.J.Curr.Microbiol.App.Sci (2013) 2(7): 12-21.

[268] Traditional and modern uses of natural honey in human diseases: a review. Iran J Basic Med Sci. 2013;16(6):731-42.

[269] Effect of honey supplementation on the phagocytic function during nutritional rehabilitation of protein energy malnutrition patients. J Trop Pediatr. 2012 Apr;58(2):159-60.

[270] Phagocytic Activity Is Impaired in Type 2 Diabetes Mellitus and Increases after Metabolic Improvement. PLOS One. 2011; 6(8): e23366.

[271] Effects of modified Atkins diet on thyroid function in adult patients with pharmacoresistant epilepsy . Epilepsy Behav. 2020 Oct;111:107285.

[272] Changes of thyroid hormonal status in patients receiving ketogenic diet due to intractable epilepsy. J Pediatr Endocrinol Metab. 2017 Apr 1;30(4):411-416.

[273] Effect of a ketogenic diet on hepatic steatosis and hepatic mitochondrial metabolism in nonalcoholic fatty liver disease. Proc Natl Acad Sci U S A. 2020 Mar 31; 117(13): 7347-7354.

[274] Consumer Reports of ""Keto Flu"" Associated With the Ketogenic Diet. Front Nutr. 2020; 7:20.

[275] Carbohydrate Intakes below Recommendations with a High Intake of Fat Are associated with Higher Prevalence of Metabolic Syndrome. J Acad Nutr Diet. 2023 Feb 24;S2212-2672(23)00098-9.

[276] Low carbohydrate intake correlates with trends of insulin resistance and metabolic acidosis in healthy lean individuals. Front Public Health. 2023 Mar 16;11:1115333.

[277] Abnormal lipid and glucose metabolism in obesity: implications for nonalcoholic fatty liver disease. Gastroenterology. (2007) 132:2191-207.

[278] The initiation of metabolic inflammation in childhood obesity. J Clin Invest. (2017) 127:65-73.

[279] Diet-Induced Low-Grade Metabolic Acidosis and Clinical Outcomes: A Review. Nutrients. 2017 Jun; 9(6): 538.

[280] Low-carbohydrate diets, low-fat diets, and mortality in middle-aged and older people: A prospective cohort study. J Intern Med. 2023 May 3. doi: 10.1111/joim.1363.

[281] Type of sweet flavour carrier affects thyroid axis activity in male rats. Eur J Nutr. 2018; 57(2): 773-782.

[282] Isocaloric carbohydrate deprivation induces protein catabolism despite a low T3-syndrome in healthy men. Clin Endocrinol (Oxf). 2001 Jan; 54(1):75-80.

[283] Effect of dietary composition on fasting-induced changes in serum thyroid hormones and thyrotropin. Metabolism. 1978 Aug; 27(8):935-42.

[284] Thyroid hormone effects on mitochondrial energetics. Thyroid. 2008 Feb;18(2):145-56.

[285] Mitochondrial Actions of Thyroid Hormone. Compr Physiol. 2016 Sep 15;6(4):1591-1607.

[286] Defective bacterial phagocytosis is associated with dysfunctional mitochondria in COPD macrophages. Eur Respir J. 2019 Oct 10;54(4):1802244.

[287] The Physiology of Phagocytosis in the Context of Mitochondrial Origin. Microbiol Mol Biol Rev. 2017 Sep; 81(3): e00008-17.

[288] Combinatorial glucose, nicotinic acid and N-acetylcysteine therapy has synergistic effect in preclinical C. elegans and zebrafish models of mitochondrial complex I disease. Hum Mol Genet. 2021 Apr 1; 30(7): 536-551.

[289] Nanoparticles induce autophagy via mTOR pathway inhibition and reactive oxygen species generation. Nanomedicine (Lond). 2020 Jun;15(14):1419-1435.

[290] Functional Roles of Fructose: Crosstalk between O-Linked Glycosylation and Phosphorylation of Akt-TSC2-MTOR Cell Signaling Cascade in Ovine Trophectoderm CellsBiol Reprod. 2016 Nov 1;95(5):102.

[291] Autophagy, Unfolded Protein Response, and Neuropilin-1 Cross-Talk in SARS-CoV-2 Infection: What Can Be Learned from Other Coronaviruses. Int J Mol Sci. 2021 Jun; 22(11): 5992.

[292] Coronaviruses construct an interconnection way with ERAD and autophagy. Future Microbiol. 2021 Sep; 16(14): 1135-1151.

[293] Autophagy/virophagy: a "disposal strategy" to combat COVID-19. Autophagy. 2020; 16(12): 2271-2272.

[294] Natural Honey and Cardiovascular Risk Factors; Effects on Blood Glucose, Cholesterol, Triacylglycerole, CRP, and Body Weight Compared with Sucrose. Sci. World J. 2008;8:463-469.

[295] Long-term effects of honey on cardiovascular parameters and anthropometric measurements of postmenopausal women. Complement. Ther. Med. 2018;41:154-160.

[296] The effect of honey consumption compared with sucrose on lipid profile in young healthy subjects (randomized clinical trial) Clin. Nutr. ESPEN. 2018;26:8-12.

[297] Effects of honey supplementation on children with idiopathic dilated cardiomyopathy: A randomized single blinded controlled study. World J. Pharm. Res. 2018;7:19-34.

[298] Effects of chronic oral administration of natural honey on ischemia/reperfusion-induced arrhythmias in isolated rat heart. Iran. J. Basic Med. Sci. 2011;14:75-81.

[299] Effects of Natural Wild Honey against Cardiac Malperformance Induced by Hyperadrenergic Activity. J. Med. Food. 2008;11:91-98.

[300] Effect of post-ischemic administration of natural honey on ischemia-reperfusion induced infarct size in global ischemia model of isolated rat heart. Res. Pharm. Sci. 2012;7:819.

[301] Effect of post-ischemic administration of natural honey on ischemia-reperfusion induced infarct size in global ischemia model of isolated rat heart. Res. Pharm. Sci. 2012;7:819.

[302] Prolonged preconditioning with natural honey against myocardial infarction injuries. Pak. J. Pharm. Sci. 2013;26:681-686.

[303] Acute Administration of Natural Honey Protects Isolated Heart in Normothermic Ischemia. Iran. J. Pharm. Res. IJPR. 2012;11:1275-1284.

[304] Prolonged preconditioning with natural honey against myocardial infarction injuries. Pak. J. Pharm. Sci. 2013;26:681-686.

[305] Cardioprotective Effects of Tualang Honey: Amelioration of Cholesterol and Cardiac Enzymes Levels. BioMed Res. Int. 2015;2015:1-8.

[306] Oxidized low-density lipoprotein. Methods Mol Biol. 2010; 610: 403-417.

参考文献

351

参考文献

[307] Advanced lipid peroxidation end products in oxidative damage to proteins. Potential role in diseases and therapeutic prospects for the inhibitors Br J Pharmacol. 2008 Jan; 153(1): 6-20.

[308] Modifying Apolipoprotein A-I by Malondialdehyde, but Not by an Array of Other Reactive Carbonyls, Blocks Cholesterol Efflux by the ABCA1 Pathway. J Biol Chem. 2010 Jun 11; 285(24): 18473-18484.

[309] Oxidized cholesteryl esters and inflammation. Biochim Biophys Acta. 2017 Apr; 1862(4): 393-397.

[310] From Inert Storage to Biological Activity—In Search of Identity for Oxidized Cholesteryl Esters. Front Endocrinol (Lausanne). 2020; 11: 602252.

[311] The Reciprocal Relationship between LDL Metabolism and Type 2 Diabetes Mellitus. Metabolites. 2021 Dec; 11(12): 807.

[312] Cardioprotective Effects of Tualang Honey: Amelioration of Cholesterol and Cardiac Enzymes Levels. Biomed Res Int. 2015;2015:286051.

[313] Radical-scavenging activity, protective effect against lipid peroxidation and mineral contents of monofloral Cuban honeys. Plant Foods Hum Nutr. 2012 Mar;67(1):31-8.

[314] Honey attenuates the toxic effects of the low dose of tartrazine in male rats. . J Food Biochem 2019 Apr;43(4):e12780.

[315] Honey supplementation in spontaneously hypertensive rats elicits anti-hypertensive effect via amelioration of renal oxidative stress. Oxid. Med. Cell. Longev. 2012;2012:374037.

[316] The red cell electrophoretic mobility in atherosclerotic and other individuals. J Atheroscler Res. 1966;6:303-312.

[317] Dynamic and electrokinetic behavior of erythrocyte membrane in diabetes mellitus and diabetic cardiovascular disease. Biochim Biophys Acta. 2008;1780:108-115.

[318] Shifting tides: the rising tide of early-onset cancers demands attention. BMJ Oncology 2023;2:e000106.

[319] Cancer statistics, 2023. CA Cancer J Clin. 2023 Jan;73(1):17-48.

[320] Recent Mortality Patterns and Time Trends for the Major Cancers in 47 Countries Worldwide. Cancer Epidemiol Biomarkers Prev. 2023 Jul 5;32(7):894-905.

[321] Two cases of axillary lymphadenopathy diagnosed as diffuse large B-cell lymphoma developed shortly after BNT162b2 COVID-19 vaccination. J Eur Acad Dermatol Venereol. 2022 Aug;36(8):e613-e615.

[322] Hematologic Malignancies Diagnosed in the Context of the mRNA COVID-19 Vaccination Campaign: A Report of Two Cases. Medicina (Kaunas). 2022 Jun 30;58(7):874.

[323] Non-Hodgkin Lymphoma Developed Shortly after mRNA COVID-19 Vaccination: Report of a Case and Review of the Literature. Medicina (Kaunas). 2023 Jan 12;59(1):157.

[324] B-cell lymphoblastic lymphoma following intravenous BNT162b2 mRNA booster in a BALB/c mouse: a case report. Front Oncol. 2023 May 1;13:1158124.

[325] Innate immune suppression by SARS-CoV-2 mRNA vaccinations: The role of G-quadruplexes, exosomes, and MicroRNAs. Food Chem Toxicol. 2022 Jun; 164: 113008.

[326] Inhibitory effects of Malaysian Tualang honey and Australian/New Zealand Manuka honey in modulating experimental breast cancers induced by N-methyl-N-nitrosourea (MNU): a comparative study. Pathology. 2016;48(Suppl 1):S148.

[327] Inhibitory effects of Tualang honey on experimental breast cancer in rats: a preliminary study. Asian Pac J Cancer Prev. 2013;14(4):2249-54.

[328] Inhibitory effect of honey on 7,12-dimethylbenz(a)anthracene- initiated and croton oil-promoted skin carcinogenesis. Jundishapur J Nat Pharm Prod. 2018;13(3):e57992.

[329] Effects of honey and its mechanisms of action on the development and progression of cancer. Molecules. 2014;19(2):2497-522.

[330] Honey as a cancer-preventive agent. Period Biol. 2004;106(4):397-401.

[331] Antineoplastic activity of honey in an experimental bladder cancer implantation model: in vivo and in vitro studies. Int J Urol. 2003;10(4):213-9.

[332] Anti-tumor effects of bee honey on PCNA and P53 expression in the rat hepatocarcinogenesis. Int J Cancer Res. 2012;8(4):130-9.

[333] Antitumor and antioxidant activity of honey in mice bearing Ehrlich ascites carcinoma. Acad J Cancer Res. 2014;7(3):208-14.

[334] Acacia honey and chrysin reduce proliferation of melanoma cells through alterations in cell cycle progression. Int J Oncol. 2010;37(4):973-81.

[335] Therapeutic and preventive properties of honey and its bioactive compounds in cancer: An evidence-based review. Nutr. Res. Rev. 2020;33:50-76.

[336] Phytochemical Composition, Antioxidant, and Anticancer Activities of Sidr Honey: In Vitro and In Silico Computational Investigation.Life (Basel). 2022 Dec 23;13(1):35.

[337] From the hive: Honey, a novel weapon against cancer. Eur J Med Chem. 2017;142:290-9.
[338] Antiproliferative activity and apoptosis induction by Gelam honey on liver cancer cell line. Int J Appl Sci Technol. 2012;2(4):135-41.
[339] Honey constituents and their apoptotic effect in colon cancer cells. Journal of ApiProduct and ApiMedical Science. 2009;1(2):29-36.
[340] Greek honey extracts on breast cancer (MCF-7), prostate cancer (PC-3) and endometrial cancer (Ishikawa) cells: profile analysis of extracts. Food Chem. 2009;116(3):702-8.
[341] Molecular mechanism of antiproliferation potential of Acacia honey on NCI-H460 cell line. Nutr Cancer. 2013;65(2):296-304.
[342] Honey induces apoptosis in renal cell carcinoma. Pharmacogn Mag. 2011;7(25):46-52.
[343] Antiproliferative and apoptotic effects of Spanish honeys. Pharmacogn Mag. 2013;9(35):231-7. doi: 10.4103/0973-1296.113276.
[344] Antileukemic effect of Tualang honey on acute and chronic leukemia cell lines. Biomed Res Int. 2015;2015:307094.
[345] In Vitro Antiproliferative Apoptosis Induction and Cell Cycle Arrest Potential of Saudi Sidr Honey against Colorectal Cancer.. Nutrients. 2023 Aug 4;15(15):3448.
[346] Inhibitory effect of selected Indian honey on colon cancer cell growth by inducing apoptosis and targeting the β -catenin/Wnt pathway. Food Funct. 2022 Aug 1;13(15):8283-8303.
[347] A review on antiproliferative and apoptotic activities of natural honey. Anticancer Agents Med Chem. 2015;15(1):48-56.
[348] Effects of honey and its mechanisms of action on the development and progression of cancer . Molecules. 2014 Feb 21;19(2):2497-522.
[349] Lipid Catabolism via CPT1 as a Therapeutic Target for Prostate Cancer. Mol. Cancer Ther. 2014;13:2361-2371.
[350] Pharmacologic Inhibition of Fatty Acid Oxidation Sensitizes Human Leukemia Cells to Apoptosis Induction. J. Clin. Invest. 2010;120:142-156.
[351] Inhibition of Fatty Acid Oxidation as a Therapy for MYC-Overexpressing Triple-Negative Breast Cancer. Nat. Med. 2016;22:427-432.
[352] Fatty Acid Oxidation Is Required for the Respiration and Proliferation of Malignant Glioma Cells. Neuro-Oncology. 2017;19:43-54.
[353] Autophagy Suppresses Progression of K-Ras-Induced Lung Tumors to Oncocytomas and Maintains Lipid Homeostasis. Genes Dev. 2013;27:1447-1461.
[354] PGC-1 α mediates mitochondrial biogenesis and oxidative phosphorylation in cancer cells to promote metastasis. Nat. Cell Biol. 2014;16:992-1003.
[355] Subpopulation targeting of pyruvate dehydrogenase and GLUT1 decouples metabolic heterogeneity during collective cancer cell invasion. Nat. Commun. 2020;11:1533.
[356] A mitochondrial switch promotes tumor metastasis. Cell Rep. 2014;8:754-766.
[357] Pyruvate uptake is increased in highly invasive ovarian cancer cells under anoikis conditions for anaplerosis, mitochondrial function, and migration. Am. J. Physiol. Endocrinol. Metab. 2012;303:E1036-E1052.
[358] Adipocytes activate mitochondrial fatty acid oxidation and autophagy to promote tumor growth in colon cancer. Cell Death Dis. 2017;8:e2593.
[359] NANOG metabolically reprograms tumor-initiating stem-like cells through tumorigenic changes in oxidative phosphorylation and fatty acid metabolism. Cell Metab. 2016;23:206-219.
[360] CDCP1 drives triple-negative breast cancer metastasis through reduction of lipid-droplet abundance and stimulation of fatty acid oxidation. Proc. Natl. Acad. Sci. USA. 2017;114:E6556-E6565.
[361] High expression of CPT1A predicts adverse outcomes: A potential therapeutic target for acute myeloid leukemia. EBioMedicine. 2016;14:55-64.
[362] Exploring the Potential of Bee-Derived Antioxidants for Maintaining Oral Hygiene and Dental Health: A Comprehensive Review. Antioxidants (Basel). 2023 Jul; 12(7): 1452.
[363] Bioactivity of Greek honey extracts on breast cancer (MCF-7), prostate cancer (PC-3) and endometrial cancer (Ishikawa) cells: profile analysis of extracts. Food Chem. 2009;116(3):702-8.
[364] Toxicological aspects of the use of phenolic compounds in disease prevention. Interdiscip Toxicol. 2011;4(4):173-83.
[365] Feeding pattern, biochemical, anthropometric and histological effects of prolonged ad libitum access to sucrose, honey and glucose-fructose solutions in Wistar rats. Nutr Res Pract. 2021 Apr;15(2):187-20.
[366] Serum glucose and risk of cancer: a meta-analysis. BMC Cancer 2014;14:985.

参考文献

[367] Two cases of axillary lymphadenopathy diagnosed as diffuse large B-cell lymphoma developed shortly after BNT162b2 COVID-19 vaccination. J Eur Acad Dermatol Venereol. 2022 Aug;36(8):e613-e615.

[368] IgG4 Antibodies Induced by Repeated Vaccination May Generate Immune Tolerance to the SARS-CoV-2 Spike Protein. Vaccines (Basel). 2023 May 17;11(5):991.

[369] IgG4 Characteristics and Functions in Cancer Immunity. Curr Allergy Asthma Rep. 2016 Jan;16(1):7.

[370] The Role of IgG4 in the Fine Tuning of Tolerance in IgE-Mediated Allergy and Cancer. Int J Mol Sci. 2020 Jul 16;21(14):5017.

[371] An immune evasion mechanism with IgG4 playing an essential role in cancer and implication for immunotherapy. JImmunother Cancer. 2020 Aug;8(2):e000661.

[372] IgG4 subclass antibodies impair antitumor immunity in melanoma.J Clin Invest. 2013 Apr;123(4):1457-74.

[373] An immune evasion mechanism with IgG4 playing an essential role in cancer and implication for immunotherapy. J Immunother Cancer. 2020; 8(2): e000661.

[374] Detection of recombinant Spike protein in the blood of individuals vaccinated against SARS-CoV-2: Possible molecular mechanisms. Proteomics Clin Appl. 2023 Nov;17(6):e2300048.

[375] UK - Death and Disability Trends for Malignant Neoplasms, Ages 15-44. UK Cause of Death Project Update Date: October - 2023, Carlos Alegria. (https://phinancetechnologies.com/HumanityProjects/UK%20Cause%20of%20Death%20Project%20-%20Malignant%20Neoplasm%20Deaths%2015-44.htm)

[376] Provisional Mortality Statistics. Data download Provisional deaths data for measuring changes in patterns of mortality. Reference period Jan - Sep 2023. (https://www.abs.gov.au/statistics/health/causes-death/provisional-mortality-statistics/latest-release)

[377] Host mitochondrial transcriptome response to SARS-CoV-2 in multiple cell models and clinical samples. Scientifc Reports (2021) 11:3.

[Chapter2] 奇跡の「フルクトース」ハチミツの実力は果糖にあり！

[378] Honey and Health: A Review of Recent Clinical Research. Pharmacognosy Res. 2017 Apr-Jun; 9(2): 121-127.

[379] A review on the phytochemical composition and health applications of honey. Heliyon. 2023 Feb; 9(2): e12507.

[380] Honey and Health: A Review of Recent Clinical Research. Pharmacognosy Res. 2017 Apr-Jun; 9(2): 121-127.

[381] Honey and obesity-related dysfunctions: a summary on health benefits. J Nutr Biochem. 2020 Aug;82:108401.

[382] Honey for nutrition and health: a review. J. Am. Coll. Nutr. 2008, 27, 677-689.

[383] Phenolic compounds and methylglyoxal in some New Zealand Manuka and Kanuka honeys. Food Chemistry, vol. 120, no. 1, pp. 78-86, 2010.

[384] The role of fructose transporters in diseases linked to excessive fructose intake. J Physiol 2013; 591(Pt 2):401-414.

[385] Cell Metab. 2018 Feb 6;27(2):351-361.e3.

[386] Conversion of fructose to glucose by human jejunum absence of galactose-to-glucose conversion. Biochim Biophys Acta. 1965 Jul 29; 105(1):34-42.

[387] Conversion of fructose to glucose in the rabbit small intestine. A reappraisal of the direct pathway. Eur J Biochem. 1993 Apr 15; 213(2):721-6.

[388] Fructose metabolism in humans - what isotopic tracer studies tell us. Nutr Metab (Lond). 2012;9:89.

[389] Metabolic fate of fructose ingested with and without glucose in a mixed meal. Nutrients 2014;6:2632-2649.

[390] Mechanisms for the acute effect of fructose on postprandial lipemia. Am J Clin Nutr. 2007 Jun;85(6):1511-20.

[391] Effects of fructose-containing caloric sweeteners on resting energy expenditure and energy efficiency: a review of human trials. Nutr Metab (Lond) 2013 Aug 13;10(1):54.

[392] Serine biosynthesis with one carbon catabolism and the glycine cleavage system represents a novel pathway for ATP generation. PLOS One. 2011;6(11):e25881.

[393] The purification and properties of human liver ketohexokinase. A role for ketohexokinase and fructose-bisphosphate aldolase in the metabolic production of oxalate from xylitol. Biochem J. 1985 Aug 15;230(1):53-60.

[394] Properties of normal and mutant recombinant human ketohexokinases and implications for the pathogenesis of essential fructosuria. Diabetes. 2003 Sep;52(9):2426-32.

[395] HIF-driven SF3B1 induces KHK-C to enforce fructolysis and heart disease. Nature. 2015 Jun 25;522(7557):444-449.

[396] Fructose Alters Intermediary Metabolism of Glucose in Human Adipocytes and Diverts Glucose to Serine Oxidation in the One-Carbon Cycle Energy Producing Pathway. Metabolites. 2015 Jun 16;5(2):364-85.

[397] Hypoxia-driven glycolytic and fructolytic metabolic programs: Pivotal to hypertrophic heart disease. Biochim Biophys Acta. 2016 Jul;1863(7 Pt B):1822-8.

[398] Polyol pathway in human epididymis and semen. J Androl. 2006 Mar-Apr;27(2):233-9.

[399] Fructose Synthesis and Transport at the Uterine-Placental Interface of Pigs: Cell-Specific Localization of SLC2A5, SLC2A8, and Components of the Polyol Pathway. Biol Reprod. 2016 Nov;95(5):108.

[400] Short communication: glucose and fructose concentrations and expression of glucose transporters in 4- to 6-week pregnancies collected from Holstein cows that were either lactating or not lactating. J Dairy Sci. 2012 Sep;95(9):5095-5101.

[401] Fructose in fetal cord blood and its relationship with maternal and 48-hour-newborn blood concentrations. Early Hum Dev. 2011 Mar;87(3):193-7.

[402] Specific regions of the brain are capable of fructose metabolism. Brain Res. 2017 Feb 15;1657:312-322.

[403] Role of fructose and fructokinase in acute dehydration-induced vasopressin gene expression and secretion in mice. J Neurophysiol. 2017 Feb 1;117(2):646-654.

[404] The human brain produces fructose from glucose. JCI Insight. 2017 Feb 23;2(4):e90508.

[405] Aldose reductase induced by hyperosmotic stress mediates cardiomyocyte apoptosis: differential effects of sorbitol and mannitol. J Biol Chem. 2003 Oct 3;278(40):38484-94.

[406] 4-hydroxy-2,3-trans-nonenal induces transcription and expression of aldose reductase. Biochem Biophys Res Commun. 1996;226:512-516.

[407] Lipid peroxidation product, 4-hydroxynonenal and its conjugate with GSH are excellent substrates of bovine lens aldose reductase. Biochem Biophys Res Commun. 1995;217:741-746.

[408] Substrate specificity of human aldose reductase: identification of 4-hydroxynonenal as an endogenous substrate. Biochim Biophys Acta. 1995;1249:117-126.

[409] Catalytic effectiveness of human aldose reductase. Critical role of C-terminal domain. J Biol Chem. 1992;267:20965-20970.

[410] Science. 2017 Apr 21;356(6335):307-311.

[411] Respiratory Physiology of Vertebrates: Life with and without Oxygen, G. E. Nilsson, Ed. (Cambridge Univ. Press, Cambridge, 2010), pp. 300-328.

[412] Nat Rev Cancer. 2013 August ; 13(8): 572-583.

[413] Front Cell Dev Biol. 2018; 6: 90.

[414] Br J Cancer. 2017 Jun 6;116(12):1499-150.

[415] Nutrients. 2018 Oct; 10(10): 1423.

[416] Animal Model Exp Med. 2018 Mar; 1(1):7-13.

[417] J Am Soc Nephrol. 2014 Nov; 25(11): 2526-2538.

[418] Biochim Biophys Acta. 2016 Jul;1863(7 Pt B):1822-8.

[419] Endogenous fructose production: what do we know and how relevant is it? Curr Opin Clin Nutr Metab Care. 2019 Jul;22(4):289-294.

[420] Protective role of fructokinase blockade in the pathogenesis of acute kidney injury in mice. Nat Commun. 2017 Feb 13;8:14181.

[421] Canonical Wnt is inhibited by targeting one-carbon metabolism through methotrexate or methionine deprivation. Proc Natl Acad Sci U S A. 2019 Feb 19;116(8):2987-2995.

[422] Aldose reductase functions as a detoxification system for lipid peroxidation products in vasculitis. J Clin Invest. 1999 Apr 1; 103(7): 1007-1013.

[423] The Metabolism of Fossorial Rodents: A Study of Convergence. Vol. 47, No. 5 (Sep., 1966), pp. 712-733.

[424] Oxygen and carbon dioxide fluctuations in burrows of subterranean blind mole rats indicate tolerance to hypoxic-hypercapnic stresses. Comp Biochem Physiol A Mol Integr Physiol. 2005 Nov;142(3):376-82.

[425] Hypoxic stress tolerance of the blind subterranean mole rat: expression of erythropoietin and hypoxia-inducible factor 1 alpha. Proc Natl Acad Sci U S A. 2004 Jun29;101(26):9698-703.

[426] The naked mole-rat as an animal model in biomedical research: current perspectives. Open Access Anim Physiol (2015) (7):137-148.

参考文献

参考文献

[427]　Begall S, Burda H, Schleich CE. Subterranean rodents: news from underground In: Subterranean Rodents: News from Underground (2007). 3.

[428]　Science of Aging Knowledge Environment, vol. 2002, no.21, pp. 7pe-7p7, 2002.

[429]　Membrane phospholipid composition may contribute to exceptional longevity of the naked mole-rat (Heterocephalus glaber): a comparative study using shotgun lipidomics. Exp Gerontol. 2007 Nov;42(11):1053-62.

[430]　The exceptional longevity of an egg-laying mammal, the short-beaked echidna (Tachyglossus aculeatus) is associated with peroxidation-resistant membrane composition. Exp Gerontol. 2008 Aug;43(8):729-33.

[431]　Metabolism and longevity: is there a role for membrane fatty acids? Integr Comp Biol. 2010 Nov;50(5):808-17.

[432]　On the importance of fatty acid composition of membranes for aging. J Theor Biol. 2005 May 21;234(2):277-88.

[433]　「オメガ3神話の真実」崎谷博征著（秀和システム）

[434]　Negligible senescence in the longest living rodent, the naked mole-rat: insights from a successfully aging species. J Comp Physiol B. 2008 May;178(4):439-45.

[435]　Successful aging and sustained good health in the naked mole rat: a long-lived mammalian model for biogerontology and biomedical research. ILAR J. 2011;52(1):41-53.

[436]　Fructose-driven glycolysis supports anoxia resistance in the naked mole-rat. Science. 2017 Apr 21;356(6335):307-311.

[437]　Oral fructose intake does not improve exercise, visual, or cognitive performance during acute normobaric hypoxia in healthy humans. Front Nutr. 2023; 10: 1170873.

[438]　Muscle glycogen and cell function--Location, location, location. Scand J Med Sci Sports. 2015 Dec;25 Suppl 4:34-40.

[439]　Dietary sugars, exercise and hepatic carbohydrate metabolism. Proc Nutr Soc 2019 May;78(2):246-256.

[440]　Role of AMP on the activation of glycogen synthase and phosphorylase by adenosine, fructose, and glutamine in rat hepatocytes. J Biol Chem. 1990 Feb 15;265(5):2724-32.

[441]　Skeletal muscle metabolism is impaired during exercise in glycogen storage disease type III. Neurology. 2015 Apr 28;84(17):1767-71.

[442]　Time course for refilling of glycogen stores in human muscle fibres following exercise-induced glycogen depletion.

[443]　Lactate activates HIF-1 in oxidative but not in Warburg-phenotype human tumor cells. PLOS One. 2012;7(10):e46571.

[444]　Nihon Geka Gakkai Zasshi. 1996 Sep;97(9):726-32.

[445]　Oncotarget. 2016 Jul 19;7(29):46335-46353.

[446]　Mol Cancer. 2016 Jun 6;15(1):45.

[447]　Neuro Oncol. 2013 Feb;15(2):172-88.

[448]　Lactate promotes plasticity gene expression by potentiating NMDA signaling in neurons. Proc Natl Acad Sci U S A. 2014 Aug 19;111(33):12228-33.

[449]　Lactate induced excitotoxicity in hippocampal slice cultures. Exp Neurol. 2004 Mar;186(1):70-7.

[450]　Lactate as Key Metabolite in Prostate Cancer Progression: What Are the Clinical Implications? Cancers (Basel). 2023 Jul 3;15(13):3473.

[451]　PNAS 2014 August, 111 (33) 12228-12233.

[452]　Cancer-generated lactic acid: a regulatory, immunosuppressive metabolite? J Pathol. 2013 Aug;230(4):350-5.

[453]　Reexamining cancer metabolism: lactate production for carcinogenesis could be the purpose and explanation of the Warburg Effect. Carcinogenesis. 2017 Feb 1;38(2):119-133.

[454]　Acidification of Tumor at Stromal Boundaries Drives Transcriptome Alterations Associated with Aggressive Phenotypes. Cancer Res. 2019 Apr 15;79(8):1952-1966.

[455]　CD147 subunit of lactate/H+ symporters MCT1 and hypoxia-inducible MCT4 is critical for energetics and growth of glycolytic tumors. Proc Natl Acad Sci U S A. 2011 Oct 4;108(40):16663-8.

[456]　Fructose Metabolism from a Functional Perspective: Implications for Athletes. Sports Med. 2017 Mar;47(Suppl 1):23-32.

[457]　Fructose Consumption in the Development of Obesity and the Effects of Different Protocols of Physical Exercise on the Hepatic Metabolism. Nutrients. 2017 Apr 20;9(4):405.

[458]　Lactate kinetics in human tissues at rest and during exercise. Acta Physiol (Oxf). 2010 Aug;199(4):499-508.

[459] Muscle glycogen stores and fatigue. J Physiol. 2013 Sep 15; 591(Pt 18): 4405-4413.
[460] Muscle glycogen and cell function--Location, location, location. Scand J Med Sci Sports. 2015 Dec;25 Suppl 4:34-40.
[461] Lactate kinetics in human tissues at rest and during exercise. Acta Physiol (Oxf). 2010 Aug;199(4):499-508.
[462] Cell-cell and intracellular lactate shuttles. J Physiol. 2009 Dec 1;587(Pt 23):5591-600.
[463] Fructose Consumption in the Development of Obesity and the Effects of Different Protocols of Physical Exercise on the Hepatic Metabolism. Nutrients. 2017 Apr 20;9(4):405.
[464] Respective oxidation of exogenous glucose and fructose given in the same drink during exercise. J Appl Physiol (1985). 1994 Mar;76(3):1014-9.
[465] Mechanisms for the acute effect of fructose on postprandial lipemia. Am J Clin Nutr. 2007 Jun;85(6):1511-20.
[466] Liquid fructose downregulates Sirt1 expression and activity and impairs the oxidation of fatty acids in rat and human liver cells. Biochim Biophys Acta. 2014 Apr 4;1841(4):514-24.
[467] Glucose plus insulin regulate fat oxidation by controlling the rate of fatty acid entry into the mitochondria. J Clin Invest. 1996 Nov 15;98(10):2244-50.
[468] In vivo ATP synthesis rates in single human muscles during high intensity exercise. J Physiol. 1999 Sep 15;519 Pt 3:901-10.
[469] Hultman E & Harris RC (1988) Carbohydrate metabolism, Principles of Exercise Biochemistry. Basel, Switzerland: S.Karger.
[470] Measurement of substrate oxidation during exercise by means of gas exchange measurements. Int J Sports Med. 2005 Feb;26 Suppl 1:S28-37.
[471] Glucose Plus Fructose Ingestion for Post-Exercise Recovery-Greater than the Sum of Its Parts? Nutrients. 2017 Mar 30;9(4):344.
[472] High oxidation rates from combined carbohydrates ingested during exercise. Med Sci Sports Exerc. 2004 Sep;36(9):1551-8.
[473] Ingestion of glucose or sucrose prevents liver but not muscle glycogen depletion during prolonged endurance-type exercise in trained cyclists. Am J Physiol Endocrinol Metab. 2015 Dec 15;309(12):E1032-9.
[474] Respective oxidation of exogenous glucose and fructose given in the same drink during exercise. J Appl Physiol (1985). 1994 Mar;76(3):1014-9.
[475] Comparison of digestibility and breath hydrogen gas excretion of fructo-oligosaccharide, galactosyl-sucrose, and isomalto-oligosaccharide in healthy human subjects. Eur J Clin Nutr. 2003 Sep;57(9):1150-6.
[476] Fructose intolerance/malabsorption and recurrent abdominal pain in children. J Pediatr Gastroenterol Nutr. 2014 Apr; 58(4):498-501.
[477] C Fructose malabsorption and intolerance: effects of fructose with and without simultaneous glucose ingestion. Crit Rev Food Sci Nutr. 2011 Aug;51(7):583-92.
[478] Glucose-fructose likely improves gastrointestinal comfort and endurance running performance relative to glucose-onlyScand J Med Sci Sports. 2015 Dec;25(6):e613-20.
[479] Assessing a commercially available sports drink on exogenous carbohydrate oxidation, fluid delivery and sustained exercise performance. J Int Soc Sports Nutr. 2014 Mar 4;11(1):8.
[480] Fructose-induced increases in expression of intestinal fructolytic and gluconeogenic genes are regulated by GLUT5 and KHK. Am J Physiol Regul Integr Comp Physiol. 2015 Sep;309(5):R499-509.
[481] Fructose-maltodextrin ratio governs exogenous and other CHO oxidation and performance. Med Sci Sports Exerc. 2013 Sep;45(9):1814-24.
[482] Fructose-Glucose Composite Carbohydrates and Endurance Performance: Critical Review and Future Perspectives.
[483] High oxidation rates from combined carbohydrates ingested during exercise. Med Sci Sports Exerc. 2004 Sep;36(9):1551-8.
[484] Fructose-Glucose Composite Carbohydrates and Endurance Performance: Critical Review and Future Perspectives.
[485] Exogenous carbohydrate oxidation rates are elevated after combined ingestion of glucose and fructose during exercise in the heat. J Appl Physiol (1985). 2006 Mar;100(3):807-16.
[486] Carbohydrate and exercise performance: the role of multiple transportable carbohydrates. Curr Opin Clin Nutr Metab Care. 2010 Jul;13(4):452-7.
[487] Lipid metabolism and substrate oxidation during intravenous fructose administration in cirrhosis . Metabolism. 1994 Sep;43(9):1171-81.

参考文献

参考文献

[488]   Glycemic index of foods: a physiological basis for carbohydrate exchange. Am J Clin Nutr.1981;34(3):362-6.
[489]   Glycemic index, postprandial glycemia, and the shape of the curve in healthy subjects: analysis of a database of more than 1,000 foods. Am J Clin Nutr. 2009 Jan;89(1):97-105.
[490]   Two varieties of honey that are available in Malaysia gave intermediate glycemic index values when tested among healthy individuals. Biomed Pap Med Fac Univ Palacky Olomouc Czech Repub. 2009 Jun;153(2):145-7.
[491]   International tables of glycemic index and glycemic load values: 2008. Diabetes Care. 2008 Dec; 31(12):2281-3.
[492]   The Effect of Small Doses of Fructose and Its Epimers on Glycemic Control: A Systematic Review and Meta-Analysis of Controlled Feeding Trials. Nutrients. 2018 Nov 20;10(11):1805.
[493]   Dietary fructose and metabolic syndrome and diabetes.
[494]   Catalytic' doses of fructose may benefit glycaemic control without harming cardiometabolic risk factors: a small meta-analysis of randomised controlled feeding trials.. Br J Nutr. 2012 Aug;108(3):418-23.
[495]   Distinctions among three sugars in their effects on gastric emptying and satiety. Am J Physiol. 1981 Jul; 241(1):R25-30.
[496]   Sugar absorption in the intestine: the role of GLUT2. Annu Rev Nutr. 2008;28:35-54.
[497]   Relation between gastric emptying and short-term regulation of food intake in the pig. Physiol Behav. 1989 Apr; 45(4):677-83.
[498]   Fructose improves the ability of hyperglycemia per se to regulate glucose production in type 2 diabetes. 2002 Mar;51(3):606-14.
[499]   Honey and Diabetes: The Importance of Natural Simple Sugars in Diet for Preventing and Treating Different Type of Diabetes. Oxid Med Cell Longev. 2018; 2018: 4757893.
[500]   Honey - A Novel Antidiabetic Agent. Int J Biol Sci. 2012; 8(6): 913-934.
[501]   Effect of honey and insulin treatment on oxidative stress and nerve conduction in an experimental model of diabetic neuropathy Wistar rats. PLOS One. 2021; 16(1): e0245395.
[502]   The carbohydrate-insulin model of obesity: beyond "calories in, calories out." JAMA Intern Med 2018;178(8):1098-103.
[503]   Glycemic index and glycemic load: measurement issues and their effect on diet-disease relationships. Eur J Clin Nutr. 2007 Dec;61 Suppl 1:S122-31.
[504]   Human endotoxemia as a model of systemic inflammation. Curr Med Chem. 2008;15(17):1697-705.
[505]   Intestinal barrier dysfunction plays an integral role in arthritis pathology and can be targeted to ameliorate disease. Med 2, 864-883 July 9, 2021.
[506]   The effect of food groups and nutrients on thyroid hormone levels in healthy individuals. Nutrition. 2021 Jun 20;91-92:111394.
[507]   Relevance of the Glycemic Index and Glycemic Load for Body Weight, Diabetes, and Cardiovascular Disease. Nutrients. 2018 Sep 22;10(10):1361.
[508]   Low glycaemic index diets for the prevention of cardiovascular disease. Cochrane Database Syst Rev. 2017 Jul 31;7(7):CD004467.
[509]   In vitro and in vivo antidiabetic activity of bitter honey in streptozotocin-nicotinamide-induced diabetic Wistar rats.J Med Life. 2023 Jan;16(1):91-100.
[510]   Potential of Natural Honey in Controlling Obesity and its Related Complications.   J Evid Based Integr Med. 2022 Jan-Dec;27:2515690X221103304.
[511]   Natural honey and cardiovascular risk factors; effects on blood glucose, cholesterol, triacylglycerole, CRP, and body weight compared with sucrose. ScientificWorldJournal. 2008 Apr 20;8:463-9.
[512]   Effects of natural honey consumption in diabetic patients: an 8-week randomized clinical trial. Int J Food Sci Nutr. 2009 Nov;60(7):618-26.
[513]   Natural honey modulates physiological glycemic response compared to simulated honey and D-glucose. J Food Sci. 2008 Sep;73(7):H165-7.
[514]   The glycemic and peak incremental indices of honey, sucrose and glucose in patients with type 1 diabetes mellitus: effects on C-peptide level-a pilot study. Acta Diabetol. 2011 Jun;48(2):89-94.
[515]   Natural honey lowers plasma glucose, C-reactive protein, homocysteine, and blood lipids in healthy, diabetic, and hyperlipidemic subjects: comparison with dextrose and sucrose. J Med Food. 2004 Spring;7(1):100-7.
[516]   Honey and Diabetes: The Importance of Natural Simple Sugars in Diet for Preventing and Treating Different Type of Diabetes. Oxid Med Cell Longev. 2018 Feb 4;2018:4757893.
[517]   Honey--a novel antidiabetic agent.Int J Biol Sci. 2012;8(6):913-934.

[518] Endocrine and metabolic effects of consuming fructose- and glucose-sweetened beverages with meals in obese men and women: influence of insulin resistance on plasma triglyceride responses. J Clin Endocrinol Metab. 2009 May;94(5):1562-9.

[519] Dietary fructose reduces circulating insulin and leptin, attenuates postprandial suppression of ghrelin, and increases triglycerides in women. J Clin Endocrinol Metab. 2004 Jun;89(6):2963-72.

[520] Catalytic amounts of fructose may improve glucose tolerance in subjects with uncontrolled non-insulin-dependent diabetes. Clin Nutr. 2006 Aug;25(4):617-21.

[521] Chronic fructose substitution for glucose or sucrose in food or beverages has little effect on fasting blood glucose, insulin, or triglycerides: a systematic review and meta-analysis. Am J Clin Nutr. 2017 Aug;106(2):519-529.

[522] Fructose Alters Intermediary Metabolism of Glucose in Human Adipocytes and Diverts Glucose to Serine Oxidation in the One-Carbon Cycle Energy Producing Pathway. Metabolites 2015, 5, 364-385.

[523] The Mechanism of Honey in Reversing Metabolic Syndrome. Molecules. 2021 Feb; 26(4):808.

[524] A physiological increase in the hepatic glycogen level does not affect the response of net hepatic glucose uptake to insulin. Am J Physiol Endocrinol Metab. 2009 Aug;297(2):E358-66.

[525] Long-term maintenance of low concentrations of fructose for the study of hepatic glucose phosphorylation. Biochem J. 1999 Feb 1;337 (Pt 3):497-501.

[526] Fructose effect to suppress hepatic glycogen degradation. J Biol Chem. 1987 Aug 25;262(24):11470-7.

[527] Synergism of glucose and fructose in net glycogen synthesis in perfused rat livers. J Biol Chem. 1986 Dec 5;261(34):15960-9.

[528] Glycogen synthesis from glucose and fructose in hepatocytes from diabetic rats. Arch Biochem Biophys. 1988 Dec;267(2):437-47.

[529] Stimulation of glucose utilization by fructose in isolated rat hepatocytes. Arch Biochem Biophys. 1993 Feb 1;300(2):564-9.

[530] Natural honey lowers plasma glucose, C-reactive protein, homocysteine, and blood lipids in healthy, diabetic, and hyperlipidemic subjects: comparison with dextrose and sucrose.

[531] Natural honey modulates physiological glycemic response compared to simulated honey and D-glucose. J Food Sci. 2008 Sep;73(7):H165-7.

[532] Subjects with impaired glucose tolerance exhibit a high degree of tolerance to honey. J Med Food. 2007 Sep;10(3):473-8.

[533] Glycaemic and insulinaemic properties of some German honey varieties.

[534] Consumption of rapeseed honey leads to higher serum fructose levels compared with analogue glucose/fructose solutions. Eur J Clin Nutr. 2011 Jan;65(1):77-80.

[535] Normalization of carbohydrate-induced thermogenesis by fructose in insulin-resistant states. Am J Physiol. 1988 Jan;254(2 Pt 1):E201-7.

[536] Effect of fructose on glycemic control in diabetes: a systematic review and meta-analysis of controlled feeding trials. Diabetes Care. 2012 Jul;35(7):1611-20.

[537] The Effect of Small Doses of Fructose and Its Epimers on Glycemic Control: A Systematic Review and Meta-Analysis of Controlled Feeding Trials. Nutrients. 2018 Nov 20;10(11):1805.

[538] Evaluation of Leptin as a Marker of Insulin Resistance in Type 2 Diabetes Mellitus. Int J Appl Basic Med Res. 2017 Jul-Sep;7(3):176-180.

[539] Honey promotes lower weight gain, adiposity, and triglycerides than sucrose in rats. Nutr Res. 2011 Jan;31(1):55-60.

[540] Endocrine and metabolic effects of consuming fructose- and glucose-sweetened beverages with meals in obese men and women: influence of insulin resistance on plasma triglyceride responses. J Clin Endocrinol Metab. 2009 May;94(5):1562-9.

[541] Dietary fructose reduces circulating insulin and leptin, attenuates postprandial suppression of ghrelin, and increases triglycerides in women. J Clin Endocrinol Metab. 2004 Jun;89(6):2963-72.

[542] Biomed Pharmacother. 2019 May;113:108752.

[543] Honey proteins regulate oxidative stress, inflammation and ameliorates hyperglycemia in streptozotocin induced diabetic rats. BMC Complement Med Ther. 2023; 23: 14.

[544] Composition and properties of Apis mellifera honey: A review. J. Apic. Res. 2018;57:5-37.

[545] An Effective Method of Isolating Honey Proteins. Molecules. 2019 Jul; 24(13): 2399.

[546] Fructose: it's "alcohol without the buzz". Adv Nutr. 2013 Mar 1;4(2):226-35.

[547] Anti-alcoholic effects of honeys from different floral origins and their correlation with honey chemical compositions. Food Chem. 2019 Jul 15;286:608-615.

参考文献

参考文献

[Chapter3] ハチミツおよび糖質に対する誤解を解く

[548] Sugar-Sweetened Beverages and Weight Gain in Children and Adults: A Systematic Review from 2013 to 2015 and a Comparison with Previous Studies. Obes Facts. 2017;10(6):674-693.

[549] Carbohydrate analysis of high fructose corn syrup (HFCS) containing commercial beverages. FASEB J 2010; meeting abstract supplement: 562.1.

[550] Fructose content and composition of commercial HFCS-sweetened carbonated beverages. Int J Obes (Lond). 2015 Jan; 39(1): 176-182.

[551] High fructose corn syrup induces metabolic dysregulation and altered dopamine signaling in the absence of obesity. PLOS One. 2017; 12(12): e0190206.

[552] High-fructose corn syrup consumption in adolescent rats causes bipolar-like behavioural phenotype with hyperexcitability in hippocampal CA3-CA1 synapses. Br J Pharmacol. 2018 Dec;175(24):4450-4463.

[553] Protective effect of melatonin on learning and memory impairment and hippocampal dysfunction in rats induced by high-fructose corn syrup.Iran J Basic Med Sci. 2023 Jan;26(1):69-75.

[554] Adolescent high-fructose corn syrup consumption leads to dysfunction in adult affective behaviors and mesolimbic proteins in male Sprague-Dawley rats.Behav Brain Res. 2022 Feb 15;419:113687.

[555] High fructose corn syrup induces metabolic dysregulation and altered dopamine signaling in the absence of obesity. PLOS One. 2017; 12(12): e0190206.

[556] High-fructose corn syrup causes characteristics of obesity in rats: increased body weight, body fat and triglyceride levels. Pharmacol Biochem Behav. 2010 Nov;97(1):101-6.

[557] The effects of high fructose syrup. J Am Coll Nutr. 2009 Dec;28(6):619-26.

[558] Effects of High-Fructose Corn Syrup on Bone Health and Gastrointestinal Microbiota in Growing Male Mice. Front Nutr. 2022; 9: 829396.

[559] High Fructose Corn Syrup-Moderate Fat Diet Potentiates Anxio-Depressive Behavior and Alters Ventral Striatal Neuronal Signaling. Front Neurosci. 2021; 15: 669410.

[560] High-fructose corn syrup-55 consumption alters hepatic lipid metabolism and promotes triglyceride accumulation. J Nutr Biochem. 2017 Jan;39:32-39.

[561] High-fructose corn syrup enhances intestinal tumor growth in mice. Science. 2019 Mar 22;363(6433):1345-1349.

[562] Substitution of pure fruit juice for fruit and sugar-sweetened beverages and cardiometabolic risk in European Prospective Investigation into Cancer and Nutrition (EPIC)-NL: a prospective cohort study. Public Health Nutr. 2022 Jun;25(6):1504-1514.

[563] Fructose consumption from different food sources and cardiometabolic biomarkers: cross-sectional associations in US men and women. Am J Clin Nutr. 2023 Mar;117(3):490-498.

[564] The effect of high-fructose corn syrup vs. sucrose on anthropometric and metabolic parameters: A systematic review and meta-analysis. Front Nutr. 2022 Sep 27;9:1013310.

[565] Chronic Fructose Substitution for Glucose or Sucrose in Food or Beverages and Metabolic Outcomes: An Updated Systematic Review and Meta-Analysis. Front Nutr. 2021 Apr 28;8:647600.

[566] No Effect of Added Sugars in Soft Drink Compared With Sugars in Fruit on Cardiometabolic Risk Factors: Results From a 4-Week, Randomized Controlled Trial. Front Nutr. 2021 Jun 30;8:636275.

[567] Identification and quantification of six major α-dicarbonyl process contaminants in high-fructose corn syrup. Anal Bioanal Chem. 2012 Jul;403(10):2923-31.

[568] Analysis of sugar degradation products with α-dicarbonyl structure in carbonated soft drinks by UHPLC-DAD-MS/MS. J Agric Food Chem. 2013 Oct 30;61(43):10238-45.

[569] Chronic Consumption of Sweeteners and Its Effect on Glycaemia, Cytokines, Hormones, and Lymphocytes of GALT in CD1 Mice. BioMed Res. Int. 2018;2018:1345282.

[570] Acesulfame potassium induces dysbiosis and intestinal injury with enhanced lymphocyte migration to intestinal mucosa. J. Gastroenterol. Hepatol. 2021;36:3140-3148.

[571] Effects of Low-Dose Non-Caloric Sweetener Consumption on Gut Microbiota in Mice. Nutrients. 2017;9:560.

[572] The Artificial Sweetener Splenda Promotes Gut Proteobacteria, Dysbiosis, and Myeloperoxidase Reactivity in Crohn's Disease-Like Ileitis. Inflamm. Bowel Dis. 2018;24:1005-1020.

[573] Sucralose Promotes Colitis-Associated Colorectal Cancer Risk in a Murine Model Along with Changes in Microbiota. Front. Oncol. 2020;10:710.

[574] Chronic consumption of sweeteners in mice and its effect on the immune system and the small intestine microbiota. Biom_dica. 2021;41:504-530.

[575] Sucralose enhances the susceptibility of dextran sulfate sodium (DSS) induced colitis in mice with changes in gut microbiota. Food Funct. 2021;12:9380-9390 Low-Dose Aspartame Consumption Differentially Affects Gut Microbiota-Host Metabolic Interactions in the Diet-Induced Obese Rat. PLOS ONE. 2014;9:e109841.

[576] Effects of the Artificial Sweetener Neotame on the Gut Microbiome and Fecal Metabolites in Mice. Molecules. 2018;23:367.
[577] Saccharin induced liver inflammation in mice by altering the gut microbiota and its metabolic functions. Food Chem. Toxicol. 2017;107:530-53.
[578] Artificial sweetener saccharin disrupts intestinal epithelial cells' barrier function in vitro. Food Funct. 2018;9:3815-3822.
[579] Food Additives, a Key Environmental Factor in the Development of IBD through Gut Dysbiosis. Microorganisms. 2022 Jan; 10(1): 167.
[580] Bacterial Lipopolysaccharide, Lipopolysaccharide-Binding Protein, and Other Inflammatory Markers in Obesity and After Bariatric Surgery.Metab Syndr Relat Disord. 2016 Aug;14(6):279-88.
[581] Microbiota in health and diseases Signal Transduct Target Ther. 2022;7:135.
[582] The role of lipopolysaccharides in diabetic retinopathy. BMC Ophthalmol. 2022 Feb 22;22(1):86.
[583] Medical Microbiology. 4th edition Chapter 99Microbiology of Dental Decay and Periodontal Disease.
[584] Saliva and dental caries. Dent Clin North Am. 1999 Oct;43(4):579-97.
[585] Surveillance of salivary properties of pre-orthodontic patients in relation to age and sex. Sci Rep. 2021;11:6555.
[586] Effect of tooth bleaching and application of different dentifrices on enamel properties under normal and hyposalivation conditions: an in situ study. Clin Oral Investig. 2021 Oct;25(10):5929-5944.
[587] The effect of saliva on dental caries. J Am Dent Assoc. 2008 May;139 Suppl:11S-17S.
[588] Salivary characteristics and dental caries: Evidence from general dental practices. J Am Dent Assoc. 2013 May;144(5):e31-e40.
[589] Salivary parameters and oral health status amongst adolescents in Mexico. BMC Oral Health. 2020; 20:190.
[590] Saliva composition and functions: a comprehensive review'. J Contemp Dent Pract 2008:72-80.
[591] Science behind human saliva. J Nat Sci Biol Med. 2011 Jan-Jun; 2(1): 53-58.
[592] Source of the bicarbonate of saliva. J Appl Physiol. 1951 Aug;4(2):66-76. doi: 10.1152/jappl.1951.4.2.66.
[593] The bicarbonate concentration in human saliva does not exceed the plasma level under normal physiological conditions. Clin Oral Investig. 2000 Dec;4(4):245-53.
[594] Salivary bicarbonate as a major factor in the prevention of upper esophageal mucosal injury in gastroesophageal reflux disease. Dig Dis Sci. 2014 Oct;59(10):2411-6.
[595] Salivary biomarkers for dental caries. Periodontol 2000. 2016 Feb; 70(1):128-41.
[596] Downregulation of Salivary Proteins, Protective against Dental Caries, in Type 1 Diabetes. Proteomes. 2021 Sep; 9(3): 33.
[597] Oral manifestations of Sj_gren's syndrome. J Dent Res. 2008 Apr;87(4):308-18.
[598] Effect of dental care on the oral health of Sj_gren's syndrome patients. J Biol Regul Homeost Agents. Mar-Apr 2018;32(2 Suppl. 2):37-43.
[599] Clinical practice guidelines for oral management of Sj_gren disease: Dental caries prevention. J Am Dent Assoc. 2016 Apr;147(4):295-305.
[600] In surprise, tooth decay afflicts hunter-gatherers. Science. 2017 Apr 28;356(6336):362.
[601] Qualitative and quantitative changes in saliva among patients with thyroid dysfunction prior to and following the treatment of the dysfunction. Oral Surg Oral Med Oral Pathol Oral Radiol. 2013 May;115(5):617-23.
[602] Evaluation of Xerostomia and salivary flow rate in Hashimoto's Thyroiditis. Med Oral Patol Oral Cir Bucal. 2016 Jan;21(1):e1-e5.
[603] Type 2 diabetes - induced hyposalivation of the submandibular gland through PINK1/Parkin - mediated mitophagy. J Cell Physiol. 2020 Jan; 235(1): 232-244.
[604] [Evaluation of salivary gland function in women with autoimmune thyroid diseases][Article in Polish] Wiad Lek. 2003;56(9-10):412-8.
[605] Explaining sex differences in dental caries prevalence: saliva, hormones, and ""life-history"" etiologies. Am J Hum Biol. Jul-Aug 2006;18(4):540-55.
[606] Sex differences in dental caries experience: clinical evidence, complex etiology.
[607] EFFECTS OF SIMULTANEOUS ADMINISTRATION OF ESTROGENAND PARATHYROID EXTRACT UPON TEETH, ERIODONTIUM, AND LONG BONES OF GROWING ALBINO MICE. J Dent Res. May-Jun 1964;43:331-45.
[608] Experimental dental caries. I. The effect of orchiectomy and ovariectomy on dental caries in immature rats. J Dent Res. 1952 Dec;31(6):798-804.
[609] Female sex hormonal factors in periodontal disease. Ann Dent. Fall 1976;35(3):42-6.

参考文献

361

参考文献

[610] Cytochrome c oxidase dysfunction enhances phagocytic function and osteoclast formation in macrophages. FASEB J. 2019 Aug; 33(8): 9167-9181.

[611] Estrogen induces nitric oxide production via nitric oxide synthase activation in endothelial cells. Acta Neurochir Suppl. 2015;120:141-5.

[612] Estrogen Increases Nitric-Oxide Production in Human Bronchial Epithelium. J Pharmacol Exp Ther. 2011 Dec; 339(3): 815-824.

[613] Nitric oxide regulates endotoxin-induced TNF-alpha production by human neutrophils. J Immunol. 1994 Apr 15;152(8):4102-9.

[614] Endogenously produced nitric oxide increases tumor necrosis factor-alpha production in transfected human U937 cells. Blood. 1997 Aug 1;90(3):1160-7.

[615] TNF and Bone Remodeling. Curr Osteoporos Rep. 2017 Jun; 15(3): 126-134.

[616] TNF- α contributes to postmenopausal osteoporosis by synergistically promoting RANKL-induced osteoclast formation. Biomed Pharmacother. 2018 Jun;102:369-374.

[617] Effects of 1-year anti-TNF- α therapies on bone mineral density and bone biomarkers in rheumatoid arthritis and ankylosing spondylitis. Clin Rheumatol. 2020 Jan;39(1):167-175.

[618] Age-related changes in the female hormonal environment during reproductive life. Am J Obstet Gynecol. 1987 Aug;157(2):312-7.

[619] Diminished function of the somatotropic axis in older reproductive-aged women. J Clin Endocrinol Metab. 1995 Feb;80(2):608-13.

[620] Characterization of reproductive hormonal dynamics in the perimenopause. Clin Endocrinol Metab. 1996 Apr;81(4):1495-501.

[621] Effects of aging and obesity on aromatase activity of human adipose cells. J Clin Endocrinol Metab. 1985 Jan;60(1):174-7.

[622] Pregnenolone Inhibits Osteoclast Differentiation and Protects Against Lipopolysaccharide-Induced Inflammatory Bone Destruction and Ovariectomy-Induced Bone Loss. Front Pharmacol. 2020; 11: 360.

[623] Adrenocortical pregnenolone binding activity resides with estrogen sulfotransferase. Endocrinology. 1995 Jan;136(1):361-4.

[624] FSH-induced aromatase activity in porcine granulosa cells: non-competitive inhibition by non-aromatizable androgens. J Endocrinol. 1986 Mar;108(3):335-41.

[625] Quantification of endotoxins in necrotic root canals from symptomatic and asymptomatic teeth. J Med Microbiol. 2005 Aug;54(Pt 8):777-783.

[626] Determination of endotoxins in caries: association with pulpal pain. Int Endod J. 2000 Mar;33(2):132-7.

[627] Bacterial levels and amount of endotoxins in carious dentin within reversible pulpitis scenarios. Clin Oral Investig. 2021 May;25(5):3033-3042.

[628] Pathological and Therapeutic Approach to Endotoxin-Secreting Bacteria Involved in Periodontal Disease. Toxins (Basel). 2021 Aug; 13(8): 533.

[629] Toll－like receptor 4－dependent recognition of structurally different forms of chemically synthesized lipid As of Porphyromonas gingivalis . Clin Exp Immunol. 2007;148:529-536.

[630] Porphyromonas gingivalis lipopolysaccharide displays functionally diverse interactions with the innate host defense system. Ann Periodontol. The American Academy of Periodontology. 2002;7:29-37.

[631] Can oral bacteria affect the microbiome of the gut? J Oral Microbiol. 2019; 11(1): 1586422.

[632] Systemic endotoxin levels in chronic indolent periodontal infections. J Periodontal Res. 2010 Feb; 45(1): 1-7.

[633] Distal Consequences of Oral Inflammation. Front Immunol. 2019; 10: 1403.

[634] The Link Between Periodontal Inflammation and Obesity. Curr Oral Health Rep. 2021 Oct 1:1-8.

[635] Gut microbiota and the periodontal disease: role of hyperhomocysteinemia. Can J Physiol Pharmacol. 2021 Jan;99(1):9-17.

[636] Systemic release of endotoxins induced by gentle mastication: association with periodontitis severity. J Periodontol. 2002 Jan;73(1):73-8.

[637] Increased Root Canal Endotoxin Levels are Associated with Chronic Apical Periodontitis, Increased Oxidative and Nitrosative Stress, Major Depression, Severity of Depression, and a Lowered Quality of Life. Mol Neurobiol. 2018 Apr;55(4):2814-2827.

[638] Mitochondrial Oxidative and Nitrosative Stress and Alzheimer Disease. Antioxidants (Basel). 2020 Sep; 9(9): 818.

[639] Nitrosative Stress and Lipid Homeostasis as a Mechanism for Zileuton Hepatotoxicity and Resistance in Genetically Sensitive Mice. Toxicol Sci. 2020 Jun; 175(2): 220-235.

[640] Interplay of oxidative, nitrosative/nitrative stress, inflammation, cell death and autophagy in diabetic cardiomyopathy. Biochim Biophys Acta. 2015 Feb; 1852(2): 232-242.

[641] Role of Nitrosative Stress and Peroxynitrite in the Pathogenesis of Diabetic Complications. Emerging New Therapeutical Strategies. Curr Med Chem. 2005; 12(3): 267-275.

[642] Role of peroxynitrite in the pathogenesis of cardiovascular complications of diabetes. Curr Opin Pharmacol. 2006 Apr; 6(2): 136-141.

[643] Honey in oral health and care: A mini review. J Oral Biosci. 2019 Mar;61(1):32-36.

[644] Effect of honey in preventing gingivitis and dental caries in patients undergoing orthodontic treatment. Saudi Dent J. 2014 Jul; 26(3): 108-114.

[645] Effectiveness of three mouthwashes - Manuka honey, Raw honey, and Chlorhexidine on plaque and gingival scores of 12-15-year-old school children: A randomized controlled field trial. J Indian Soc Periodontol. 2018 Jan-Feb; 22(1): 34-39.

[646] Effect of Honey on Streptococcus mutans Growth and Biofilm Formation. Appl Environ Microbiol. 2012 Jan; 78(2): 536-540.

[647] Gram-positive bacteria cell wall-derived lipoteichoic acid induces inflammatory alveolar bone loss through prostaglandin E production in osteoblasts. Scientifc Reports (2021) 11:13353.

[648] Matrix metalloproteinases in inflammation. Biochim Biophys Acta. 2014 Aug;1840(8):2571-80.

[649] Inflammatory mechanisms in atherosclerosis: the impact of matrix metalloproteinases.. Curr Top Med Chem. 2012;12(10):1132-48.

[650] Role of matrix metalloproteinases in the inflammatory response in human airway cell-based assays and in rodent models of airway disease. J Pharmacol Exp Ther. 2006 Aug;318(2):741-50.

[651] Matrix metalloproteinase processing of signaling molecules to regulate inflammation. Periodontol 2000. 2013 Oct;63(1):123-48.

[652] Matrix metalloproteinases as modulators of inflammation. Semin Cell Dev Biol. 2008 Feb;19(1):34-41.

[653] Chemokine and cytokine processing by matrix metalloproteinases and its effect on leukocyte migration and inflammation. J Leukoc Biol. 2007 Dec;82(6):1375-81.

[654] The ectoenzyme-side of matrix metalloproteinases (MMPs) makes inflammation by serum amyloid A (SAA) and chemokines go round. Immunol Lett. 2019 Jan;205:1-8.

[655] 4-Hydroxynonenal enhances MMP-9 production in murine macrophages via 5-lipoxygenase-mediated activation of ERK and p38 MAPK. Toxicol Appl Pharmacol. 2010 Jan 15;242(2):191-8.

[656] Impact of 4-hydroxynonenal on matrix metalloproteinase-9 regulation in lipopolysaccharide-stimulated RAW 264.7 cells. Cell Biochem Funct. 2015 Mar;33(2):59-66.

[657] Effects of lipid peroxide on production of matrix metalloproteinase 1 (tissue collagenase) and 3 (stromelysin) and tissue inhibitor metalloproteinase 1 by human rheumatoid synovial fibroblasts. Exp Mol Pathol. 1993 Dec;59(3):169-76.

[658] Involvement of lipid peroxidation and organic peroxides in UVA-induced matrix metalloproteinase-1 expression. Free Radic Biol Med. 2004 Jun 15;36(12):1566-74.

[659] Peroxidized cholesterol-induced matrix metalloproteinase-9 activation and its suppression by dietary beta-carotene in photoaging of hairless mouse skin. J Nutr Biochem. 2009 May;20(5):389-98.

[660] An overview of the role of lipid peroxidation-derived 4-hydroxynonenal in osteoarthritis. Inflamm Res. 2017 Aug;66(8):637-651.

[661] Effect of estrogen on the expression of matrix metalloproteinase (MMP)-1, MMP-3, and MMP-13 and tissue inhibitor of metalloproternase-1 in osteoarthritis chondrocytes. Rheumatol Int. 2003 Nov;23(6):282-8.

[662] Estrogen activates matrix metalloproteinases-2 and -9 to increase beta amyloid degradation. Mol Cell Neurosci. 2012 Apr;49(4):423-9.

[663] The role of matrix metalloproteinases (MMPs) in human caries. J Dent Res. 2006 Jan;85(1):22-32.

[664] Role of dentin MMPs in caries progression and bond stability. J Dent Res 2015 Feb;94(2):241-51.

[665] The activation and function of host matrix metalloproteinases in dentin matrix breakdown in caries lesions. J Dent Res1998 Aug;77(8):1622-9.

[666] Matrix metalloproteinases and inhibitors in dentistry. Clin Oral Invest 23, 2823-2835 (2019).

[667] The Role of Matrix Metalloproteinases in Periodontal Disease. Int J Environ Res Public Health. 2020 Jul 8;17(14):4923.

[668] Potential Role of Reversion-Inducing Cysteine-Rich Protein with Kazal Motifs (RECK) in Regulation of Matrix Metalloproteinases (MMPs) Expression in Periodontal Diseases.   Med Sci Monit. 2016 Jun 7;22:1936-8.

[669] Matrix metalloproteinases and periodontal diseases. Oral Dis. 2014 Sep;20(6):538-50.

[670] Matrix Metalloproteinases as Regulators of Periodontal Inflammation. Int J Mol Sci. 2017 Feb 17;18(2):440.

参考文献

参考文献

[671] Unifloral ajwain honey ameliorates differential inhibition of matrix metalloproteinases 2 and 9 protein, cytotoxicity, and antioxidant potential. J Ayurveda Integr Med. 2021 Oct-Dec;12(4):633-639.

[672] Honey reduces the metastatic characteristics of prostate cancer cell lines by promoting a loss of adhesion. PeerJ. 2018; 6: e5115.

[673] Polish natural bee honeys are anti-proliferative and anti-metastatic agents in human glioblastoma multiforme U87MG cell line. PLOS One. 2014 Mar 4;9(3):e90533.

[674] Ketotic Hypercalcemia: A Case Series and Description of a Novel Entity. J Clin Endocrinol Metab. 2014 May;99(5):1531-6.

[675] A Short-Term Ketogenic Diet Impairs Markers of Bone Health in Response to Exercise. Front Endocrinol (Lausanne). 2019; 10: 880.

[676] Non-antibacterial tetracycline formulations: host-modulators in the treatment of periodontitis and relevant systemic diseases. Int Dent J. 2016 Jun;66(3):127-35.

[677] Using Tetracyclines to Treat Osteoporotic/Osteopenic Bone Loss: From the Basic Science Laboratory to the Clinic. Pharmacol Res. 2011 Feb; 63(2): 121-129.

[678] Clinical studies on the management of periodontal diseases utilizing subantimicrobial dose doxycycline (SDD). Pharmacol Res. 2011 Feb;63(2):114-20.

[679] Subantimicrobial-dose doxycycline and cytokine-chemokine levels in gingival crevicular fluid. J Periodontol. 2011 Mar;82(3):452-61.

[680] Tetracyclines inhibit connective tissue breakdown by multiple non-antimicrobial mechanisms. Adv Dent Res. 1998 Nov;12(2):12-26.

[681] Doxycycline protects against ROS-induced mitochondrial fragmentation and ISO-induced heart failure. PLOS One. 2017; 12(4): e0175195.

[682] Doxycycline in Extremely Low Dose Improves Glycemic Control and Islet Morphology in Mice Fed a High-Fat Diet. Diabetes Metab Syndr Obes. 2021; 14: 637-646.

[683] Low dose doxycycline decreases systemic inflammation and improves glycemic control, lipid profiles, and islet morphology and function in db/db mice. Sci Rep. 2017; 7: 14707.

[684] Postprandial Reactive Hypoglycemia. Diabetes Metab. 2000;26:337-351.

[685] Approach to the Patient with Postprandial Hypoglycemia. Endocr. Pract. Off. J. Am. Coll. Endocrinol. Am. Assoc. Clin. Endocrinol. 2014;20:331-340.

[686] Reactive hypoglycemia-an interdisciplinary approach of the disease of XXI Century. Wiad. Lek. 2020;73:384-389.

[687] Metabolic Parameters in Patients with Suspected Reactive Hypoglycemia. J. Pers. Med. 2021;11:276.

[688] Evaluation and Management of Adult Hypoglycemic Disorders: An Endocrine Society Clinical Practice Guideline. J. Clin. Endocrinol. Metab. 2009;94:709-728.

[689] No Indices of Increased Type 2 Diabetes Risk in Individuals with Reactive Postprandial Hypoglycemia. Metabolites. 2022 Dec; 12(12): 1232.

[690] Structural changes of thermally treated starch during digestion and the impact on postprandial glucose homeostasis. Carbohydr Polym. 2023 Oct 15;318:121105.

[691] The Impact of Amino Acids on Postprandial Glucose and Insulin Kinetics in Humans: A Quantitative Overview. Nutrients. 2020 Oct; 12(10): 3211.

[692] Stimulation of insulin secretion by amino acids. J. Clin. Investig. 1966;45:1487-1502.

[693] Amino acid ingestion strongly enhances insulin secretion in patients with long-term type 2 diabetes. Diabetes Care. 2003;26:625-630.

[694] Na+ cotransport by metabolizable and nonmetabolizable amino acids stimulates a glucose-regulated insulin-secretory response. Biochem. Biophys. Res. Commun. 1998;249:299-303.

[695] Suspected Postprandial Hypoglycemia Is Associated with Beta-Adrenergic Hypersensitivity and Emotional Distress. J. Clin. Endocrinol. Metab. 1994;79:1428-1433.

[696] Elevated Glycemic Index and Late Hyperinsulinism in Symptomatic Postprandial Hypoglycemia. J. Clin. Endocrinol. Metab. 1980;50:371-376.

[697] The lipid peroxidation by-product 4-hydroxy-2-nonenal (4-HNE) induces insulin resistance in skeletal muscle through both carbonyl and oxidative stress. Endocrinology. 2012 May;153(5):2099-111.

[698] Skeletal muscle insulin resistance is induced by 4-hydroxy-2-hexenal, a by-product of n-3 fatty acid peroxidation. Diabetologia. 2018 Mar;61(3):688-699.

[699] Role of lipid oxidation in pathogenesis of insulin resistance of obesity and type II diabetes. Diabetes. 1987 Nov;36(11):1341-50.

[700] High-fat diet, muscular lipotoxicity and insulin resistance. Proc Nutr Soc. 2007 Feb;66(1):33-41.

[701] Oestrogens and insulin secretion. Diabetologia. 2005 Nov;48(11):2213-20.

[702] Insulin receptor cleavage induced by estrogen impairs insulin signaling. BMJ Open Diabetes Res Care. 2021 Dec;9(2):e002467.

[703] Insulin resistance and the polycystic ovary syndrome: mechanism and implications for pathogenesis. ndocr Rev. 1997 Dec;18(6):774-800.

[704] Analysis of the degree of insulin resistance in post menopausal women by using skin temperature measurements and fasting insulin and fasting glucose levels: a case control study. J Clin Diagn Res. 2012 Dec;6(10):1644-7.

[705] Postprandial reactive hypoglycaemia: varying presentation patterns on extended glucose tolerance tests and possible therapeutic approaches。 Case Rep Med. 2013; 2013: 273957.

[706] Hypoglycemic Symptoms in the Absence of Diabetes: Pilot Evidence of Clinical Hypoglycemia in Young Women. J. Clin. Transl. Endocrinol. 2019;18:100202.

[707] Postprandial Reactive Hypoglycemia. Sisli Etfal Hastan. Tip Bul. 2019;53:215-220.

[708] Increased Insulin Sensitivity in Patients with Idiopathic Reactive Hypoglycemia. J. Clin. Endocrinol. Metab. 1989;69:875-880.

[709] Associated Factors with Biochemical Hypoglycemia during an Oral Glucose Tolerance Test in a Chinese Population. J. Diabetes Res. 2017;2017:3212814.

[710] Clinical Characteristics of People Experiencing Biochemical Hypoglycaemia during an Oral Glucose Tolerance Test: Cross-Sectional Analyses from a UK Multi-Ethnic Population. Diabetes Res. Clin. Pract. 2014;104:427-434.

[711] Idiopathic post prandial glucose lowering, a whistle blower for subclinical hypothyroidism and insulin resistance. A cross-sectional study in Tertiary Care Centre of northeast India. J Family Med Prim Care. 2020 Sep; 9(9): 4637-4640.

[712] NIDA The Science of Drug Use and Addiction. (accessed on 3 May 2021).

[713] Sugars and obesity: Is it the sugars or the calories? Nutr. Bull. 2015;40:88-96.

[714] Effect of tree nuts on metabolic syndrome criteria: a systematic review and meta-analysis of randomised controlled trials.BMJ Open. 2014 Jul 29; 4(7):e004660.

[715] Daily Eating Frequency in US Adults: Associations with Low-Calorie Sweeteners, Body Mass Index, and Nutrient Intake (NHANES 2007-2016). Nutrients. 2020 Sep; 12(9): 2566.

[716] Reported Consumption of Low-Calorie Sweetener in Foods, Beverages, and Food and Beverage Additions by US Adults: NHANES 2007-2012. Curr Dev Nutr. 2018 Sep; 2(9):nzy054.

[717] Low-Calorie Sweeteners: Exploring Underutilized Database Resources to Understand Dietary Patterns and Obesity. Obesity (Silver Spring). 2018 Oct;26 Suppl 3:S5-S8.

[718] Prevalence and Factors Associated With Criminal Behavior Among Illicit Drug Users: A Cross-Sectional Study. Subst Use Misuse. 2017 Sep 19; 52(11):1393-1399.

[719] Acute and Persistent Withdrawal Syndromes Following Discontinuation of Psychotropic Medications. Psychother Psychosom. 2020;89(5):283-306.

[720] Overview: a comparison of withdrawal symptoms from different drug classes. Addiction. 1994 Nov;89(11):1483-9.

[721] Disentangling pharmacological and expectation effects in antidepressant discontinuation among patients with fully remitted major depressive disorder: study protocol of a randomized, open-hidden discontinuation trial. BMC Psychiatry. 2023 Jun 21;23(1):457.

[722] Long-term use of benzodiazepines in chronic insomnia: a European perspective. Front Psychiatry. 2023 Aug 2;14:1212028.

[723] Alcohol withdrawal syndrome: mechanisms, manifestations, and management. Acta Neurol Scand. 2017 Jan; 135(1): 4-16.

[724] Clinical management of the alcohol withdrawal syndrome. Addiction. 2022 Mar;117(3):804-814.

[725] The nature, time course and severity of methamphetamine withdrawal. Addiction. 2005 Sep;100(9):1320-9.

[726] Stimulant withdrawal. Addiction. 1994 Nov;89(11):1477-81.

[727] Assessment of Amphetamine Withdrawal Symptoms of Lisdexamfetamine Dimesylate Treatment for Adults With Binge-Eating Disorder. Prim Care Companion CNS Disord. 2020 Mar 26;22(2):19m02540.

[728] American Psychiatric Association . Diagnostic and Statistical Manual of Mental Disorders: DSM-5. 5th ed. American Psychiatric Association; Washington, DC, USA: 2013.

[729] The concept of ""food addiction"" helps inform the understanding of overeating and obesity: NO.Am J Clin Nutr. 2021 Feb 2; 113(2):268-273.

[730] Food addiction: a valid concept? Neuropsychopharmacology. 2018 Dec; 43(13):2506-2513.

[731] "Eating addiction", rather than "food addiction", better captures addictive-like eating behavior. Neurosci Biobehav Rev. 2014 Nov;47:295-306.

参考文献

参考文献

[732] Food Addiction and Its Relationship to Weight- and Addiction-Related Psychological Parameters in Individuals With Overweight and Obesity. Front Psychol. 2021; 12: 736454.

[733] American Psychiatric Association . Diagnostic and Statistical Manual of Mental Disorders: DSM-5. 5th ed. American Psychiatric Association; Washington, DC, USA: 2013.

[734] The potency of D-1 and D-2 receptor antagonists is inversely related to the reward value of sham-fed corn oil and sucrose in rats.Pharmacol Biochem Behav. 1990 Oct; 37(2):317-23.

[735] Accumbens dopamine mediates the rewarding effect of orosensory stimulation by sucrose. Appetite. 2004 Aug; 43(1):11-3.

[736] Food Addiction and Binge Eating: Lessons Learned from Animal Models. Nutrients. 2018 Jan; 10(1): 71.

[737] Peptides and food intake. Front Endocrinol (Lausanne). 2014 Apr 24;5:58.

[738] Divergent associations between ghrelin and neural responsivity to palatable food in hyperphagic and hypophagic depression.J Affect Disord. 2019 Jan 1;242:29-38.

[739] Involvement of agouti-related protein, an endogenous antagonist of hypothalamic melanocortin receptor, in leptin action.Diabetes. 1999 Oct; 48(10):2028-33.

[740] Leptin reduces food intake via a dopamine D2 receptor-dependent mechanism. Mol Metab. 2012 Dec; 1(1-2): 86-93.

[741] The role of the gut sweet taste receptor in regulating GLP-1, PYY, and CCK release in humans.Am J Physiol Endocrinol Metab. 2011 Aug; 301(2):E317-25.

[742] Gastric distension and gastric capacity in relation to food intake in humans.Physiol Behav. 1988; 44(4-5):665-8.

[743] Cholecystokinin and stomach distension combine to reduce food intake in humans.Am J Physiol Regul Integr Comp Physiol. 2003 Nov; 285(5):R992-8.

[744] Combined effects of cholecystokinin-8 and gastric distension on food intake in humans. Am J Physiol Regul Integr Comp Physiol. 2019 Jul 1; 317(1):R39-R48.

[745] How well do we understand the neural origins of the fMRI BOLD signal? rends Neurosci. 2002 Jan; 25(1):27-31.

[746] Current Challenges in Translational and Clinical fMRI and Future Directions. Front Psychiatry. 2019; 10: 924.

[747] Cluster failure: Why fMRI inferences for spatial extent have inflated false-positive rates.Proc Natl Acad Sci U S A. 2016 Jul 12; 113(28):7900-5.

[748] A cellular perspective on brain energy metabolism and functional imaging. Neuron 86, 883-901 (2015).

[749] Energy limitation as a selective pressure on the evolution of sensory systems. J. Exp. Biol. 211, 1792-1804 (2008).

[750] Food for thought: fluctuations in brain extracellular glucose provide insight into the mechanisms of memory modulation. Behav. Cogn. Neurosci. Rev. 1, 264-280 (2002).

[751] Oxidative metabolism in cultured rat astroglia: effects of reducing the glucose concentration in the culture medium and of D-aspartate or potassium stimulation, J Cereb Blood Flow Metab. 2006 Feb;26(2):153-60.

[752] Long-Term Glucose Starvation Induces Inflammatory Responses and Phenotype Switch in Primary Cortical Rat Astrocytes, J Mol Neurosci. 2021 Feb 12. doi: 10.1007/s12031-021-01800-2.

[753] Dietary fructose induces endotoxemia and hepatic injury in calorically controlled primates. Am J Clin Nutr. 2013 Aug; 98(2):349-57.

[754] Rescue of Fructose-Induced Metabolic Syndrome by Antibiotics or Faecal Transplantation in a Rat Model of Obesity. PLOS One. 2015; 10(8):e0134893.

[755] Intestinal Barrier Function and the Gut Microbiome Are Differentially Affected in Mice Fed a Western-Style Diet or Drinking Water Supplemented with Fructose. J Nutr. 2017 May;147(5):770-780.

[756] A high_fructose diet induces epithelial barrier dysfunction and exacerbates the severity of dextran sulfate sodium_induced colitis. Int J Mol Med. 2019 Mar; 43(3):1487-1496.

[757] Ability of the normal human small intestine to absorb fructose: evaluation by breath testing. Clin Gastroenterol Hepatol. 2007 Aug; 5(8):959-63.

[758] Excess dietary fructose does not alter gut microbiota or permeability in humans: A pilot randomized controlled study. J Clin Transl Sci. 2021; 5(1): e143.

[759] Dietary fructose consumption among US children and adults: the Third National Health and Nutrition Examination Survey. Medscape J Med. 2008 Jul 9; 10(7):160.

[760] Evidence-based review on the effect of normal dietary consumption of fructose on blood lipids and body weight of overweight and obese individuals. Crit Rev Food Sci Nutr. 2010 Jan;50(1):53-84.

[761] Evidence-based review on the effect of normal dietary consumption of fructose on blood lipids and body weight of overweight and obese individuals. Crit Rev Food Sci Nutr. 2010 Nov;50(10):889-918.

[762]　Effects of dietary fructose on plasma lipids in healthy subjects. Am J Clin Nutr. 2000 Nov;72(5):1128-34.

[763]　Effect of Fructose on Established Lipid Targets: A Systematic Review and Meta-Analysis of Controlled Feeding Trials. J Am Heart Assoc. 2015 Sep; 4(9): e001700.

[764]　Exercise prevents fructose-induced hypertriglyceridemia in healthy young subjects. Diabetes. 2013 Jul;62(7):2259-65.

[765]　Effects of dietary fructose on plasma lipids in healthy subjects. Am J Clin Nutr. 2000 Nov;72(5):1128-34.

[766]　Exercise prevents the accumulation of triglyceride-rich lipoproteins and their remnants seen when changing to a high-carbohydrate diet. Arterioscler Thromb Vasc Biol. 2001 Sep;21(9):1520-5.

[767]　Effects of fructose-containing caloric sweeteners on resting energy expenditure and energy efficiency: a review of human trials. Nutr Metab (Lond). 2013 Aug 13;10(1):54.

[768]　Triglyceride Synthesis by DGAT1 Protects Adipocytes from Lipid-Induced ER Stress during Lipolysis. Cell Metab. 2017 Aug 1;26(2):407-418.e3.

[769]　Triglyceride accumulation protects against fatty acid-induced lipotoxicity. Proc Natl Acad Sci U S A. 2003 Mar 18;100(6):3077-82.

[770]　Lipid levels and the risk of hemorrhagic stroke among women. Neurology. 2019 May 7; 92(19): e2286-e2294.

[771]　Association Between Triglycerides and Risk of Dementia in Community-Dwelling Older Adults: A Prospective Cohort Study. Neurology. 2023 Nov 27;101(22):e2288-e2299.

[772]　Dietary lipids in the aetiology of Alzheimer's disease. Drugs Aging 2003;20:399-418.

[773]　Accelerated accumulation of amyloid beta proteins on oxidatively damaged lipid membranes. Biochemistry 2000;39:10011-10016.

[774]　「慢性病はメタボリック・スイッチにあった！」崎谷博征著（秀和システム）

[775]　Serum triglycerides in Alzheimer disease. Neurology. 2020 May 19; 94(20): e2088-e2098.

[776]　Plasma incorporation, apparent retroconversion and β -oxidation of 13C-docosahexaenoic acid in the elderly. Nutr Metab 2011;8:5.

[777]　Serum triglycerides in Alzheimer disease: Relation to neuroimaging and CSF biomarker. Neurology. 2020 May 19;94(20):e2088-e2098.

[778]　Identification of molecular species of oxidized triglyceride in plasma and its distribution in lipoproteins. Clin Chem Lab Med. 2015 Oct;53(11):1859-69.

[779]　Triglyceride-rich lipoprotein lipolysis releases neutral and oxidized FFAs that induce endothelial cell inflammation. J Lipid Res. 2009 Feb;50(2):204-13.

[780]　Phosphate depletion in insulin-insensitive skeletal muscle drives AMPD activation and sarcopenia in chronic kidney disease. iScience. 2023 Mar 10;26(4):106355.

[781]　Uric acid-dependent inhibition of AMP kinase induces hepatic glucose production in diabetes and starvation: evolutionary implications of the uricase loss in hominids. FASEB J. 2014 Aug;28(8):3339-5.

[782]　Elevated adenosine monophosphate deaminase activity in Alzheimer's disease brain. Neurobiol Aging. 1998 Sep-Oct;19(5):385-91.

[783]　Alterations in purine nucleotide metabolism during muscle differentiation in vitro. Biochem Biophys Res Commun. 1983 Oct 31;116(2):507-12.

[784]　Int J Cardiol. 2016 Jun 15;213:8-14.

[785]　Redox Biol. 2013 Jun 10;1:353-8.

[786]　Evidence for the participation of intestinal xanthine oxidase in the mucosal processing of iron. Biochemistry. 1982 Sep 14;21(19):4529-4535.

[787]　Release of iron from ferritin by xanthine oxidase. Role of the superoxide radical. Biochem J. 1987 Apr 1;243(1):55-9.

[788]　Superoxide-dependent and -independent mechanisms of iron mobilization from ferritin by xanthine oxidase. Implications for oxygen-free-radical-induced tissue destruction during ischaemia and inflammation. Biochem J. 1986 Oct 1;239(1):169-73.

[789]　Characterization of free radical generation by xanthine oxidase. Evidence for hydroxyl radical generation. J Biol Chem. 1989 Jun 15;264(17):9880-4.

[790]　Comparison of protective effects of safflor injection and extract of Ginkgo biloba on lung ischemia/ reperfusion injury in rabbits. Chin J Integr Med. 2015 Mar;21(3):229-33.

[791]　Monotherapy with metformin: does it improve hypoxia in type 2 diabetic patients? Clin Chem Lab Med. 2001 Sep;39(9):818-21.

[792]　Glycaemic control in relation to xanthine oxidase and antioxidant indices in Malaysian Type 2 diabetes patients. Diabet M. 2005 Oct;22(10):1343-6.

[793]　Gout and the risk of Alzheimer's disease: a population-based, BMI-matched cohort study. Ann Rheum Dis. 2016 Mar;75(3):547-51.

参考文献

[794] Uric acid in multiple sclerosis. Neurol Res. 2006 Apr;28(3):316-9.
[795] Serum uric acid and multiple sclerosis. Neurol Sci. 2002 Oct;23(4):183-8.
[796] Urate: a novel biomarker of Parkinson's disease risk, diagnosis and prognosis. Biomark Med. 2010 Oct;4(5):701-12.
[797] Acute, food-induced moderate elevation of plasma uric acid protects against hyperoxia-induced oxidative stress and increase in arterial stiffness in healthy humans. Atherosclerosis. 2009 Nov;207(1):255-60.
[798] Protective Effect of Uric Acid on ox-LDL-Induced HUVECs Injury via Keap1-Nrf2-ARE Pathway. J Immunol Res. 2021; 2021: 5151168.
[799] High plasma uric acid concentration: causes and consequences. Diabetol Metab Syndr. 2012 Apr 4;4:12.
[800] Caffeine affects the biological responses of human hematopoietic cells of myeloid lineage via downregulation of the mTOR pathway and xanthine oxidase activity.
[801] m3.com, 2021 年 7 月 9 日 (https://www.m3.com/login?origURL=https://www.m3.com/clinical/kenshuusaizensen/937214)
[802] 農林水産省「脚気の発生」(https://www.maff.go.jp/j/meiji150/eiyo/01.html).
[803] Glucocorticoid action on rat thymus cells. Interrelationships between carbohydrate, protein, and adenine nucleotide metabolism and cortisol effects on these functions in vitro. J Biol Chem. 1969 Apr 25;244(8):2210-7.
[804] Sucrose intake and corticosterone interact with cold to modulate ingestive behaviour, energy balance, autonomic outflow and neuroendocrine responses during chronic stress. J Neuroendocrinol. 2002 Apr;14(4):330-42.
[805] Self-medication with sucrose. Curr Opin Behav Sci. 2016 Jun; 9: 78-83.
[806] HPA axis dampening by limited sucrose intake: reward frequency vs. caloric consumption. Physiol Behav. 2011 Apr 18;103(1):104-10.
[807] Metabolic recovery from heavy exertion following banana compared to sugar beverage or water only ingestion: A randomized, crossover trial. PLOS One. 2018; 13(3): e0194843.
[808] Nutrition and Supplementation Considerations to Limit Endotoxemia When Exercising in the Heat. Sports (Basel). 2018 Mar; 6(1): 12.
[809] Sucrose but Not Nitrate Ingestion Reduces Strenuous Cycling-induced Intestinal Injury. Med Sci Sports Exerc. 2019 Mar;51(3):436-444.
[810] Fructose-Glucose Composite Carbohydrates and Endurance Performance: Critical Review and Future Perspectives. Sports Med. 2015 Nov;45(11):1561-76.
[811] Different effects of various carbohydrates on the metabolic rate in rats. Ann Nutr Metab . 1982;26(1):66-72.
[812] High oxidation rates from combined carbohydrates ingested during exercise. Med Sci Sports Exerc. 2004 Sep;36(9):1551-8.
[813] Factors related to diabetes incidence: a multivariate analysis of two years observation on 10,000 men. The Israel Ischemic Heart Disease Study.J Chronic Dis. 1971 Feb;23(9):6.
[814] Improved Glucose Tolerance with High Carbohydrate Feeding in Mild Diabetes. N Engl J Med 1971; 284:521-524.
[815] Chronic high-sucrose diet increases fibroblast growth factor 21 production and energy expenditure in mice. J Nutr Bioche 2017 Nov;49:71-79.
[816] The Effect of Small Doses of Fructose and Its Epimers on Glycemic Control: A Systematic Review and Meta-Analysis of Controlled Feeding Trials. Nutrients. 2018 Nov; 10(11): 1805.
[817] Carbohydrates to Prevent and Treat Obesity in a Murine Model of Diet-Induced Obesity. Obes Facts. 2021 Aug; 14(4): 370-381.
[818] Dietary protein to carbohydrate ratio and caloric restriction: comparing metabolic outcomes in mice. Cell Rep. 2015 Jun 16; 11(10): 1529-1534.
[819] Comparing the Effects of Low-Protein and High-Carbohydrate Diets and Caloric Restriction on Brain Aging in Mice. Cell Rep. 2018 Nov 20;25(8):2234-2243.e6.
[820] Human sperm displays rapid responses to diet. PLOS Biol. 2019 Dec; 17(12): e3000559.
[821] THE EFFECT OF ARGINASE ON THE RETARDATION OF TUMOUR GROWTH. Br J Cancer. 1965 Jun; 19(2): 379-386.
[822] Methionine Restriction and Cancer Biology. Nutrients. 2020 Mar; 12(3): 684.
[823] Methionine deprivation suppresses triple-negative breast cancer metastasis in vitro and in vivo. Oncotarget. 2016 Oct 11; 7(41): 67223-67234.

[824] Increased lactate dehydrogenase activity is dispensable in squamous carcinoma cells of origin. Nat Commun. 2019; 10: 91.

[825] Glutamine promotes escape from therapy-induced senescence in tumor cells. Aging (Albany NY). 2021 Sep 15; 13(17): 20962-2099.

[826] Metabolic fingerprinting reveals extensive consequences of GLS hyperactivity. Biochim Biophys Acta Gen Subj. 2020 Mar;1864(3):129484.

[827] A Critical Role of Glutamine and Asparagine γ -Nitrogen in Nucleotide Biosynthesis in Cancer Cells Hijacked by an Oncogenic Virus. mBio. 2017 Jul-Aug; 8(4): e01179-17.

[828] Glutamate and asparagine cataplerosis underlie glutamine addiction in melanoma. Oncotarget. 2015 Apr 10; 6(10): 7379-7389.

[829] Environment Impacts the Metabolic Dependencies of Ras-Driven Non-Small Cell Lung Cancer. Cell Metab. 2016 Mar 8; 23(3):517-28.

[830] Identification and Characterization of IMD-0354 as a Glutamine Carrier Protein Inhibitor in Melanoma. Mol Cancer Ther. 2021 May; 20(5): 816-832.

[831] The Mechanism of Warburg Effect-Induced Chemoresistance in Cancer. Front Oncol. 2021; 11: 698023.

[832] Contemporary Perspectives on the Warburg Effect Inhibition in Cancer Therapy. Cancer Control. 2021 Jan-Dec; 28: 10732748211041243.

[833] Metabolomics study reveals the potential evidence of metabolic reprogramming towards the Warburg effect in precancerous lesions. J Cancer. 2021; 12(5): 1563-1574.

[834] Glutamine Metabolism in Cancer: Understanding the Heterogeneity. Trends Cancer. 2017 Mar; 3(3): 169-180.

[835] Glutamine-dependent anapleurosis dictates glucose uptake and cell growth by regulating MondoA transcriptional activity. Proc Natl Acad Sci U S A. 2009 Sep 1; 106(35):14878-83.

[836] Metabolic imaging detects elevated glucose flux through the pentose phosphate pathway associated with TERT expression in low-grade gliomas. Neuro Oncol. 2021 Sep 1;23(9):1509-1522.

[837] Glucose Metabolism and Glucose Transporters in Breast Cancer. Front Cell Dev Biol. 2021; 9: 728759.

[838] Mechanisms of Metabolic Reprogramming in Cancer Cells Supporting Enhanced Growth and Proliferation. Cells. 2021 May; 10(5): 1056.

[839] Pathophysiology of cancer cachexia: much more than host-tumour interaction? Clin Nutr. 2007 Dec; 26(6):667-76.

[840] IKKbeta/NF-kappaB activation causes severe muscle wasting in mice.Cell. 2004 Oct 15; 119(2):285-98.

[841] Glucocorticoid-Driven NLRP3 Inflammasome Activation in Hippocampal Microglia Mediates Chronic Stress-Induced Depressive-Like Behaviors. Front Mol Neurosci. 2019; 12: 210.

[842] A Possible Change Process of Inflammatory Cytokines in the Prolonged Chronic Stress and Its Ultimate Implications for Health. ScientificWorldJournal. 2014; 2014: 780616.

[843] Arginine deprivation and argininosuccinate synthetase expression in the treatment of cancer. Int J Cancer. 2010 Jun 15;126(12):2762-72.

[844] Arginine Deprivation Inhibits the Warburg Effect and Upregulates Glutamine Anaplerosis and Serine Biosynthesis in ASS1-Deficient Cancers. Cell Rep. 2017 Jan 24; 18(4): 991-1004.

[845] Inhibition of nitric oxide synthase lowers fatty acid oxidation in preeclampsia-like mice at early gestational stage. Chin Med J (Engl). 2011 Oct;124(19):3141-7.

[846] Nitrate enhances skeletal muscle fatty acid oxidation via a nitric oxide-cGMP-PPAR-mediated mechanism. BMC Biol. 2015 Dec 22;13:110.

[847] Involvement of nitric oxide/cyclic GMP signaling pathway in the regulation of fatty acid metabolism in rat hepatocytes. Biochem Pharmacol. 2003 Mar 1;65(5):807-12.

[848] Mammalian polyamine metabolism and function. IUBMB Life. 2009 Sep; 61(9):880-94.

[849] Methionine dependency and cancer treatment.Cancer Treat Rev. 2003 Dec; 29(6):489-99.

[850] Fatty acid oxidation: driver of lymph node metastasis. Cancer Cell Int. 2021; 21: 339.

[851] CPT1A and fatty acid β -oxidation are essential for tumor cell growth and survival in hormone receptor-positive breast cancer. NAR Cancer. 2021 Sep; 3(3): zcab035.

[852] Fatty acid oxidation is associated with proliferation and prognosis in breast and other cancers. BMC Cancer. 2018 Aug 9;18(1):805.

[853] Fatty acid oxidation: An emerging facet of metabolic transformation in cancer. Cancer Lett. 2018 Oct 28; 435: 92-10.

[854] Acetyl-CoA from inflammation-induced fatty acids oxidation promotes hepatic malate-aspartate shuttle activity and glycolysis. Am J Physiol Endocrinol Metab. 2018 Oct 1;315(4):E496-E510.

参考文献

参考文献

[855] Mitochondrial protein acetylation is driven by acetyl-CoA from fatty acid oxidation. Hum Mol Genet. 2014 Jul 1;23(13):3513-22.

[856] Over-Reduced State of Mitochondria as a Trigger of "β-Oxidation Shuttle" in Cancer Cells. Cancers (Basel). 2022 Feb 10;14(4):871.

[857] A "Weird" Mitochondrial Fatty Acid Oxidation as a Metabolic "Secret" of Cancer. Oxid Med Cell Longev. 2022 Feb 8;2022:2339584.

[858] Lipid Metabolic Pathways Confer the Immunosuppressive Function of Myeloid-Derived Suppressor Cells in Tumor. Front Immunol. 2019;10:1399.

[859] Acidosis Drives the Reprogramming of Fatty Acid Metabolism in Cancer Cells through Changes in Mitochondrial and Histone Acetylation . Cell Metab. 2016 Aug 9;24(2):311-23.

[860] Fat Intake and Risk of Skin Cancer in U.S. Adults. Cancer Epidemiol Biomarkers Prev. 2018 Jul; 27(7): 776-782.

[861] Do both heterocyclic amines and omega-6 polyunsaturated fatty acids contribute to the incidence of breast cancer in postmenopausal women of the Malm_ diet and cancer cohort? Int J Cancer. 2008 Oct 1;123(7):1637-43.

[862] Metabolomics of neonatal blood spots reveal distinct phenotypes of pediatric acute lymphoblastic leukemia and potential effects of early-life nutrition. Cancer Lett. 2019 Jun 28;452:71-78.

[863] Dietary omega-3 polyunsaturated fatty acids promote colon carcinoma metastasis in rat liver. Cancer Res. 1998 Aug 1;58(15):3312-9.

[864] Preferential uptake of polyunsaturated fatty acids by colorectal cancer cells.Sci Rep. 2020; 10: 1954.

[865] Complex Alterations of Fatty Acid Metabolism and Phospholipidome Uncovered in Isolated Colon Cancer Epithelial Cells. Int J Mol Sci. 2021 Jul; 22(13): 6650.

[866] Omega-3, omega-6 and total dietary polyunsaturated fat on cancer incidence: systematic review and meta-analysis of randomised trials. Br J Cancer. 2020 Apr 14; 122(8): 1260-1270.

[867] Roles of Lipid Peroxidation-Derived Electrophiles in Pathogenesis of Colonic Inflammation and Colon Cancer. Front Cell Dev Biol. 2021; 9: 665591.

[868] Reactivation of dormant tumor cells by modified lipids derived from stress-activated neutrophils. Sci Transl Med. 2020 Dec 2;12(572):eabb5817.

[869] Toxic aldehyde generation in and food uptake from culinary oils during frying practices: peroxidative resistance of a monounsaturate-rich algae oil. Sci Rep. 2019;9:4125.

[870] Genetic induction and upregulation of cyclooxygenase (COX) and aromatase (CYP19): an extension of the dietary fat hypothesis of breast cancer. Med Hypotheses. 1999 Apr;52(4):291-2.

[871] Effects of dietary fatty acids on breast and prostate cancers: evidence from in vitro experiments and animal studies.Am J Clin Nutr . 1997 Dec;66(6 Suppl):1513S-1522S.

[872] Vulnerability of invasive glioblastoma cells to lysosomal membrane destabilization. EMBO Mol Med. 2019 Jun; 11(6): e9034.

[873] Fatty Acid Unsaturation Degree of Plasma Exosomes in Colorectal Cancer Patients: A Promising Biomarker. Int J Mol Sci. 2021 May; 22(10): 5060.

[874] Metabolic Constrains Rule Metastasis Progression. Cells. 2020 Sep; 9(9): 2081.

[875] In Vitro Evaluation of the Antiviral Activity of Methylene Blue Alone or in Combination against SARS-CoV-2. J Clin Med. 2021 Jul 6;10(14):3007.

[876] Inhibition of de novo NAD(+) synthesis by oncogenic URI causes liver tumorigenesis through DNA damage. Cancer Cell. 2014 Dec 8;26(6):826-839.

[877] Boosting NAD(+) for the prevention and treatment of liver cancer. Mol Cell Oncol. 2015 Feb 3;2(4):e1001199.

[878] Nicotinamide Adenine Dinucleotide Precursor Suppresses Hepatocellular Cancer Progression in Mice. Nutrients. 2023 Mar 17;15(6):1447.

[879] Effects of acetylsalicylic acid and acetic acid solutions on VX2 liver carcinoma in rabbits. In vivo analysis. Acta Cir Bras. 2007 Jul-Aug;22(4):299-308.

[880] Aspirin blocks growth of breast tumor cells and tumor-initiating cells and induces reprogramming factors of mesenchymal to epithelial transition. Lab Invest. 2015 Jul;95(7):702-17.

[881] Intrinsic OXPHOS limitations underlie cellular bioenergetics in leukemia. eLife. 2021; 10: e63104.

[882] Infant botulism: two recent cases and literature review. J Child Neurol 2008; 23(11):1336-46.

[883] Feigin and Cherry's Textbook of Pediatric Infectious Diseases, 7 ed:Elsevier Saunders, 2013: 1801-1809.

[884] Infant botulism. Epidemiological, clinical, and laboratory aspects. JAMA. 1977 May 2;237(18):1946-51.

[885] Red Book Atlas of Pediatric Infectious Diseases. 28th ed. Elk Grove Village, IL: Pickering LK; 2009.

[886] Update: infant botulism. Clin Microbiol Rev. 1996 Apr;9(2):119-25.

[887]   Risk of infant botulism from corn syrup. Pediatr Infect Dis J. 2000 Jun;19(6):584-5.

[888]   Le M_dicin due Qu_bec 2006, 10: 83-89.

[889]   High prevalence of Clostridium botulinum types A and B in honey samples detected by polymerase chain reaction. Int J Food Microbiol. 2002 Jan 30; 72(1-2):45-52.

[890]   Antibiotic, pesticide, and microbial contaminants of honey: human health hazards. ScientificWorldJournal. 2012;2012:930849.

[891]   Honey-medicated dressing: transformation of an ancient remedy into modern therapy. Ann Plast Surg. 2003 Feb; 50(2):143-7; discussion 147-8.

[892]   Food irradiation Nutrition. 2000 Jul-Aug;16(7-8):698-701.

[893]   Influence of age, sex, strain of rat and fat soluble vitamins on hemorrhagic syndromes in rats fed irradiated beef. Fed Proc. 1960;19:1045-1049.

[894]   Vitamin K deficiency in rats induced by the feeding of irradiated beef. J Nutr. 1959;69:18-22.

[895]   Growth, reproduction, survival and histopathology of rats fed beef irradiated with electrons. Food Res. 1955;20:193-214.

[896]   Vitamin K deficiency in rats induced by the feeding of irradiated beef. J Nutr. 1959;69:18-22.

[897]   Growth, reproduction, survival and histopathology of rats fed beef irradiated with electrons. Food Res. 1955;20:193-214.

[898]   Effects of irradiated sucrose on the chromosomes of human lymphocytes in vitro. Nature. 1966;211:1254-1255.

[899]   Cytotoxic and radiomimetic activity of irradiated culture medium on human leukocytes. Current Science. 1966;16:403-404.

[900]   Pre-implantation death of mouse eggs caused by irradiated food. Int J Radiat Biol Relat Stud Phys Chem Med. 1970;18:201-216.

[901]   Irradiated laboratory animal diets: dominant lethal studies in the mouse. Mutat Res. 1981;80:333-345.

[902]   Cytogenetic studies in monkeys fed irradiated wheat. Toxicology. 1978;9:181.

[903]   Chromosome studies on bone marrow cells of chinese hamsters fed a radiosterilized diet. Toxicology. 1977;8:213-222.

[904]   The microbiology of irradiation sterilization. Med Device Technol. 1992 Aug-Sep; 3(6):37-45.

[905]   Genome sequence of the radioresistant bacterium Deinococcus radiodurans R1. Science. 1999 Nov 19; 286(5444):1571-7.

[906]   Risks of Using Sterilization by Gamma Radiation: The Other Side of the Coin. Int J Med Sci. 2018; 15(3): 274-279.

[907]   Re: The dilemma of diagnosing wound botulism in an infant. Int J Infect Dis. 2021 Mar;104:181-182.

[908]   Targeting the Impossible: A Review of New Strategies against Endospores. Antibiotics (Basel). 2023 Feb; 12(2):248.

[909]   Polyphenols, astringency and proline-rich proteins. Phytochemistry. 1994 Sep;37(2):357-71.

[910]   Polyphenol/peptide binding and precipitation. J Agric Food Chem. 2002 Mar 13; 50(6):1593-601.

[911]   Consumption of flavonoid-rich foods and increased plasma antioxidant capacity in humans: cause, consequence, or epiphenomenon? Free Radic Biol Med. 2006 Dec 15;41(12):1727-46.

[912]   Polyphenols activate Nrf2 in astrocytes via H2O2, semiquinones, and quinones. Free Radic Biol Med. 2011 Dec 15;51(12):2319-27.

[913]   Nrf2 as molecular target for polyphenols: A novel therapeutic strategy in diabetic retinopathy. Crit Rev Clin Lab Sci. 2016 Oct;53(5):293-312.

[914]   NRF2 activation induces NADH-reductive stress, providing a metabolic vulnerability in lung cancer. Cell Metab. 2023 Mar 7;35(3):487-503.e7.

[915]   Role of NRF2 in Lung Cancer. Cells. 2021 Aug;10(8).

[916]   Nrf2 Activation Promotes Lung Cancer Metastasis by Inhibiting the Degradation of Bach1.Cell. 2019 Jul 11;178(2):316-329.e18.

[917]   NRF2 promotes breast cancer cell proliferation and metastasis by increasing RhoA/ROCK pathway signal transduction. Oncotarget. 2016 Nov 8;7(45):73593-73606.

[918]   Antioxidant stimulate BACH1-dependent tumor angiogenesis. J Clin Invest. 2023 Aug 31;e169671.

[919]   Antioxidant supplements promote tumor formation and growth and confer drug resistance in hepatocellular carcinoma by reducing intracellular ROS and induction of TMBIM1. Cell Biosci. 2021 Dec 19;11(1):217.

[920]   Biomedical research. Antioxidants could spur tumors by acting on cancer gene. Science. 2014 Jan 31;343(6170):477.

[921]   Antioxidants can increase melanoma metastasis in mice.   Sci Transl Med. 2015 Oct 7;7(308):308re8.

[922]   Antioxidants accelerate lung cancer progression in mice.Sci Transl Med. 2014 Jan 29;6(221):221ra15.

参考文献

[923] Antioxidant N-acetyl-L-cysteine (NAC) supplementation reduces reactive oxygen species (ROS)-mediated hepatocellular tumor promotion of indole-3-carbinol (I3C) in rats.J Toxicol Sci. 2011;36(6):775-86.

[924] Natural Nrf2 Inhibitors: A Review of Their Potential for Cancer Treatment. Int J Biol Sci. 2023 Jun 4;19(10):3029-3041.

[925] Targeting the cell signaling pathway Keap1-Nrf2 as a therapeutic strategy for adenocarcinomas of the lung. Expert Opin Ther Targets. 2019 Mar;23(3):241-250.

[926] Antioxidant treatment induces reductive stress associated with mitochondrial dysfunction in adipocytes.

[927] Honey with high levels of antioxidants can provide protection to healthy human subjects. J Agric Food Chem. 2003 Mar 12;51(6):1732-5.

[928] Caffeine exposure induces browning features in adipose tissue in vitro and in vivo. Sci Rep. 2019 Jun 24;9(1):9104.

[929] Effects of caffeine on metabolism and mitochondria biogenesis in rhabdomyosarcoma cells compared with 2,4-dinitrophenol. Nutr Metab Insights. 2012 Sep 13;5:59-70.

[930] Identification and quantification of methylglyoxal as the dominant antibacterial constituent of Manuka (Leptospermum scoparium) honeys from New Zealand. Mol Nutr Food Res. 2008 Apr;52(4):483-9.

[931] Isolation by HPLC and characterisation of the bioactive fraction of New Zealand manuka (Leptospermum scoparium) honey. Carbohydr Res. 2008 Mar 17;343(4):651-9.

[932] Two major medicinal honeys have different mechanisms of bactericidal activity. PLOS One. 2011 Mar 4;6(3):e17709.

[933] Methylglyoxal levels in plants under salinity stress are dependent on glyoxalase I and glutathione. Biochem. Biophys. Res. Commun. 2005, 337, 61-67.

[934] C The origin of methylglyoxal in New Zealand manuka (Leptospermum scoparium) honey. Carbohydr Res. 2009 May 26;344(8):1050-3.

[935] Methylglyoxal comes of AGE. Cell. 2006;124:258-260.

[936] Methylglyoxal Induces Inflammation, Metabolic Modulation and Oxidative Stress in Myoblast Cells. Toxins (Basel). 2022 Apr 7;14(4):263.

[937] Classically activated mouse macrophages produce methylglyoxal that induces a TLR4- and RAGE-independent proinflammatory response. J Leukoc Biol. 2021 Mar;109(3):605-619.

[938] Enhanced calcium entry via activation of NOX/PKC underlies increased vasoconstriction induced by methylglyoxal. Biochem Biophys Res Commun. 2018 Dec 2;506(4):1013-1018.

[939] Methylglyoxal-Glyoxalase 1 Balance: The Root of Vascular Damage. Int J Mol Sci. 2017 Jan 18;18(1):188.

[940] Activation of Macrophages and Microglia by Interferon- γ and Lipopolysaccharide Increases Methylglyoxal Production: A New Mechanism in the Development of Vascular Complications and Cognitive Decline in Type 2 Diabetes Mellitus? J Alzheimers Dis. 2017;59(2):467-479.

[941] Methylglyoxal, a highly reactive dicarbonyl compound, in diabetes, its vascularcomplications, and other age-related diseases. Physiol. Rev. 2020;100:407-461.

[942] Methylglyoxal reduces molecular responsiveness to 4 weeks of endurance exercise in mouse plantaris muscle. J. Appl. Physiol. 2022;132:477-488.

[943] The role of methylglyoxal and the glyoxalase system in diabetes and other age-related diseases.Clin Sci (Lond). 2015 Jun;128(12):839-61.

[944] The Role of Glyoxalase in Glycation and Carbonyl Stress Induced Metabolic Disorders .Curr Protein Pept Sci. 2020;21(9):846-859.

[945] Relationship of methylglyoxal-adduct biogenesis to LDL and triglyceride levels in diabetics. Life Sci. 2011 Sep 26;89(13-14):485-90.

[946] Methylglyoxal-Derived Advanced Glycation Endproducts in Multiple Sclerosis. Int J Mol Sci. 2017 Feb; 18(2): 421.

[947] The advanced glycation end product, Nepsilon-(carboxymethyl)lysine, is a product of both lipid peroxidation and glycoxidation reactions. J Biol Chem. 1996 Apr 26;271(17):9982-6.

[948] Phytochemicals-mediated production of hydrogen peroxide is crucial for high antibacterial activity of honeydew honey . Sci Rep. 2018 Jun 13;8(1):9061.

[949] Antibacterial Activity of Different Blossom Honeys: New Findings. Molecules. 2019 Apr 21;24(8):1573.

[950] A 5.8-kDa component of manuka honey stimulates immune cells via TLR4 . J Leukoc Biol. 2007 Nov;82(5):1147-55.

[951] Toll-like receptor 4 plays a key role in advanced glycation end products-induced M1 macrophage polarization.. Biochem Biophys Res Commun. 2020 Oct 22;531(4):602-608.

372

[952] Advanced Glycation End Products Induce Atherosclerosis via RAGE/TLR4 Signaling Mediated-M1 Macrophage Polarization-Dependent Vascular Smooth Muscle Cell Phenotypic Conversion. Oxid Med Cell Longev. 2022 Jan 13;2022:9763377.

[953] J Ethnopharmacol. 2019 Jan 10;228:11-17.

[954] Habitual intake of dietary methylglyoxal is associated with less low-grade inflammation: the Maastricht Study. Am J Clin Nutr. 2022 Dec 19;116(6):1715-1728.

[955] Methylglyoxal suppresses microglia inflammatory response through NRF2-IκBζpathway. Redox Biol. 2023 Sep;65:102843.

[Chapter4]「糖悪玉説」をリアルサイエンスで紐解く

[956] 「健康になる技術 大全」林英恵著（ダイヤモンド社）

[957] Kearns CE, Schmidt LA, Glantz SA. Sugar industry and coronary heart disease research: a historical analysis of internal industry documents. JAMA Intern Med. 2016;176(11):1680-5.

[958] The relationship of cardiovascular disease to hyperglycemia. Ann Intern Med. 1965;62(6):1188-1198.

[959] Epidemiological studies of cardiovascular disease in a total community-Tecumseh, Michigan. Ann Intern Med. 1965;62(6):1170-1187.

[960] Dietary sugar in the production of hyperglyceridemia. Ann Intern Med. 1965;62(6):1199-1212.

[961] Glycogen storage capacity and de novo lipogenesis during massive carbohydrate overfeeding in man. Am J Clin Nutr. 1988 Aug;48(2):240-7.

[962] Dietary fructose consumption among US children and adults: the Third National Health and Nutrition Examination Survey. Medscape J Med. 2008 Jul 9;10(7):160.

[963] Glycogen synthesis versus lipogenesis after a 500 gram carbohydrate meal in man. Metabolism. 1982 Dec;31(12):1234-40.

[964] Fructose consumption and consequences for glycation, plasma triacylglycerol, and body weight: meta-analyses and meta-regression models of intervention studies. Am J Clin Nutr. 2008 Nov;88(5):1419-37.

[965] Free fatty acids induce coronary microvascular dysfunction via inhibition of the AMPK/KLF2/eNOS signaling pathway.Int J Mol Med. 2023 Apr;51(4):34.

[966] Plasma fingerprint of free fatty acids and their correlations with the traditional cardiac biomarkers in patients with type 2 diabetes complicated by coronary heart disease. Front Cardiovasc Med. 2022 Jul 22;9:903412.

[967] Proteins, Pathologies and Politics: Dietary Innovation and Disease from the Nineteenth Century. Chapter 7From John Yudkin to Jamie Oliver: A Short but Sweet History on the War against Sugar.

[968] Diet and coronary thrombosis hypothesis and fact. Lancet. 1957 Jul 27;273(6987):155-62.

[969] John Yudkin, Pure, White and Deadly: How Sugar Is Killing Us and What We Can Do to Stop It (London: Penguin, 1998), foreword.

[970] DIETARY FAT AND DIETARY SUGAR IN RELATION TO ISCHAEMIC HEART-DISEASE AND DIABETES. Lancet. 1964 Jul 4;2(7349):4-5.

[971] The Dose Makes the Poison: Sugar and Obesity in the United States - a Review. Nutr Sci. 2019; 69(3): 219-233.

[972] Availability of caloric sweeteners drops nearly 19 percent over last 20 years. USDA Economic Research Service, Food Availabilitty Data. (https://www.ers.usda.gov/data-products/chart-gallery/gallery/chart-detail/?chartId=101051)

[973] Linoleic Acid: A Nutritional Quandary. Healthcare (Basel). 2017 Jun; 5(2): 25.

[974] Changes in consumption of omega-3 and omega-6 fatty acids in the United States during the 20th century. Am J Clin Nutr. 2011 May; 93(5): 950-962.

[975] Sweetening of the global diet, particularly beverages: patterns, trends, and policy responses. Lancet Diabetes Endocrinol. 2016;4(2):174-86.

[976] Why review articles on the health effects of passive smoking reach different conclusions. JAMA. 1998;279:1566-1570.

[977] Collaboration between academics and industry in clinical trials: Cross sectional study of publications and survey of lead academic authors. BMJ. 2018;363:k3654.

[978] 「Big Beverage Gives $10 Million to CHOP」The Philadelphia Inquirer, Mar. 16, 2011.

[979] Food Industry Donations to Academic Programs: A Cross-Sectional Examination of the Extent of Publicly Available Data. Int J Environ Res Public Health. 2020 Mar; 17(5): 1624.

[980] Error in Acknowledgments. JAMA Intern Med. 2016 Nov 1;176(11):1729.

[981] The science of obesity: what do we really know about what makes us fat? BMJ 2013;346:f1050.

参考文献

[982] Energy expenditure and body composition changes after an isocaloric ketogenic diet in overweight and obese men. Am J Clin Nutr 2016;104:324-33.

[983] Effect of Low-Fat vs Low-Carbohydrate Diet on 12-Month Weight Loss in Overweight Adults and the Association With Genotype Pattern or Insulin Secretion. JAMA. 2018 Feb 20; 319(7): 667-679.

[984] Weight and Metabolic Outcomes After 2 Years on a Low-Carbohydrate Versus Low-Fat Diet. Ann Intern Med. 2010 Aug 3; 153(3): 147-157.

[985] Calorie for Calorie, Dietary Fat Restriction Results in More Body Fat Loss than Carbohydrate Restriction in People with Obesity. Cell Metab. 2015 Sep 1;22(3):427-36.

[986] A review of the carbohydrate-insulin model of obesity. Eur J Clin Nutr. 2017 Mar;71(3):323-326.

[987] Low glycaemic index or low glycaemic load diets for people with overweight or obesity. Cochrane Database Syst Rev. 2023 Jun 22;6(6):CD005105.

[988] Effects of an oral and intravenous fat load on adipose tissue and forearm lipid metabolism. Am J Physiol. 1999;276(2 Pt 1):E241-8.

[989] Peripheral fat metabolism during infusion of an exogenous triacylglycerol emulsion. Int J Obes. 1998;22(8):806-12.

[990] The role of dietary fat in obesity. Int J Obes Relat Metab Disord. 1997 Jun;21 Suppl 3:S2-11.

[991] Elevated Fat Intake Increases Body Weight and the Risk of Overweight and Obesity among Chinese Adults: 1991-2015 Trends. Elevated Fat Intake Increases Body Weight and the Risk of Overweight and Obesity among Chinese Adults: 1991-2015 Trends.

[992] Short-term high-fat diet consumption increases body weight and body adiposity and alters brain stem taste information processing in rats. Short-term high-fat diet consumption increases body weight and body adiposity and alters brain stem taste information processing in rats.

[993] Comparison of dietary macronutrient patterns of 14 popular named dietary programmes for weight and cardiovascular risk factor reduction in adults: systematic review and network meta-analysis of randomised trials. BMJ. 2020;369:m696.

[994] Declining consumption of added sugars and sugar-sweetened beverages in Australia:.a challenge for obesity prevention. Am J Clin Nutr. 2017 Apr;105(4):854-863.

[995] FAO. 2019. Food Balance Sheets. Food and Agricultural Organization of the United Nations.

[996] OECD. 2017. Obesity Update 2017. Organisation for Economic Co-operation and Development.

[997] FAO. 2019. Food Balance Sheets. Food and Agricultural Organization of the United Nations.

[998] Hales, C. M., M. D. Carroll, C. D. Fryar, and C. L. Ogden. 2020. Prevalence of obesity and severe obesity among adults: United States, 2017-2018. Centers for Disease Prevention and Control, National Center for Health Statistics.

[999] Fryar, C. D., M. D. Carroll, and C. L. Ogden. 2018. Prevalence of over- weight, obesity, and severe obesity among adults aged 20 and over: United States, 1960-1962 through 2015-2016. Centers for Disease Control and Prevention.

[1000] USDA Economic Research Service, CDC NHANES surveys Prepared by J. Guyenet.

[1001] OECD. 2017. Obesity Update 2017. Organisation for Economic Co-operation and Development.

[1002] FAO. 2019. Food Balance Sheets. Food and Agricultural Organization of the United Nations.

[1003] Hierarchy of Evidence Within the Medical Literature. Hosp Pediatr. 2022 Aug 1;12(8):745-750.

[1004] Dietary sugar consumption and health: umbrella review. BMJ. 2023; 381: e071609.

[Chapter5] 奇跡のハチミツ選び

[1005] Pollen spectrum and physico-chemical attributes of heather (Erica sp.) honeys of north Portugal. J Sci Food Agric 2009, 89(11):1862-70.

[1006] J Honey collected from different floras of Chandigarh Tricity: a comparative study involving physicochemical parameters and biochemical activities. J Diet Suppl. 2010 Dec;7(4):303-13.

[1007] Profiles of surface mosaics on chronic lymphocytic leukemias distinguish stable and progressive subtypes. J Pharm Pharm Sci. 2013;16(2):231-7.

[1008] Mineral content and electrical conductivity of the honeys produced in Northwest Morocco and their contribution to the characterisation of unifloral honeys. J. Sci. Food Agric. 2003;83:637-643.

[1009] Differentiation of honeydew honeys and blossom honeys: a new model based on colour parameters. J Food Sci Technol. 2019 May;56(5):2771-2777.

[1010] Antioxidant Activity as Biomarker of Honey Variety. Molecules. 2018 Aug 18;23(8):2069.

[1011] Color evaluation of seventeen European unifloral honey types by means of spectrophotometrically determined CIE L*Cab*h(ab)° chromaticity coordinates. Food Chem. 2014 Feb 15;145:284-91.

[1012] Evaluation of the phenolic content, antioxidant activity and colour of Slovenian honey. Food Chemistry, Volume 105, Issue 2, 2007, Pages 822-828.

[1013] Antioxidant activity of Portuguese honey samples: Different contributions of the entire honey and phenolic extract. Food Chemistry, Volume 114, Issue 4, 2009, Pages 1438-1443.

[1014] Antioxidant and antimicrobial capacity of several monofloral Cuban honeys and their correlation with color, polyphenol content and other chemical compounds. Food Chem Toxicol. 2010 Aug-Sep;48(8-9):2490-9.

[1015] Color, antioxidant capacity, phenolic and flavonoid content of honey from the Humid Chaco region, Argentina. Int. J. Exp. Bot. 2017;86:124-130.

[1016] Color, flavonoids, phenolics and antioxidants of Omani honey. Heliyon. 2018 Oct 21;4(10):e00874.

[1017] Adulteration of honey and available methods for detection—A review. Acta Vet. Brno. 2014;83:S85-S102.

[1018] Adverse reactions to the sulphite additives. Gastroenterol Hepatol Bed Bench. 2012 Winter;5(1):16-23.

[1019] Garcia, N. & Phipps, R. International honey market. Am. Bee J. 157, 1043-1049 (2017).

[1020] Leake, J. Food fraud buzz over fake manuka honey (2013).

[1021] Thermal properties of honey as affected by the addition of sugar syrup. J. Food Eng. 2017, 213, 69-75.

[1022] Sugar Profiling of Honeys for Authentication and Detection of Adulterants Using High-Performance Thin Layer Chromatography. Molecules. 2020 Nov 13;25(22):5289.

[1023] Polysaccharides as a Marker for Detection of Corn Sugar Syrup Addition in Honey. J. Sci. Food Agric. 2009;57:2105-2111.

[1024] Determination of honey adulterated with corn syrup by quantitative amplification of maize residual DNA using ultra-rapid real-time PCR. J. Sci. Food Agric. 2022;102:774-781.

[1025] Rapid quantification of honey adulteration by visible-near infrared spectroscopy combined with chemometrics. Talanta. 2018 Oct 1;188:288-292.

[1026] Food, C.A.S. Standard for Honey. Codex Stan 12-1981; Food and Agriculture Organization of the UnitedNations: Rome, Italy, 2001.

[1027] Determination of honey adulterated with corn syrup by quantitative amplification of maize residual DNA using ultra-rapid real-time PCR. J. Sci. Food Agric. 2022;102:774-781.

[1028] Detection of adulteration in honey samples added various sugar syrups with 13C/12C isotope ratio analysis method. Food Chem. 2013 Jun 1;138(2-3):1629-32.

[1029] Novel inspection of sugar residue and origin in honey based on the 13C/12C isotopic ratio and protein content. J Food Drug Anal. 2019;27(1):175-183.

[1030] Presence of C4 sugars in honey samples detected by the carbon isotope ratio measured by IRMS. Eurasian J Anal Chem. 2007;2:134-141.

[1031] The carbon isotopic signature of C4 crops and its applicability in breeding for climate resilience. Theor Appl Genet. 2021;134(6):1663-1675.

[1032] Association of Analytical Communities. AOAC Official Method 978.17. Corn and cane sugar products in honey. 27-29 (Arlington,1995).

[1033] Association of Analytical Communities. AOAC Official Method 998.12. C4 plant sugars in honey. Internal standard stable carbon isotope ratio. 27-30 (Gaithersburg, 2014).

[1034] Adulteration Identification of Commercial Honey with the C-4 Sugar Content of Negative Values by an Elemental Analyzer and Liquid Chromatography Coupled to Isotope Ratio Mass Spectrometry. J Agric Food Chem. 2016 Oct 26;64(42):8071.

[1035] Authenticity and geographic origin of global honeys determined using carbon isotope ratios and trace elements. Sci Rep. 2018 Oct 2;8(1):14639.

[1036] 2-acetylfuran-3-glucopyranoside as a novel marker for the detection of honey adulterated with rice syrup. J. Agric. Food Chem. 2013;61;7488-7493.

[1037] Detection of honey adulteration with starch syrup by high performance liquid chromatography. Food Chem. 2015;172:669-674.

[1038] A new methodology based on GC-MS to detect honey adulteration with commercial syrups. J. Agric. Food Chem. 2007;55:7264-7269.

[1039] Authentication of honeys of different floral origins via high-performance thin-layer chromatographic fingerprinting. JPC J Planar Chromat. 2017;30:57-62.

[1040] High-performance thin-layer chromatography profiling of Jarrah and Manuka honeys. JPC J. Planar Chromat. 2018;31:181-189.

[1041] Sugar Profiling of Honeys for Authentication and Detection of Adulterants Using High-Performance Thin Layer Chromatography. Molecules. 2020 Nov; 25(22): 5289.

参考文献

[1042] Application of Fourier Transform Midinfrared Spectroscopy to the Discrimination between Irish Artisanal Honey and Such Honey Adulterated with Various Sugar Syrups. J. Agric. Food Chem. 2006;54:6166-6171.

[1043] Detection of honey adulteration by high fructose corn syrup and maltose syrup using Raman spectroscopy. J. Food Compos. Anal. 2012;28:69-74.

[1044] Detection of Honey Adulteration by Sugar Syrups Using One-Dimensional and Two-Dimensional High-Resolution Nuclear Magnetic Resonance. J. Agric. Food Chem. 2010;58:8495-8501.

[1045] A Novel, Rapid Screening Technique for Sugar Syrup Adulteration in Honey Using Fluorescence Spectroscopy. Foods. 2022 Aug; 11(15):2316.

[1046] Physico-chemical properties of multi-floral honey from the West Bank, Palestine. Int. J. Food Prop. 2017;20:447-454.

[1047] Review on Analytical Methods for Honey Classification, Identification and Authentication. In: De Toledo V.D.A.A., Dechechi Chamb_ E., editors. Honey Analysis-New Advances and Challenges. IntechOpen Limited; London, UK:2020.

[1048] International Honey Commission . Harmonised Methods of the International Honey Commission. International Honey Commission; Cluj-Napoca, Romania: 2009.

[1049] The impact of ultrasound decrystallization on enzymatic, antioxidant and antibacterial properties of honey. Innov. Food Sci. Emerg. Technol. 2021;71:102709.

[1050] Application of FTIR spectroscopy for analysis of the quality of honey. BIO Web Conf. 2018;10:02008.

[1051] J Food Sci Technol 2011, 48:628-634.

[1052] Food Chem. 2014 Apr 15;149:84-90.

[1053] Food Chem. 2019 Oct 1;294:260-266.

[1054] Pattern of pH and electrical conductivity upon honey dilution as a complementary tool for discriminating geographical origin of honeys. Food Chem. 2007;101:695-703.

[1055] Determination of Sugar Adulteration in Honey Using Conductivity Meter. J. Res. Environ. Earth Sci. 2021;7:2348-2532.

[1056] Rheological analysis of honeydew honey adulterated with glucose, fructose, inverted sugar, hydrolysed inulin syrup and malt wort. LWT Food Sci. Technol. 2018;95:1-8.

[1057] Rheological behavior of honey adulterated with agave, maple, corn, rice and inverted sugar syrups. Sci. Rep. 2021;11:23408.

[1058] Tracking of Thermal, Physicochemical, and Biological Parameters of a Long-Term Stored Honey Artificially Adulterated with Sugar Syrups. Molecules. 2023 Feb; 28(4): 1736.

[1059] Review on Status of Honey Adulteration and Their Detection Techniques in Ethiopia. J. Nutr. Food Sci. 2021;11:180.

[1060] Rapid and Automated Method for Detecting and Quantifying Adulterations in High-Quality Honey Using Vis-NIRs in Combination with Machine Learning. Foods. 2023 Jun 26;12(13):2491.

[1061] A Screening Method Based on Headspace-Ion Mobility Spectrometry to Identify Adulterated Honey. Sensors (Basel). 2019 Apr 4;19(7):1621.

[1062] T Untargeted headspace gas chromatography - Ion mobility spectrometry analysis for detection of adulterated honey.Talanta. 2019 Dec 1;205:120123.

[1063] Legislation of honey criteria and standards. Journal of Apicultural Research 2018, 57(1):88-96.

[1064] Pathway of 5-hydroxymethyl-2-furaldehyde formation in honey. J Food Sci Technol. 2019 May;56(5):2417-2425.

[1065] Physico-chemical methods for the characterisation of unifloral honeys: A review. Apidologie. 2004;35:S4-S17.

[1066] White JW. Ask the honey expert. Am Bee J. 2000;140:365.

[1067] High-performance liquid chromatographic determination of methyl anthranilate, hydroxymethylfurfural and related compounds in honey. J Chromatogr A. 2001 May 11;917(1-2):95-103.

[1068] Hydroxymethylfurfural: an enemy or a friendly xenobiotic? A bioanalytical approach. Anal Bioanal Chem. 2007 Apr;387(8):2801-14) (Formation of hydroxymethylfurfural in domestic high-fructose corn syrup and its toxicity to the honey bee (Apis mellifera).

[1069] Directive 2001/110/EC; FAO 2001.

[1070] Physicochemical characterization and antioxidant activity of Palestinian honey samples. Food Sci Nutr. 2018 Sep 11;6(8):2056-2065.

[1071] Directive 2001/110/EC; FAO 2001.

[1072] Residues of organochlorine and synthetic pyrethroid pesticides in honey, an indicator of ambient environment, a pilot study. Chemosphere. 2015;120:457-461.

[1073] Bee Pollen as a Bioindicator of Environmental Pesticide Contamination. Chemosphere. 2016;163:525-534.

[1074] Bee Pollen as a Bioindicator of Environmental Pesticide Contamination. Chemosphere. 2016;163:525-534.

[1075] Aryl Hydrocarbon Receptor-Dependent Metabolism Plays a Significant Role in Estrogen-Like Effects of Polycyclic Aromatic Hydrocarbons on Cell Proliferation. Toxicol Sci. 2018 Oct 1;165(2):447-461.

[1076] Polycyclic Aromatic Hydrocarbons and Mammary Cancer Risk: Does Obesity Matter too? J Cancer Immunol (Wilmington). 2021;3(3):154-162.

[1077] Prenatal polycyclic aromatic hydrocarbons, altered ER α pathway-related methylation and expression, and mammary epithelial cell proliferation in offspring and grandoffspring adult mice. Environ Res. 2021 May;196:110961.

[1078] Assessment of polycyclic aromatic hydrocarbons in honey and propolis produced from various flowering trees and plants in Romania. Journal of Food Composition and Analysis,Volume 21, Issue 1,2008,Pages 71-77.

[1079] Maja Kazazic, Maida Djapo-Lavic, Emina Mehic & Lejla Jesenkovic-Habul (2020) Monitoring of honey contamination with polycyclic aromatic hydrocarbons in Herzegovina region, Chemistry and Ecology, 36:8, 726-732.

[1080] Levels of Contamination by Pesticide Residues, Polycyclic Aromatic Hydrocarbons (PAHs), and 5-Hydroxymethylfurfural (HMF) in Honeys Retailed in Europe. Arch Environ Contam Toxicol. 2023 Feb;84(2):165-178.

[1081] the Commission Regulation (EU) 2015/1933 of 27 October 2015 (Commission Regulation (EU) 2015).

[1082] Bee honey as environmental indicator for pollution with heavy metals. Toxicological & Environmental Chemistry Vol. 91, No. 3, April 2009, 389-403.

[1083] Bees, honey and pollen as sentinels for lead environmental contamination. Environmental Pollution,Volume 170,2012,Pages 254-259.

[1084] Preliminary Chemometric Study on the Use of Honey as an Environmental Marker in Galicia (Northwestern Spain). J. Agric. Food Chem. 2006, 54, 19, 7206-7212.

[1085] Honey as a bioindicator of arsenic contamination due to volcanic and mining activities in Chile. CHILEAN JOURNAL OF AGRICULTURAL RESEARCH 73(2) APRIL-JUNE 2013.

[1086] Honey characterization by total reflection x-rayfluorescence: evaluation of environmental quality andrisk for the human health. X-Ray Spectrom.2007;36: 215-220.

[1087] A Review on Api-Products: Current Scenario of Potential Contaminants and Their Food Safety Concerns. Food Control. 2023;145:109499.

[1088] Organophosphate toxicity: updates of malathion potential toxic effects in mammals and potential treatments. Environ Sci Pollut Res Int. 2020 Jul;27(21):26036-26057.

[1089] Organophosphate pesticide exposure and neurodegeneration. ortex. 2016 Jan;74:417-26.

[1090] Mechanisms and treatment strategies of organophosphate pesticide induced neurotoxicity in humans: A critical appraisal.Toxicology. 2022 Apr 30;472:153181.

[1091] Organophosphate exposures during pregnancy and child neurodevelopment: Recommendations for essential policy reforms. PLOS Medicine, 2018; 15 (10): e1002671.

[1092] Advanced oxidation processes for chlorpyrifos removal from aqueous solution: a systematic review. J Environ Health Sci Eng. 2021 Jun; 19(1): 1249-1262.

[1093] Chlorpyrifos pesticide promotes oxidative stress and increases inflammatory states in BV-2 microglial cells: A role in neuroinflammation. Chemosphere. 2021 Sep;278:130417.

[1094] From immunotoxicity to carcinogenicity: the effects of carbamate pesticides on the immune system. Environ Sci Pollut Res Int. 2016 May;23(10):9448-58.

[1095] Increased risk of central nervous system tumours with carbamate insecticide use in the prospective cohort AGRICAN. Int J Epidemiol. 2019 Apr 1;48(2):512-526.

[1096] Androgen receptor signaling and pyrethroids: Potential male infertility consequences. Front Cell Dev Biol. 2023;11:1173575.

[1097] Association between pyrethroid exposure and osteoarthritis: a national population-based cross-sectional study in the US. BMC Public Health. 2023; 23: 1521.

[1098] An Overview on the Effect of Neonicotinoid Insecticides on Mammalian Cholinergic Functions through the Activation of Neuronal Nicotinic Acetylcholine Receptors.Int J Environ Res Public Health. 2020 May 6;17(9):3222.

[1099] Study of nicotinic acetylcholine receptors on cultured antennal lobe neurons from adult honeybee brains. Invert Neurosci. 2008 Mar;8(1):19-29.

参考文献

参考文献

[1100] A nicotinic acetylcholine receptor agonist affects honey bee sucrose responsiveness and decreases waggle dancing. J Exp Biol. 2016 Jul 1;219(Pt 13):2081.

[1101] The honeybee as a model for understanding the basis of cognition. Nat Rev Neurosci. 2012 Nov;13(11):758-68.

[1102] Neonicotinoids: molecular mechanisms of action, insights into resistance and impact on pollinators. Curr Opin Insect Sci. 2018 Dec;30:86-92.

[1103] Neonicotinoids interfere with specific components of navigation in honeybees. PLOS One. 2014 Mar 19;9(3):e91364.

[1104] The neonicotinoid clothianidin impairs memory processing in honey bees. Ecotoxicol Environ Saf. 2019 Sep 30;180:139-145.

[1105] Evaluation of Imidacloprid-Induced Neurotoxicity in Male Rats: A Protective Effect of Curcumin. Neurochem. Int. 2014;78:122-129.

[1106] Nicotine-Like Effects of the Neonicotinoid Insecticides Acetamiprid and Imidacloprid on Cerebellar Neurons from Neonatal Rats. PLOS ONE. 2012;7:e32432.

[1107] Behavioral and Biochemical Effects of Neonicotinoid Thiamethoxam on the Cholinergic System in Rats. Ecotoxicol. Environ. Saf. 2010;73:101-107.

[1108] Determination of the Effects on Learning and Memory Performance and Related Gene Expressions of Clothianidin in Rat Models. Cogn. Neurodyn. 2014;8:41-416.

[1109] Immunotoxic Effects of Imidacloprid Following 28 Days of Oral Exposure in BALB/c Mice. Environ. Toxicol. Pharm. 2013;35:408-418.

[1110] Toxicological Impact of Technical Imidacloprid on Ovarian Morphology, Hormones and Antioxidant Enzymes in Female Rats. Food Chem. Toxicol. 2011;49:3086-3089.

[1111] Chronic Exposure to Imidacloprid Induces Inflammation and Oxidative Stress in the Liver & Central Nervous System of Rats. Pest. Biochem. Physiol. 2012;104:58-64.

[1112] Insecticide Imidacloprid Induces Morphological and DNA Damage through Oxidative Toxicity on the Reproductive Organs of Developing Male Rats. Cell Biochem. Funct. 2012;30:492-499.

[1113] Biochemical Alterations in Kidneys of Infant and Adult Male Rats Due to Exposure to the Neonicotinoid Insecticides Imidacloprid and Clothianidin. Toxicol. Res. 2014;3:324-330.

[1114] Effects of Neonicotinoid Pesticides on Promoter-Specific Aromatase (CYP19) Expression in Hs578t Breast Cancer Cells and the Role of the VEGF Pathway. Environ Health Perspect. 2018 Apr 26;126(4):047014.

[1115] Effects of Neonicotinoids on Promoter-Specific Expression and Activity of Aromatase (CYP19) in Human Adrenocortical Carcinoma (H295R) and Primary Umbilical Vein Endothelial (HUVEC) Cells.

[1116] Thymol alleviates imidacloprid-induced testicular toxicity by modulating oxidative stress and expression of steroidogenesis and apoptosis-related genes in adult male rats. Ecotoxicol. Environ. Saf. 2021;221:112435.

[1117] Mechanism of neonicotinoid toxicity: Impact on oxidative stress and metabolism. Annu. Rev. Pharmacol. Toxicol. 2018;58:471-507.

[1118] Acetamiprid, a Neonicotinoid Insecticide, Induced Cytotoxicity and Genotoxicity in PC12 Cells. Toxicol. Mech. Methods. 2019;29:580-586.

[1119] Exposure to neonicotinoid insecticides and their characteristic metabolites: Association with human liver cancer. Environ Res. 2022 May 15;208:112703.

[1120] Determination of neonicotinoids and 199 other pesticide residues in honey by liquid and gas chromatography coupled with tandem mass spectrometry. Food Chem. 2019 Jun 1;282:36-47.

[1121] Food and Agriculture Organization of the United Nations (accessed on 30 SEP 2023). (https://www.fao.org/faostat/en/#data/RP.)

[1122] Trends in glyphosate herbicide use in the United States and globally. Environ Sci Eur. 2016;28(1):3.

[1123] Estimating Maternal and Prenatal Exposure to Glyphosate in the Community Setting. Int. J. Hyg. Environ. Health. 2012;215:570-576.

[1124] Critical Review of the Effects of Glyphosate Exposure to the Environment and Humans through the Food Supply Chain. Sustainability. 2018;10:950.

[1125] Glyphosate and Glufosinate Residues in Honey and Other Hive Products. Foods 2023 Mar 9;12(6):1155.

[1126] Health Canada: Consumer product safety-search product label. 2016. Pest Management Regulatory Agency.

[1127] Determination of glyphosate, AMPA, and glufosinate in honey by online solid-phase extraction-liquid chromatography-tandem mass spectrometry. Food Addit Contam Part A Chem Anal Control Expo Risk Assess. 2019 Mar;36(3):434-446.

[1128] Glyphosate in Portuguese adults-a pilot study. Environ Toxicol Pharmacol. 2020;80:103462.

[1129] Metabolic stability of glyphosate and its environmental metabolite (aminomethylphosphonic acid) in the ruminal content of cattle. Food Addit Contam Part A Chem Anal Control Expo Risk Assess. 2022;39(4):740-751.

[1130] 2nd Metabolism of glyphosate in Sprague-Dawley rats: tissue distribution, identification, and quantitation of glyphosate-derived materials following a single oral dose. Fundam Appl Toxicol. 1991;17(1):43-51.

[1131] Assessment of the potential toxicity of herbicides and their degradation products to nontarget cells using two microorganisms, the bacteria Vibrio fischeri and the ciliate Tetrahymena pyriformis. Environ Toxicol. 2007;22(1):78-91.

[1132] DNA and chromosomal damage induced in fish (Anguilla anguilla L.) by aminomethylphosphonic acid (AMPA)-the major environmental breakdown product of glyphosate. Environ Sci Pollut Res Int. 2014;21(14):8730-8739.

[1133] Toxicity of AMPA to the earthworm Eisenia andrei Bouche, 1972 in tropical artificial soil. Sci Rep. 2016;6:19731.

[1134] Glyphosate in Irish adults - A pilot study in 2017. Environ Res. 2018;165:235-236.

[1135] Occurrence and exposure assessment of glyphosate in the environment and its impact on human beings. Environ Res. 2023 Aug 15;231(Pt 3):116201.

[1136] Detection of Glyphosate Residues in Animals and Humans. J. Environ. Anal. Toxicol. 2014;4:1-5.

[1137] Glyphosate Biomonitoring for Farmers and Their Families: Results from the Farm Family Exposure Study. Environ. Health Perspect. 2004;112:321-326.

[1138] Environ Health. 2019 May 7;18(1):42.

[1139] Toxics. 2019 Jan 22;7(1). pii: E4.

[1140] Occurrence and fate of the herbicide glyphosate and its degradate aminomethylphosphonic acid in the atmosphere. Environ Toxicol Chem. 2011 Mar;30(3):548-55.

[1141] Evaluation of the atmospheric contamination level for the use of herbicide glyphosate in the northeast region of Brazil. Environ Monit Assess. 2019 Sep 4;191(10):604.

[1142] Biological effects of sub-lethal doses of glyphosate and AMPA on cardiac myoblasts. Front Physiol. 2023 Apr 24;14:1165868.

[1143] Effects of glyphosate and glyphosate-based herbicides like Roundup™ on the mammalian nervous system: A review. Environ Res. 2022 Nov;214(Pt 4):113933.

[1144] Effects of Roundup and its main component, glyphosate, upon mammalian sperm function and survival. Sci Rep. 2020; 10: 11026.

[1145] Chronic exposure to a glyphosate-containing pesticide leads to mitochondrial dysfunction and increased reactive oxygen species production in Caenorhabditis elegans. Environ Toxicol Pharmacol. 2018;57:46-52.

[1146] Acute exposure to a glyphosate-containing herbicide formulation inhibits Complex II and increases hydrogen peroxide in the model organism Caenorhabditis elegans. Environ Toxicol Pharmacol. 2019;66:36-42.

[1147] Low-concentration exposure to glyphosate-based herbicide modulates the complexes of the mitochondrial respiratory chain and induces mitochondrial hyperpolarization in the Danio rerio brain. Chemosphere. 2018;209:353-62.

[1148] Use of human neuroblastoma SH-SY5Y cells to evaluate glyphosate-induced effects on oxidative stress, neuronal development and cell death signaling pathways. Environ Int. 2020 Feb;135:105414.

[1149] The association between urinary glyphosate and aminomethyl phosphonic acid with biomarkers of oxidative stress among pregnant women in the PROTECT birth cohort study . Ecotoxicol Environ Saf. 2022 Mar 15;233:113300.

[1150] Glyphosate exposure and urinary oxidative stress biomarkers in the Agricultural Health Study. J Natl Cancer Inst. 2023 Apr 11;115(4):394-404.

[1151] Lipid peroxidation-DNA damage by malondialdehyde. Mutat Res. 1999 Mar 8;424(1-2):83-95.

[1152] Lipid peroxidation-induced DNA damage in cancer-prone inflammatory diseases: a review of published adduct types and levels in humans. Free Radic Biol Med. 2007 Oct 15;43(8):1109-20.

[1153] DNA damage by lipid peroxidation products: implications in cancer, inflammation and autoimmunity. AIMS Genet. 2017; 4(2): 103-137.

[1154] Lipid peroxidation-derived etheno-DNA adducts in human atherosclerotic lesions. Mutat Res. 2007 Aug 1;621(1-2):95-105.

[1155] Effects of sublethal exposure to a glyphosate-based herbicide formulation on metabolic activities of different xenobiotic-metabolizing enzymes in rats. Int J Toxicol. 2014;33:307-18.

参考文献

[1156] The central role of cytochrome P450 in xenobiotic metabolism - a brief review on a fascinating enzyme family. J Xenobiot. 2021;11:94-114.

[1157] Glyphosate-based herbicides are toxic and endocrine disruptors in human cell lines. Toxicology. 2009;262(3):184-191.

[1158] Glyphosate induces human breast cancer cells growth via estrogen receptors. Food Chem Toxicol. 2013;59:129-136.

[1159] The Ramazzini Institute 13-week pilot study glyphosate-based herbicides administered at human-equivalent dose to Sprague Dawley rats: effects on development and endocrine system. Environ. Health. 2019;18:15.

[1160] Glyphosate mimics 17β-estradiol effects promoting estrogen receptor alpha activity in breast cancer cells. Chemosphere. 2023 Feb;313:137201.

[1161] Studies on glyphosate-induced carcinogenicity in mouse skin: a proteomic approach. J Proteomics. 2010 Mar 10;73(5):951-64.

[1162] The Mechanism of DNA Damage Induced by Roundup 360 PLUS, Glyphosate and AMPA in Human Peripheral Blood Mononuclear Cells-Genotoxic Risk Assessement. Food Chem. Toxicol. 2018;120:510-522.

[1163] A comprehensive analysis of the animal carcinogenicity data for glyphosate from chronic exposure rodent carcinogenicity studies. Environ Health. 2020;19:18.

[1164] On the International Agency for Research on Cancer classification of glyphosate as a probable human carcinogen. Eur J Cancer Prev. 2018 Jan;27(1):82-87.

[1165] Pesticide use and risk of non-Hodgkin lymphoid malignancies in agricultural cohorts from France, Norway and the USA: a pooled analysis from the AGRICOH consortium. Int J Epidemiol. 2019 Oct 1;48(5):1519-1535.

[1166] A review and update with perspective of evidence that the herbicide glyphosate (Roundup) is a Cause of non-Hodgkin lymphoma. Clin. Lymph. Myelom. Leuk. 2021;21:621.

[1167] Monsanto ordered to pay $289 million in roundup cancer trial. New York Times 2018 Aug 10. (https://www.nytimes.com/2018/08/10/business/monsanto-roundup-cancer-trial.html)

[1168] Glyphosate Use and Cancer Incidence in the Agricultural Health Study. JNCI J. Natl. Cancer Inst. 2018;110:509-516.

[1169] Pilot Study on the Urinary Excretion of the Glyphosate Metabolite Aminomethylphosphonic Acid and Breast Cancer Risk: The Multiethnic Cohort Study. Environ Pollut. 2021 May 15; 277: 116848.

[1170] European Food Safety Authority EFSA Explains Risk Assessment: Glyphosate. [(accessed on 14 Sep 2023)]. (https://www.efsa.europa.eu/en/corporate/pub/glyphosate151112)

[1171] Glyphosate toxicity and carcinogenicity: a review of the scientific basis of the European Union assessment and its differences with IARC. Arch Toxicol. 2017 Aug;91(8):2723-2743.

[1172] Benbrook C.M. How Did the US EPA and IARC Reach Diametrically Opposed Conclusions on the Genotoxicity of Glyphosate-Based Herbicides? Environ. Sci. Eur. 2019;31:2.

[1173] Exposures to pesticides and risk of cancer: Evaluation of recent epidemiological evidence in humans and paths forward. Int J Cancer. 2023 Mar 1; 152(5): 879-912.

[1174] Neslen A. UN/WHO panel in conflict of interest row over glyphosate cancer risk. Guardian 2016 May 17. (https://www.theguardian.com/environment/2016/may/17/unwho-panel-inconflict-of-interest-row-over-glyphosates-cancer-risk)

[1175] The Monsanto Papers: Poisoning the scientific well. Int J Risk Saf Med. 2018;29(3-4):193-205.

[1176] Glyphosate and Glufosinate Residues in Honey and Other Hive Products. Foods 2023 Mar 9;12(6):1155.

[1177] Japan Food Chemical Research Foundation Search Engine for MRLs. [(accessed on 14 Sep 2023)]. (http://db.ffcr.or.jp/front/food_group_detail?id=20600)

[1178] Ethoxylated adjuvants of glyphosate-based herbicides are active principles of human cell toxicity. Toxicology. 2013;313(2_3):122-128.

[1179] A glyphosate-based pesticide impinges on transcription. Toxicol Appl Pharmacol. 2005 Feb 15;203(1):1-81.

[1180] Effects of a POEA surfactant system (Genamin T-200®) on two life stages of the Pacific oyster, Crassostrea gigas. J Toxicol Sci. 2014 Apr;39(2):211-5.

[1181] Aquatic toxicity of glyphosate-based formulations: comparison between different organisms and the effects of environmental factors. Chemosphere. 2003 Aug;52(7):1189-97.

[1182] The oral and intratracheal toxicities of ROUNDUP and its components to rats. Vet Hum Toxicol. 1997 Jun; 39(3):147-51.

[1183] Ethoxylated adjuvants of glyphosate-based herbicides are active principles of human cell toxicity. Toxicology (2013)313:122-8.

[1184] Glyphosate has limited short-term effects on commensal bacterial community composition in the gut environment due to sufficient aromatic amino acid levels. Environ Pollut. 2018 Feb;233:364-376.

[1185] An Inert Pesticide Adjuvant Synergizes Viral Pathogenicity and Mortality in Honey Bee Larvae. Sci Rep. 2017 Jan 16;7:40499.

[1186] Major pesticides are more toxic to human cells than their declared active principles. Biomed Res Int. 2014;2014:179691.

[1187] Systematic review of comparative studies assessing the toxicity of pesticide active ingredients and their product formulations. Environ Res. 2020 Feb;181:108926.

[1188] Pesticide regulation in the European Union and the glyphosate controversy. Weed Sci. 2020;68:214-222.

[1189] Global Trends & Forecast to 2021 (2016).

[1190] The need for independent research on the health effects of glyphosate-based herbicides. Environ Health. 2018;17:51.

[1191] Ignoring Adjuvant Toxicity Falsifies the Safety Profile of Commercial Pesticides. Front Public Health. 2017;5:361.

[1192] Transcriptome profile analysis reflects rat liver and kidney damage following chronic ultra-low dose Roundup exposure. Environ Health (2015)14:70.

[1193] Multiomics reveal non-alcoholic fatty liver disease in rats following chronic exposure to an ultra-low dose of Roundup herbicide. Sci Rep (2017)7:39328.

[1194] Assessment of Glyphosate Induced Epigenetic Transgenerational Inheritance of Pathologies and Sperm Epimutations: Generational Toxicology. Sci Rep. 2019 Apr 23;9(1):6372.

[1195] Epigenetics in cancer development, diagnosis and therapy. Prog Mol Biol Transl Sci 2023;198:73-92.

[1196] Editorial: Epigenetics in cancer: mechanisms and drug development-volume II. Front Genet. 2023;14:1242960.

[1197] Epigenetic Regulations in Autoimmunity and Cancer: from Basic Science to Translational Medicine. Eur J Immunol. 2023 Apr;53(4):e2048980.

[1198] Insight into epigenetics and human diseases. Prog Mol Biol Transl Sci. 2023;197:1-21.

[1199] Pollen trapping and sugar syrup feeding of honey bee (Hymenoptera: Apidae) enhance pollen collection of less preferred flowers. PLOS One. 2018 Sep 12;13(9):e0203648.

[1200] Physicochemical and microbiological characteristics of honey obtained through sugar feeding of bees. J Food Sci Technol. 2019 Apr;56(4):2267-2277.

[1201] Novel inspection of sugar residue and origin in honey based on the 13C/12C isotopic ratio and protein content. J Food Drug Anal. 2019 Jan;27(1):175-183.

[1202] Biological activities and chemical composition of three honeys of different types from Anatolia. Food Chemistry, 01 Jan 2007, 100(2):526-534.

[1203] Comparison of the Chemical Composition and Biological Activity of Mature and Immature Honey: An HPLC/QTOF/MS-Based Metabolomic ApproachJ Agric Food Chem. 2020 Apr 1;68(13):4062-4071.

[1204] Diet-dependent gene expression in honey bees: honey vs. sucrose or high fructose corn syrup. Sci Rep. 2014 Jul 17;4:5726.

[1205] Jennette, Michelle R.. (2017). High Fructose Corn Syrup Down-Regulates the Glycolysis Pathway in Apis mellifera. In BSU Honors Program Theses and Projects.

[1206] Interacting stressors matter: diet quality and virus infection in honeybee health. R Soc Open Sci. 2019 Feb 6;6(2):181803.

[1207] Honey Bee (Hymenoptera: Apidea) Pollen Forage in a Highly Cultivated Agroecosystem: Limited Diet Diversity and Its Relationship to Virus Resistance. J Econ Entomol. 2020 Jun;113(3):1062-1072.

[1208] Feeding Preferences of Apis mellifera L. (Hymenoptera: Apidae): Individual versus Mixed Pollen Species.

[1209] Survival of Honey Bees, Apis mellifera (Hymenoptera: Apidae), Fed Various Pollen Sources. Ann. Entomol. Soc. Am. 1987,80,118-183.

[1210] Bee declines driven by combined stress from parasites, pesticides, and lack of flowers. Science. 2015 Mar 27;347(6229):1255957.

[1211] Feeding Preference and Survival of Young Worker Honey Bees (Hymenoptera: Apidae) Fed Rape, Sesame, and Sunflower Pollen. J. Econ. Entomol. 1995,88,1591-1595.

[1212] Pollen Preferences of Seven Osmia Species (Hymenoptera: Megachilidae). Environ.Entomol. 1989, 18,133-138.

参考文献

[1213] Nesting and Pollen Preference of Osmia lignaria lignaria (Hymenoptera: Megachilidae) in Virginia and North Carolina Orchards. Environ. Entomol. 2014;43;932-941.

[1214] Plant-insect interactions: The role of ecological stoichiometry. Acta Agrobot. 2017;70.

[1215] Ecological stoichiometry of the honeybee: Pollen diversity and adequate species composition are needed to mitigate limitations imposed on the growth and development of bees by pollen quality. PLOS One. 2017 Aug 22;12(8):e0183236.

[1216] Honey bees consider larval nutritional status rather than genetic relatedness when selecting larvae for emergency queen rearing, Sci Rep. 2018 May 16;8(1):7679.

[1217] A metagenomic survey of microbes in honey bee colony collapse disorder. Science. 2007;318:283-287.

[1218] A national survey of managed honey bee 2012-2013 annual colony losses in the USA: Results from the Bee Informed Partnership. J. Apic. Res. 2014;53:1-18.

[1219] A national survey of managed honey bee 2015_2016 annual colony losses in the USA. J. Apic. Res. 2017;56:328-340.

[1220] Annual Fluctuations in Winter Colony Losses of Apis mellifera L. Are Predicted by Honey Flow Dynamics of the Preceding Year. Insects. 2022;13:829.

[1221] Varroa Appears to Drive Persistent Increases in New Zealand Colony Losses. Insects. 2022;13:589.

[1222] An Observational Study of Honey Bee Colony Winter Losses and Their Association with Varroa destructor, Neonicotinoids and Other Risk Factors. PLOS ONE. 2015;10:e0131611.

[1223] Health status of honey bee colonies (Apis mellifera) and disease-related risk factors for colony losses in Austria. PLOS ONE. 2019;14:e0219293.

[1224] Preliminary analysis of loss rates of honey bee colonies during winter 2015/16 from the COLOSS survey. J. Apic. Res. 2016;55:375-378.

[1225] Loss rates of honey bee colonies during winter 2017/18 in 36 countries participating in the COLOSS survey, including effects of forage sources. J. Apic. Res. 2019;58:479-485.

[1226] A pan-European epidemiological study reveals honey bee colony survival depends on beekeeper education and disease control. PLOS ONE. 2017;12:e0172591.

[1227] A national survey of managed honey bee 2012-2013 annual colony losses in the USA: Results from the Bee Informed Partnership. J. Apic. Res. 2014;53:1-18.

[1228] A national survey of managed honey bee 2015-2016 annual colony losses in the USA. J. Apic. Res. 2017;56:328-340.

[1229] Survival of honeybees in cold climates: The critical timing of colony growth and reproduction. Ecol. Entomol. 1985;10:81-88.

[1230] A review of impacts of temperature and relative humidity on various activities of honey bees. Insectes Sociaux. 2017;64:455-463.

[1231] Tolerance and response of two honeybee species Apis cerana and Apis mellifera to high temperature and relative humidity. PLOS ONE. 2019;14:e0217921.

[1232] Review on effects of some insecticides on honey bee health. Pestic. Biochem. Physiol. 2022;188:105219.

[1233] Multiple pesticide residues in live and poisoned honeybees-Preliminary exposure assessment. Chemosphere. 2017 May;175:36-44.

[1234] Thiamethoxam impairs honey bee visual learning, alters decision times, and increases abnormal behaviors. Ecotoxicol. Environ. Saf. 2020;193:110367.

[1235] Synergistic effects of pathogen and pesticide exposure on honey bee (Apis mellifera) survival and immunity. J Invertebr Pathol. 2018 Nov;159:78-86.

[1236] Pesticide residues in honey bees, pollen and beeswax: Assessing beehive exposure. Environ. Pollut. 2018;241:106-114.

[1237] The neonicotinoid clothianidin impairs memory processing in honey bees. Ecotoxicol Environ Saf. 2019 Sep 30;180:139-145.

[1238] Detrimental effects of clothianidin on foraging and dance communication in honey bees. PLOS ONE. 2020;15(10):e0241134.

[1239] Foraging bumblebees acquire a preference for neonicotinoid-treated food with prolonged exposure. Proc Biol Sci 2018 Aug 29;285(1885):20180655.

[1240] Effects of sublethal doses of glyphosate on honeybee navigation. J Exp Biol. 2015 Sep;218(Pt 17):2799-805.

[1241] Is Glyphosate Toxic to Bees? A Meta-Analytical Review. Sci. Total Environ. 2021;767:145397.

[1242] Vitellogenin, juvenile hormone, insulin signaling, and queen honey bee longevity. Proc. Natl. Acad. Sci. USA. 2007;104:7128-7133.

[1243] Winston ML. The Biology of the Honey Bee. Harvard University Press; 1987.
[1244] Insecticides cause transcriptional alterations of endocrine related genes in the brain of honey bee foragers. Chemosphere. 2020;260:127542.
[1245] Endocrine disruption and chronic effects of plant protection products in bees: Can we better protect our pollinators? Environ Pollut. 2018 Dec;243(Pt B):1588-1601.
[1246] Toxicity analysis of endocrine disrupting pesticides on non-target organisms: A critical analysis on toxicity mechanisms. Toxicol Appl Pharmacol. 2023 Sep 1;474:116623.
[1247] Different effects of pesticides on transcripts of the endocrine regulation and energy metabolism in honeybee foragers from different colonies.Sci Rep. 2023 Feb 3;13(1):1985.
[1248] Preventive Veterinary Medicine 2016,131:95-102.
[1249] PLOS ONE 2017,12:e0172591.
[1250] Spanish Journal of Agricultural Research 2017,15:11.
[1251] Compr. Rev. Food Sci. Food Saf. 2017;16:1072-1100.
[1252] Fungicides chlorothanolin, azoxystrobin and folpet induce transcriptional alterations in genes encoding enzymes involved in oxidative phosphorylation and metabolism in honey bees (Apis mellifera) at sublethal concentrations. J Hazard Mater. 2019 Sep 5;377:215-226.
[1253] Foragers of Africanized honeybee are more sensitive to fungicide pyraclostrobin than newly emerged bees. Environ. Pollut. 2020;266:115267.
[1254] Biopesticide spinosad induces transcriptional alterations in genes associated with energy production in honey bees (Apis mellifera) at sublethal concentrations. J Hazard Mater. 2019 Oct 15; 378: 120736.
[1255] Biogenic magnetite as a basis for magnetic field detection in animals. Biosystems. 1981; 13: 181-201.
[1256] Transduction of the Geomagnetic Field as Evidenced from alpha-Band Activity in the Human Brain. eNeuro. 2019 Mar-Apr;6(2):ENEURO. 0483-18.2019.
[1257] Magnets, magnetic field fluctuations and geomagnetic disturbances impair the homing ability of honey bees (Apis mellifera) J. Apic. Res. 2014;53:452-465.
[1258] Treating honey bees with an extremely low frequency electromagnetic field and pesticides: Impact on the rate of disappearance of azoxystrobin and λ -cyhalothrin and the structure of some functional groups of the probabilistic molecules. Environ Res. 2020;190.
[1259] Extremely low frequency electromagnetic fields impair the cognitive and motor abilities of honey bees. Sci. Rep. 2018;8:7932.
[1260] Increased aggression and reduced aversive learning in honey bees exposed to extremely low frequency electromagnetic fields. PLOS ONE. 2019;14: e0223614.
[1261] Combined effects of pesticides and electromagnetic fields on honeybees: Multi-stress exposure. Insects. 2021; 12: 716.
[1262] Effects of short-term exposure to mobile phone radiofrequency (900 MHz) on the oxidative response and genotoxicity in honey bee larvae. J. Apic. Res. 2017;56:430-438.
[1263] Effects of radiofrequency electromagnetic radiation (RF-EMF) on honey bee queen development and mating success. Sci Total Environ. 2019 Apr 15;661:553-562.
[1264] Exposure to a 900 MHz electromagnetic field induces a response of the honey bee organism on the level of enzyme activity and the expression of stress-related genes. PLOS One. 2023 May 12;18(5):e0285522.
[1265] A Better Understanding of Bee Nutritional Ecology Is Needed to Optimize Conservation Strategies for Wild Bees-The Application of Ecological Stoichiometry. Insects. 2018 Sep;9(3):85.

おわりに

[1266] Sugar conformations in DNA and RNA-DNA triple helixes determined by FTIR spectroscopy: role of backbone composition. Biochemistry. 1995;34:16618-16623.
[1267] Four grams of glucose. Am J Physiol Endocrinol Metab 2009 Jan;296(1):E11-21.
[1268] Physiological aspects of energy metabolism and gastrointestinal effects of carbohydrates. Eur J Clin Nutr. 2007;61 Suppl 1:S40-74.
[1269] WHO. Dimensions of need: An atlas of food and agriculture. Rome, Italy: Food and Agriculture organization of the United Nations; 1995.

参考文献

［イラスト］　ホリスティックライブラリー編集室
［装　　丁］　ホリスティックライブラリーデザイン室

奇跡のハチミツ自然療法
（きせき）　　　　　　　　　　（しぜんりょうほう）

2024 年 6 月 6 日　初版第 1 刷発行

著　　　者　崎谷博征

発 行 人　須賀敦子
編 集 人　福田清峰

発　　　行　ホリスティックライブラリー出版
　　　　　　https://hl-book.co.jp/
　　　　　　〒 810-0041
　　　　　　福岡県福岡市中央区大名 1-2-11 プロテクトスリービル 3F
　　　　　　TEL：092-762-5335（代表）　FAX：092-791-5008

発　　　売　サンクチュアリ出版
　　　　　　https://www.sanctuarybooks.jp/
　　　　　　〒 113-0023
　　　　　　東京都文京区向丘 2-14-9
　　　　　　TEL：03-5834-2507　　　　FAX：03-5834-2508

印刷・製本　シナノ印刷株式会社